S. Furter, K. Ch. Jasch

Crashkurs Dermatologie

Sabrina Furtner, Kim Ch. Jasch

Crashkurs Dermatologie

Repetitorium mit Einarbeitung
der wichtigsten Prüfungsfakten

1. Auflage

ELSEVIER
URBAN & FISCHER

URBAN & FISCHER
München · Jena

Zuschriften und Kritik an:
Elsevier GmbH, Urban & Fischer Verlag, Lektorat Medizinstudium, Dr. med. Dorothea Pusch,
Karlstraße 45, 80333 München

Wichtiger Hinweis für den Benutzer
Die Erkenntnisse in der Medizin unterliegen laufendem Wandel durch Forschung und klinische Erfahrungen. Die Autoren dieses Werkes haben große Sorgfalt darauf verwendet, dass die in diesem Werk gemachten therapeutischen Angaben (insbesondere hinsichtlich Indikation, Dosierung und unerwünschten Wirkungen) dem derzeitigen Wissensstand entsprechen. Das entbindet den Nutzer dieses Werkes aber nicht von der Verpflichtung, anhand der Beipackzettel zu verschreibender Präparate zu überprüfen, ob die dort gemachten Angaben von denen in diesem Buch abweichen, und seine Verordnung in eigener Verantwortung zu treffen.

Wie allgemein üblich wurden Warenzeichen bzw. Namen (z. B. bei Pharmapräparaten) nicht besonders gekennzeichnet.

Bibliografische Information der Deutschen Nationalbibliothek
Die Deutsche Nationalbibliothek verzeichnet diese Publikation in der Deutschen Nationalbibliografie; detaillierte bibliografische Daten sind im Internet über http://dnb.d-nb.de abrufbar.

1. Auflage 2007

Der Urban & Fischer Verlag ist ein Imprint der Elsevier GmbH.

07 08 09 10 11 5 4 3 2 1

Um den Textfluss nicht zu stören, wurde bei Patienten und Berufsbezeichnungen die grammatikalisch maskuline Form gewählt. Selbstverständlich sind in diesen Fällen immer Frauen und Männer gemeint.

Planung: Dr. med. Dorothea Hennessen
Lektorat: Dr. med. Kathrin Feyl, Andrea Wintermayr und Dr. med. Dorothea Pusch
Redaktion: Dr. med. Susanne Waldmann-Rex
Zeichnungen: Stefan Elsberger
Herstellung: Peter Sutterlitte, Rainald Schwarz
Satz: abavo GmbH, Buchloe
Druck und Bindung: Krips b.v., Meppel (NL)
Umschlaggestaltung: SpieszDesign, Büro für Gestaltung, Neu-Ulm

ISBN-13: 978-3-437-42141-9

Vorwort

„Der Mensch hat dreierlei Wege klug zu handeln:
Erstens durch Nachdenken, das ist der edelste,
zweitens durch Nachahmen, das ist der leichteste,
und drittens durch Erfahrung, das ist der bitterste."

Konfuzius

Als wir während unserer Vorbereitungen auf das Staatsexamen den Mangel an einem kurzgefassten, studentenfreundlichen Lehrbuch bemerkten, dachten wir nicht daran, es gut ein Jahr später in den Händen halten zu können.

Von Anfang an war uns klar, dass dieses Buch nur im Elsevier Urban & Fischer-Verlag erscheinen könne, da das Prinzip der „Crashkurs"-Reihe mit seinen kurzen Lerneinheiten unter Berücksichtigung der wirklich wichtigen Fakten unser Ideal war.

Wir hoffen nun mit dem vorliegendem „Crashkurs Dermatologie" unser Ziel erreicht und diese Lücke geschlossen zu haben. Gleichwohl würde es uns freuen, etwas von der Begeisterung für dieses Fach weitergeben zu können.

Bedanken möchten wir uns bei unseren klinischen Lehrern, unseren Freunden und Familien für die Geduld und Unterstützung bei diesem doch größer als erwarteten Projekt und ganz besonders bei den Mitarbeitern des Elsevier-Verlags, allen voran Frau Dr. Feyl, Frau Dr. Pusch und Frau Dr. Waldmann-Rex, ohne die unsere Pläne nie verwirklicht hätten werden können.

Großen Dank schulden wir auch Frau Priv.-Doz. Dr. Hermes, Klinikdirektorin der Dermatologie und Phlebologie des Vivantes Klinikum im Friedrichshain, für die freundliche Bereitstellung zahlreicher Fotografien.

Für Kritik und Anmerkungen sind wir jederzeit dankbar.

Viel Erfolg beim Staatsexamen !

Berlin, Oktober 2007

Benutzerhinweise

Die „Crashkurs"-Reihe ermöglicht eine knappe, prägnante Wiederholung des gesamten Prüfungswissens des Faches in verständlicher und strukturierter Form. Durch die strenge Gliederung wird das Wissen aktiviert und systematisiert. Der Stoff kann in kurzer Zeit aufgearbeitet werden und so sind Prüfungsangst und Zeitdruck kein Thema mehr.

- In blau hinterlegten **Kästen** zu Beginn jedes Abschnittes finden sich sog. **keywords**. Sie geben einerseits den Überblick über den im folgenden Abschnitt behandelten Stoff, können aber auch zur eigenen Lernkontrolle genutzt werden: Weiß man zu einem Begriff gar nichts zu sagen, empfiehlt es sich, den entsprechenden Abschnitt noch einmal durchzulesen.
- Die Begriffe der **Randspalte** dienen der Strukturierung und Orientierung innerhalb der Kapitel. Der Lernstoff soll damit in Portionen geteilt werden, die unter einem bestimmten Stichpunkt gespeichert werden können. Zudem soll die gezielte Suche nach bestimmten Begriffen eines Kapitels erleichtert werden. Freier Platz in der Randspalte lässt Raum für eigene Notizen.
- Kästen mit Ausrufezeichen markieren Merksätze, Besonderheiten, Fallstricke oder geben Hinweise für mündliche Prüfungen.
- Kästen mit Stethoskop enthalten klinische Hinweise.

Abkürzungsverzeichnis

5-JÜR	Fünfjahresüberlebenszeit
A.	Arteria
AJCC	American Joint Committee on Cancer
AK	Antikörper
ALM	akrolentiginöses Melanom
ANA	antinukleäre Antikörper
ASL	Antistreptolysin Titer
ASS	Acetylsalicylsäure
AZ	Allgemeinzustand
BB	Blutbild
BSG	Blutsenkung
CD	Cluster Designation
CDLE	chronisch diskoider Lupus erythematodes
COPD	Chronic Obstructive Pulmonary Disease
CRP	C-reaktives Protein
CT	Computertomographie
CVI	chronisch venöse Insuffizienz
DIF	direkte Immunfluoreszenz
DNA	Desoxyribonukleinsäure
DTIC	Dimethyl-Triazeno-Imidazol-Carboxamid (Dacarbazin)
EBA	Epidermolysis bullosa acquisita
EEM	Erythema exsudativum multiforme
h	Stunde(n)
Hb	Hämoglobin
HLA	Human Leukocytes Antigene
HRST	Herzrhythmusstörungen
HWZ	Halbwertszeit
i.c.	intrakutan
IFN	Interferon
Ig	Immunglobulin
IL	Interleukin
KM	Knochenmark
lat.	lateinisch
LCD	Liquor carbonis detergens
LK	Lymphknoten
LMM	Lentigo maligna Melanom
LSF	Lichtschutzfaktor
M.	Microsporium
M.	Morbus
M.	Musculus
MED	minimale Erythemdosis
MF	Mycosis fungoides
mm	Millimeter
MRT	Magnetresonanztomographie
MTX	Methotrexat
NaCl	Natriumchlorid
NHL	Non-Hodgkin-Lymphom
nm	Nanometer
NMM	noduläres malignes Melanom
NSAID	Non Steroidale Antiinflammatory Drugs
NW	Nebenwirkung(en)
NZN	Naevuszellnaevus
pAVK	periphere arterielle Verschlusskrankheit
PCR	Polymerase Chain Reaction
PE	Probeexzision
PUVA	Psoralen + ultraviolettes Licht A
RAST	Radioallergosorbenttest
RF	Rheumafaktor
RR	Blutdruck (nach Riva-Rocci)
s	Sekunde(n)
SCLE	subakut kutaner Lupus erythematodes
SLE	systemischer Lupus erythematodes
SLN(B)	Sentinel Lymphnode (Biopsy)
SSM	superfiziell spreitendes Melanom
STD	Sexually Transmitted Disease
STIKO	ständige Impfkommision
T.	Trichophytum
Tab.	Tabelle
UAW	unerwünschte Arzneimittelwirkung
UV	Ultraviolett
WHO	World Health Organization
V.	Vena
V.a.	Verdacht auf
z.A.	zum Ausschluss

Abbildungsverzeichnis

[1] Peus/Meves: IFA Dermatologie. Elsevier Urban & Fischer, 2. Auflage 2004.

[2] Jung/Moll: Duale Reihe Dermatologie. Thieme, 5. Auflage 2003.

[3] Meves: Intensivkurs Dermatologie. Elsevier Urban & Fischer, 1. Auflage 2006.

[4] Rassner: Dermatologie. Elsevier Urban & Fischer, 8. Auflage 2007.

[5] PD Dr. med. B. Hermes, Direktorin d. Klinik f. Dermatologie und Phlebologie, Vivantes Klinikum, Berlin-Friedrichshain.

[6] mediscript-Examensbände 3/94–8/03. München. mediscript/Urban & Fischer.

[7] Altmeyer: Klinikleitfaden Dermatologie. Urban & Fischer, 2. Auflage 2002.

[8] Terhorst: BASICS Dermatologie. Elsevier, 1. Auflage 2005.

[9] Böcker: Pathologie. Elsevier Urban & Fischer, 3. Auflage. 2004.

[10] Souza-Offtermatt: Intensivkurs Chirurgie. Elsevier Urban & Fischer, 1. Auflage 2004.

[11] Gawkrodger: ICT Dermatology. Churchill Livingstone, 3. Auflage 2002.

Inhaltsverzeichnis

1 Aufbau und Funktion der Haut

1.1 Aufbau der Haut

Epidermis · Dermis · Subkutis · Hautanhangsgebilde

Die Haut (**Integument**) ist das größte Organ des Menschen:

- Fläche: 1,5–2 m^2
- Dicke: je nach Belastung 1,5–4 mm

Das Hautrelief ist individuell unterschiedlich. Der Großteil der Oberfläche besteht aus Felderhaut, durch Furchen unterteilte polygonale Felder. An Handflächen und Fußsohlen findet man hingegen die Leistenhaut.

Die Haut (Kutis) gliedert sich von außen nach innen in folgende **3 Schichten** (☞ Abb. 1.1):

- **Epidermis** (Oberhaut)
- **Dermis** (Korium, Lederhaut)
- **Subkutis** (Unterhautfettgewebe, Hypodermis)

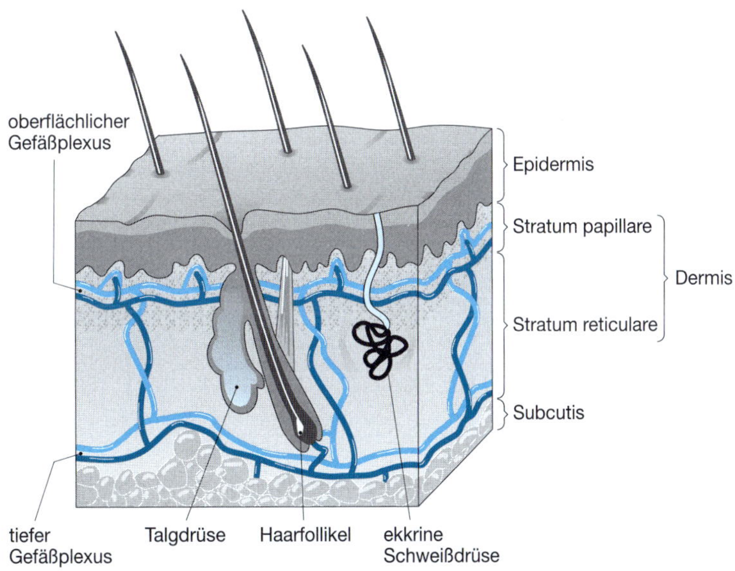

Abb. 1.1: Aufbau der Haut (modifiziert nach [1])

Hautspaltlinien

Durch die parallele Anordnung der Kollagenfasern in der Dermis bilden sich Hautspaltlinien **(Langer-Spaltlinien)** (☞ Abb. 1.2). Die Schnittführung bei Operationen sollte längs dieser Linien erfolgen, da hierbei weniger Zug auf die Narben wirkt. Auch Dermatosen ordnen sich oft entlang dieser Spalten an.

Blaschko-Linien

Die Blaschko-Linien entsprechen dem Ausbreitungsweg der Epidermiszellen während der Embryogenese (☞ Abb. 1.2). Genodermatosen und Nävi folgen oft diesen Linien.

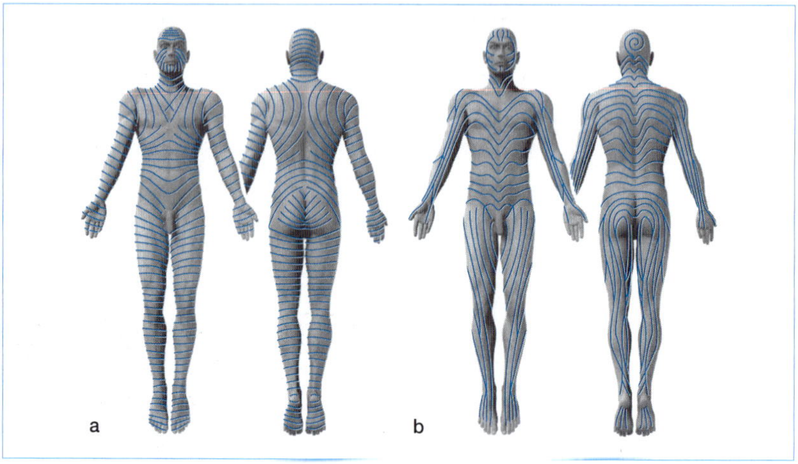

Abb. 1.2: Hautspaltlinien (a) und Blaschko-Linien (b) [2]

Dermatome

Die nervale Versorgung der Haut ist in Dermatome gegliedert (☞ Abb. 6.1). Diese entsprechen den Ausbreitungswegen des Herpes zoster.

Hauttypen

Die Einteilung der Hauttypen erfolgt je nach Lichtempfindlichkeit (Reaktion auf eine 30-minütige Sonnenexposition) in 6 Typen (☞ Tab. 1.1).

Hauttyp	Rötung	Bräunung	Aussehen
1	immer	nie	„keltisch“: rotblond, grüne Augen, Sommersprossen
2	immer	gelegentlich	„germanisch“: blond, blaue Augen, hellhäutig
3	gelegentlich	immer	mittelstark pigmentiert: z. B. Mitteleuropäer
4	nie	immer	dunkelhäutig: z. B. Südeuropäer
5	nie	unabhängig	braune Hautfarbe: z. B. Inder
6	nie	von UV-Exposition	schwarze Hautfarbe: z. B. Afrikaner

Tab. 1.1: Hauttypen nach Fitzpatrick

1.1.1 Epidermis

Aufbau · Zellen · dermo-epidermale Junktionszone

Die Epidermis (Oberhaut) ist ein mehrschichtiges verhornendes Plattenepithel und bildet eine undurchlässige Hornschicht als Grenzzone zur Umwelt.
Sie gliedert sich von innen nach außen in **4 Schichten** (☞ Abb. 1.3):
- Stratum basale
- Stratum spinosum

- Stratum granulosum
- Stratum corneum

Die Epidermis unterliegt einer ständigen Erneuerung. Sie besteht zum größten Teil aus **Keratinozyten**, die im Stratum basale aus Stammzellen gebildet werden und dann bis in das Stratum corneum wandern. Dabei verändern sich Form und Funktion der Keratinozyten (**Basalzellen, Stachelzellen, Körnerzellen, Hornzellen**), welches in der Schichtenbildung der Epidermis zu erkennen ist.

In der Epidermis kommen Nerven, aber **keine Blut- oder Lymphgefäße** vor. Die Ernährung erfolgt aus der darunter liegenden Dermis.

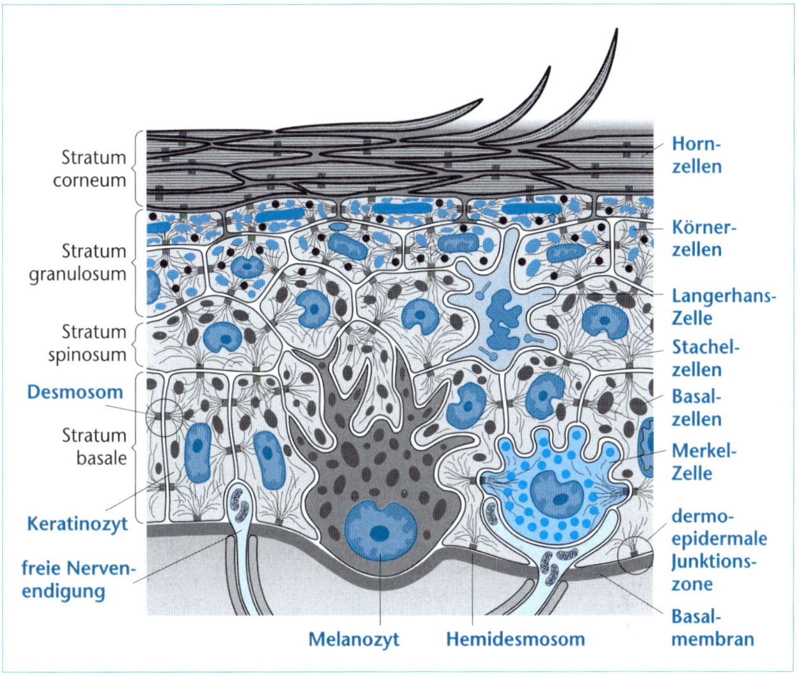

Abb. 1.3: Aufbau der Epidermis [1]

Aufbau der Epidermis

Stratum basale

- einschichtig
- **Basalzellen:** kubisch, großer Zellkern, wenig Zytoplasma
- Bildung neuer Keratinozyten durch Teilung von Stammzellen (**Mitose**)

Stratum spinosum

- **Stachelzellen:** Verbindung über „stachelartige" interzelluläre Brücken (**Desmosome**)
- Verstärkte Produktion von **Keratin:** Beginn der Verhornung (Keratinisierung)

Stratum granulosum

- **Körnerzellen:** abgeflacht, keratohyalinhaltige Granula
- Bildung von **Keratohyalin:** Schutz vor Wasserverdunstung und Eindringen von Externa (Hautbarriere)

Stratum corneum

- **Hornzellen:** flach, kernlos (Apoptose der Keratinozyten)
- Schutz gegen chemische und mechanische Einwirkungen
- **Stratum lucidum:** unterste Zellschicht des Stratum corneum an Handflächen und Fußsohlen (Verstärkung der Hautbarriere)

Zellen der Epidermis

Keratinozyten

- **Hauptanteil der Epidermis** (90%) (☞ Abb. 1.3)
- Keratinozyten teilen sich im Stratum basale und wandern zum Stratum corneum, wo sie als Hornschuppen abgeschilfert werden. Die Transitzeit (terminale epidermale Differenzierung) beträgt etwa 4 Wochen.
- Produktion von **Keratin** („Hornsubstanz")
- Die Verbindung der Keratinozyten untereinander erfolgt durch **Desmosome** (☞ Abb. 1.4). Diese bestehen aus zwei breiten Plaques (plattenartige Verdickungen an der Innenseite der Zellen), die über Adhäsionsmoleküle (Desmocolline, Desmogleine) miteinander verbunden sind. An der intrazellulären Seite werden die Plaques durch Keratinfilamente (Desmoplakin I und II) verstärkt.

Melanozyten

- Vorkommen: Stratum basale, Haarfollikel, vereinzelt auch in der Dermis
- große helle Zellen mit Dendriten (☞ Abb. 1.3)
- Produktion von **Melanin** (Hautpigment), welches in Melanosomen gespeichert und an benachbarte Keratinozyten abgegeben wird. Es dient dem Schutz vor UV-Licht. Ein Melanozyt versorgt etwa 36 Keratinozyten (**epidermale Melanineinheit).**

> **!** Die Pigmentierung der Haut wird durch die Aktivität der Melanozyten, weniger durch deren Anzahl bestimmt.

Langerhans-Zellen

- Vorkommen: Epidermis (suprabasal), Haarfollikel
- dendritischen Zellen, enthalten typische **Birbeck-Granula** (tennisschlägerartig geformte Granula) (☞ Abb. 1.3)
- **Phagozytose**, **Antigenpräsentation** und Aktivierung der T-Lymphozyten

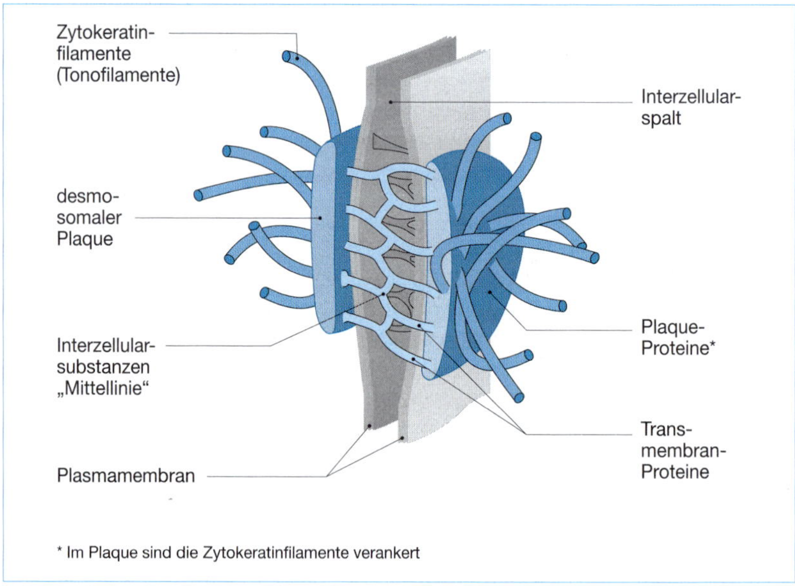

Abb. 1.4: Desmosom [2]

Merkel-Zellen
- Vorkommen: Stratum basale (besonders zahlreich an den Akren), Haarfollikel
- kurze Dendriten, **neurosekretorische Granula** (☞ Abb. 1.3)
- **Mechanorezeptoren**

Lymphozyten
- Vorkommen: vereinzelt in der Epidermis, meist aber perivaskulär in der Dermis
- v.a. T-Lymphozyten

Dermo-epidermale Junktionszone

Grenzfläche zwischen Epidermis und Dermis (☞ Abb. 1.5)
Beide Hautschichten sind durch **epidermale Reteleisten** und **dermale Papillen** miteinander verzahnt. Dazwischen liegt eine dünne **Basalmembran,** die aus 2 Schichten besteht:
- Lamina lucida
- Lamina densa

Die Epidermis ist mit der Lamina lucida verbunden über
- **Hemidesmosome:** nur eine intrazelluläre Plaque, verstärkt durch Keratinfilamente (u.a. bullöses Pemphigoid-Antigen 1/2 = 1/BP-Ag2)
- **Ankerfilamente** (Laminin 5, 6, 7)

Die Dermis ist mit der Lamina densa verbunden über: **Ankerfibrillen** (u.a. Kollagen Typ VII)

1.1.2 Dermis

Aufbau · Zellen · Bindegewebsfasern · Gefäße · Nerven

Die Dermis (Korium, Lederhaut) bildet das Gerüst der Haut und bestimmt deren Elastizität und Reißfestigkeit. Sie gliedert sich von außen nach innen in **2 Schichten** (☞ Abb. 1.1):
- Stratum papillare
- Stratum reticulare

Sie besteht zum Großteil aus **Bindegewebsfasern** (Kollagen- und elastische Fasern), zwischen denen sich **Fibroblasten** befinden. Eingebettet ist alles in einer gelartigen Grundsubstanz aus Proteoglykanen **(dermale Matrix).**
Außerdem verlaufen in der Dermis die hautversorgenden **Gefäße** und **Nerven.**

Aufbau der Dermis

Stratum papillare
- **Fibroblasten**
- zell- und gefäßreich (nutritive Funktion)
- bildet die dermalen Papillen, Verbindung mit der Lamina densa der Basalmembran

Stratum reticulare
- **Bindegewebsfasern**
- mechanische Funktion
- Haarfollikel, Schweißdrüsen

Zellen der Dermis

Fibroblasten
- Hauptanteil der Dermis
- Bildung von Bindegewebsfasern und extrazellulärer Matrix

Histiozyten
- Abstammung von den Monozyten
- phagozytieren Antigene, Proteine, Fette und Melanin
- immunologische Funktion

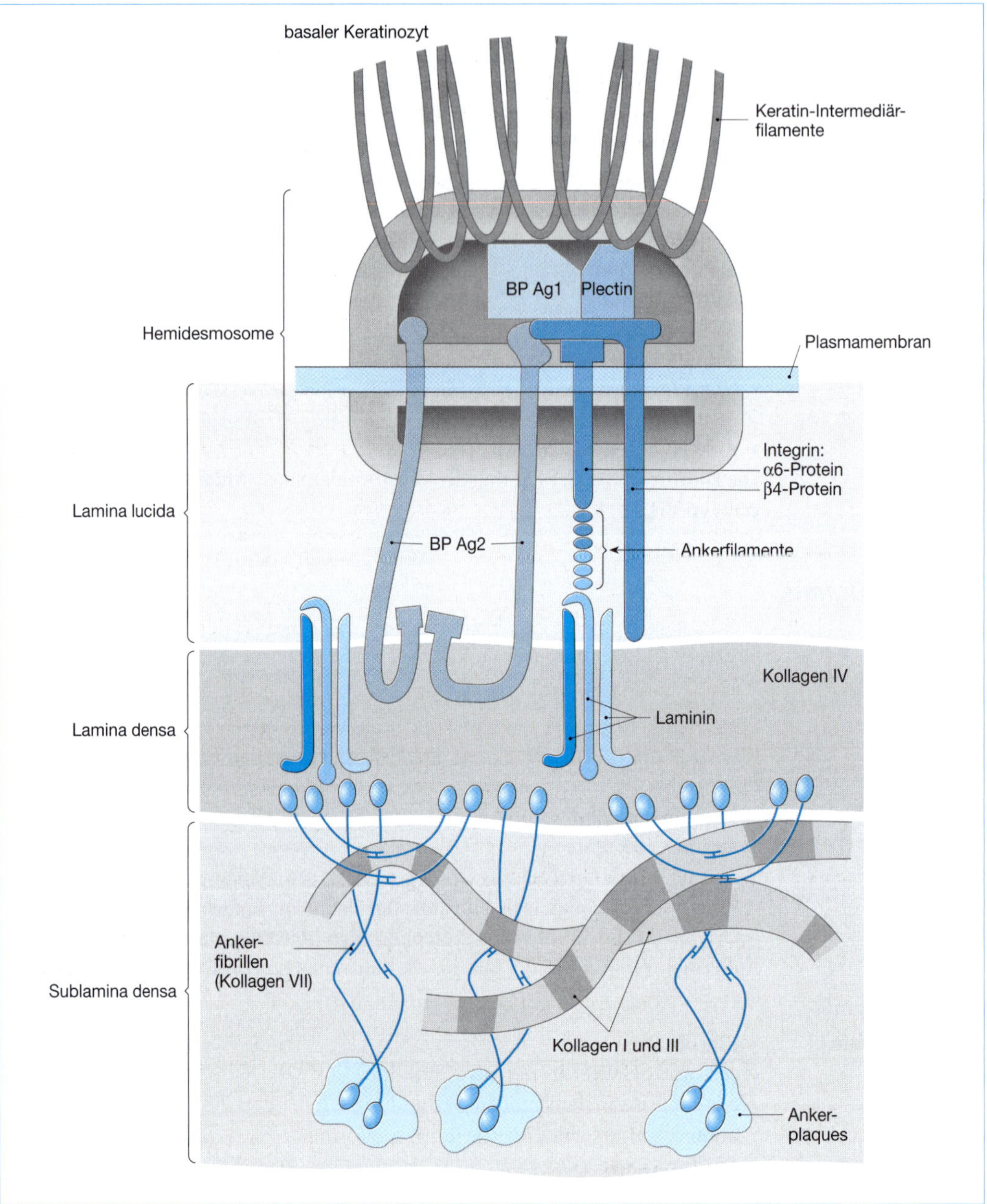

Abb. 1.5: Dermo-epidermale Junktionszone [3]

Mastzellen	• Beteiligung an allergischen und entzündlichen Prozessen (**IgE**-Rezeptoren auf der Oberfäche) • große Zellen mit rundem Kern und reichlichen Granula (Histamin, Serotonin, Heparin)
T-Lymphozyten	immunologische Funktion

Bindegewebsfasern der Dermis

Kollagenfasern
- Hauptbestandteil der Bindegewebsfasern der Dermis
- Kollagen Typ I, III, VI
- Netzwerk parallel zur Hautoberfläche (Langer-Spaltlinien, ☞ Abb. 1.2)
- mechanische Stabilität und Dehnbarkeit der Haut

Elastische Fasern
- Elastizität und Festigkeit der Haut
- gehäuft in Gesicht und Nacken
- Reduktion ab dem 30. Lebensjahr

Retikulinfasern
zarte Fasern um Hautanhangsgebilde und Basalmembran

Verankerungsfibrillen
- Verbindung zwischen der Lamina densa der Basalmembran und der oberen Dermis
- Kollagen Typ VII

Gefäße

In der Dermis verlaufen zwei Gefäßplexus (☞ Abb. 1.1):
- **oberflächlicher Plexus:** zwischen Stratum papillare und reticulare, mit Kapillarschlingen in die Papillenspitzen
- **tiefer Plexus:** an der Grenze zur Subkutis

Zwischen den beiden Plexus gibt es zahlreiche **Anastomosen.**
Die Gefäße dienen der
- Nährstoffversorgung der Haut
- Thermoregulation: Durchblutung kann bei Bedarf (Hitze, Fieber) auf das 10–20fache gesteigert werden
- Blutdruckregulation

Nerven

Afferente sensorische Nerven
Es finden sich marklose und markhaltige Nervenfasern in Verbindung mit verschiedenen Sinnesrezeptoren:
- **Pinkus-Haarscheiben:** Mechanorezeptoren der behaarten Körperhaut
- **Merkel-Zellen:** Mechanorezeptoren
- **Meisner-Tastkörperchen:** Tast- und Druckrezeptoren der Leistenhaut (Handflächen, Fußsohlen)
- **Vater-Pacini-Körperchen:** Vibrationsreize

Freie Nervenendigungen sind die hauptsächlichen Sinnesrezeptoren: Schmerz, Juckreiz, Hitze, Kälte, Druck

> **!** Geringe Reizung der Nozizeptoren führt zu Juckreiz, stärkere Reizung zu Schmerz.

Efferente autonome Nerven
- adrenerg: Blutgefäße, Mm. arrectores pilorum
- cholinerg: Schweißdrüsen

1.1.3 Subkutis

Die Subkutis (Unterhautfettgewebe) besteht aus läppchenartigem **Fettgewebe,** durchzogen von Bindegewebssepten (☞ Abb. 1.1).
Funktion: Wärmeisolation, mechanischer Schutz, Verschieblichkeit der Haut, Energiespeicherung

1.1.4 Hautanhangsgebilde

Haare · Nägel · Drüsen

Weitere Bestandteile der Haut sind die in der Dermis lokalisierten Hautanhangsgebilde (Adnexe):
- **Haare** (☞ Kap. 18)
- **Nägel** (☞ Kap. 19)
- **Drüsen**

Drüsen der Haut

Talgdrüsen
- Mündung in den **Haarfollikel** (☞ Abb. 1.1)
- Vorkommen am gesamten Integument, vermehrte Aktivität an Kopfhaut, Gesicht und oberem Thorax **(seborrhoischen Areale)**
- Holokrine Sekretion des gelblichen, dünnflüssigen Talgs (Lipide, Triglyceride, Wachsester). Dieser dient der Einfettung von Hautoberfläche und Haare. Durch residente Korynebakterien der Haarfollikel werden die Triglyceride in freie Fettsäuren gespalten. Dadurch bildet sich das physiologisch saure Milieu der Hautoberfläche.
- Androgene verstärken die Talgproduktion, Ernährung hat keinen Einfluss
- Es gibt wenige ekkrine (freie) Talgdrüsen (ohne Bindung an den Haarfollikel). Diese finden sich im Genitalbereich und an der Mundschleimhaut.

Ekkrine Schweißdrüsen
- keine Beziehung zum Haarfollikel (☞ Abb. 1.1)
- Vorkommen am **gesamten Integument,** v. a. Handflächen und Fußsohlen
- Sekretion einer wässrigen NaCl-Lösung (Schweiß): Thermoregulation, emotionale Reizung
- sympathische Innervation (Transmitter: Acetylcholin)

Apokrine Schweißdrüsen
- Mündung in das Infundibulum des **Haarfollikels**
- Vorkommen: Genitoanalbereich, Axillen, Perimamillarregion, Nabel, Gehörgang
- Sekretion eines viskösen Sekrets, enthält u. a. Fette und Duftstoffe.

! Der typische Schweißgeruch entsteht erst durch bakterielle Zersetzung an der Hautoberfläche.

- Die Sekretion ist hormonell abhängig: Beginn in der Pubertät, Abnahme im Alter

! Die Drüsen der Haut liegen in der Dermis. Talgdrüsen und apokrine Schweißdrüsen sind an den Haarfollikelapparat gebunden, ekkrine Schweißdrüsen kommen unabhängig davon vor.

1.2 Funktion der Haut

Schutz · Temperaturregulation · Reizaufnahme

Schutz

- Schutz vor mechanischen Einwirkungen
- der Säureschutzmantel (pH 5,7) schützt vor chemischen Noxen
- Barriere und immunologische Abwehrmechanismen gegen Mikroorganismen
- Schutz vor UV-Licht (☞ Kap. 11.1):
  - Reflexion und Absorption von Licht
  - Melaninsynthese
  - Reparatur von DNA-Schäden
  - Lichtschwiele (Verbreiterung der Epidermis)
- Schutz vor Austrocknung

Temperaturregulation

- Regulation der Hautdurchblutung
- Schweißbildung (Perspiratio sensibilis)
- Diffusion von Wasser durch die Hautoberfläche (Perspiratio insensibilis)
- Isolierung: Haare, Fettgewebe

Reizaufnahme

- Tastsinn (Mechanorezeptoren): Meisner-Körperchen, Pinkus-Haarscheiben
- Temperatursinn (Thermorezeptoren): Kälte- und Wärmerezeptoren
- Schmerz (Nozizeption):
  - markhaltige Fasern: heller, gut lokalisierbarer Schmerz
  - marklose Fasern: dumpfer, diffuser Schmerz

2 Effloreszenzen

Definition

- lat. „ex" = heraus, „florescere" = blühen → aufblühen
  - international einheitliche morphologische Beschreibung von Hautveränderungen
  - primäre Effloreszenzen: direkte Folge einer Erkrankung
  - sekundäre Effloreszenzen: sekundäre Veränderung der primären Effloreszenzen

Nur durch das korrekte Erkennen und Benennen der Effloreszenzen kann eine Verständigung untereinander und das Auffinden von Dermatosen in der Fachliteratur gewährleistet werden. Sie sind das unabdingbare Fachvokabular des Dermatologen.

2.1 Primäreffloreszenzen

Definition

Primäreffloreszenzen entstehen als **direkte Ursache** einer Erkrankung. Über sie werden die einzelnen **Dermatosen definiert**. Besonders **im Verlauf** einer Krankheit lassen sich primäre Effloreszenzen **überwiegend** nur **im Randbereich** der Hautveränderungen erkennen.

Formen

- **Makula** (Fleck)
- **Papula** (Papel) und **Plaque**
- **Nodus** (Knoten) und **Nodulus** (Knötchen)
- **Vesicula** (Bläschen) und **Bulla** (Blase)
- **Pustula** (Pustel)
- **Urtica** (Quaddel)

! Pusteln können Primäreffloreszenz sein, aber auch sekundär durch Impetiginisierung entstehen!

2.1.1 Makula

Synonym: Fleck

Definition
Ätiopathogenese: endogen · exogen
Klinik: Erythem · Nävuszellnävi · Vitiligo · Ephiliden

Definition

Rein **farbliche Veränderungen** im **Niveau der Haut**. Es lässt sich **keine Substanzvermehrung** sehen oder fühlen.

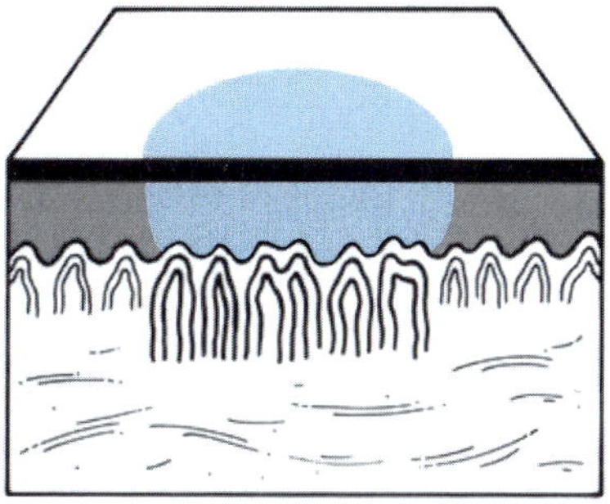

Abb. 2.1: Makula (modifiziert nach [4])

Ätiopathogenese

Die **Ursache** von umschriebenen Farbveränderungen der Haut können **endogener** oder **exogener Natur** sein.

Farbe	Ursache
rot (erythematös)	Erythem (erweiterte Kapillaren), Einblutung
blau (livide)	Zyanose, Hämatom, tiefes Melanin
braun-schwarz	Melanin, Hämosiderin, Silber, Schmutz
gelb	Bilirubin
weiß	Depigmentierung, Pseudoleukoderm (Kontrastverstärkung), Anämie, Gefäßkontraktion

Tab. 2.1: Ätiopathogenese der Makula

Klinik

Bei einer Vielzahl von Hauterkrankungen sind Makulae vorhanden. Beispiele:

- **Erythem:** Rötung der Haut
- **Naevuszellnaevi:** „Leberflecken"
- Vitiligo (Untergang der Melanozyten)
- Epheliden: „Sommersprossen"

2.1.2 Papula und Plaque

Definition
Ätiopathogenese: Gewebevermehrung · Zellinfiltration · alle Hautschichten
Klinik: Psoriasis · Mycosis fungoides · seborrhoische Keratosen

Definition

Über das Niveau der Haut ragende seh- und tastbare **Verdickungen**, üblicherweise bis zu einer **Größe von 5 mm, darüber** hinaus spricht man von **Plaques.**

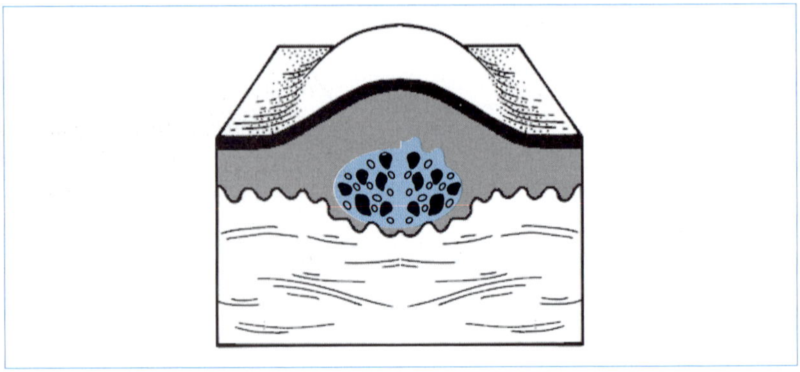

Abb. 2.2: Papeln (modifiziert nach [4])

Ätiopathogenese

- **Ursache** der Substratvermehrung: **Gewebevermehrung** oder **Zellinfiltration**
- **alle Hautschichten** können betroffen sein
- Verbreiterung der Epidermis: **Akanthose**
- Auftreibung der Dermis: **dermale Papel**

Klinik

- **Papel:**
  - Verrucae vulgares
  - Lichen ruber
  - Ekzeme
  - kutane Metastasen

> ! Akute Ekzeme sind definiert durch Papulovesikel!

- **Plaque:**
  - **Psoriasis vulgaris**
  - Mycosis fungoides
  - Verrucae seborrhoicae („Alterswarzen“)

2.1.3 Nodus und Nodulus

Synonym: Knoten und Knötchen

> **Definition**
> **Ätiopathogenese:** Zellinfiltration · Substanzvermehrung
> **Klinik:** Rheumaknoten · Neoplasien · Erythema nodosum

Definition

Feste, umschriebene, von der Umgebung abgrenzbare Verdichtungen.

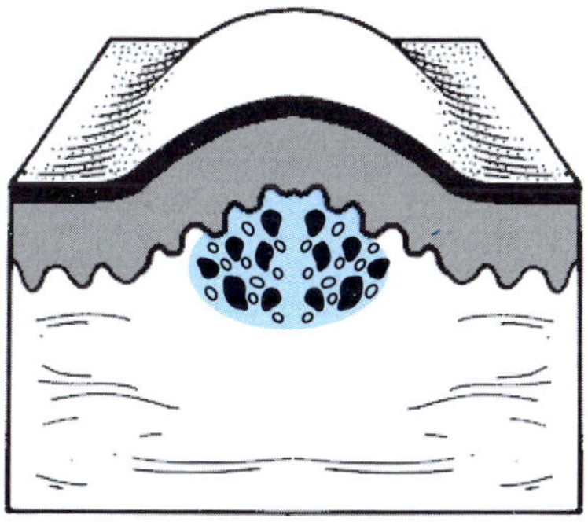

Abb. 2.3: Nodus (modifiziert nach [4])

Ätiopathogenese

- Ursache: **Verdickungen** überwiegend verursacht durch **Zellinfiltration** oder **Substanzvermehrung**
- Wachstum: **exophytisch** über das Hautniveau, in den **tieferen Hautschichten** nur durch **Palpation** erkennbar

! Der Begriff „Knoten" entspricht nicht immer einer Neoplasie!

Klinik

- Rheumaknoten
- Neoplasien
- **Erythema nodosum**

2.1.4 Vesicula und Bulla

Synonym: Bläschen und Blase

Definition
Ätiopathogenese: interzelluläre Ödeme · intrazelluläre Ödeme · desmosomale Kontakte · Basalzellenuntergang · herabgesetzte Adhäsion
Klinik: Viruserkrankungen · Bakterielle Infektionen · Pemphigus · Pemphigoid · mechanisch · Porphyrie · Verbrennung · Unterkühlung

Definition

- flüssigkeitsgefüllte Hohlräume
- **Vesikulae: < 5 mm,** können gekammert sein
- **Bullae: ≥ 5 mm,** einkammerig

! Der Blaseninhalt besteht aus Serum (ggf. mit Zellen), Lymphe, extrazelluläre Flüssigkeit oder Blut. Sind sie mit Eiter gefüllt, spricht man von Pusteln!

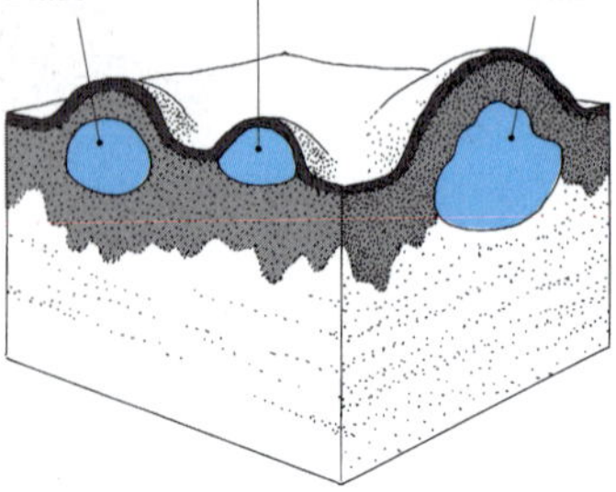

Abb. 2.4: Blasen in unterschiedlichen Ebenen (modifiziert nach [3])

Ätiopathogenese

Interzelluläre Ödeme (Spongiose), **intrazelluläre Ödeme** (Ballonierung durch Virusinfektionen), **Verlust der desmosomalen Kontakte** (Akantholyse), **Untergang der Basalzellen**, **herabgesetzte Adhäsion** zwischen Epidermis und Stratum corneum

Bei allen Veränderungen die mit Blasenbildung einhergehen ist die **Bestimmung der Hautspaltebene** von großer **diagnostischer Bedeutung.** ☞ Kap. 9.1

Klinik

- **Viruserkrankungen** (Herpes simplex, Varizellen)
- bakterielle **Infektionen** (Impetigo)
- **Autoimmundermatosen** (Pemphigus vulgaris, bullöses Pemphigoid)
- Epidermolysis bullosa aquisita
- mechanische Belastung
- **stoffwechselbedingt** (Porphyrien)
- Verbrennungen, Unterkühlungen

2.1.5 Pustula

Synonym: Pustel

Definition
Ätiopathogenese: Primäreffloreszenz · Sekundäreffloreszenz · steril · unsteril
Klinik: Psoriasis pustulosa · Akne · Follikulitis · Impetigo contagiosa

Definition

Pusteln sind **stets mit purulentem Inhalt** gefüllt!

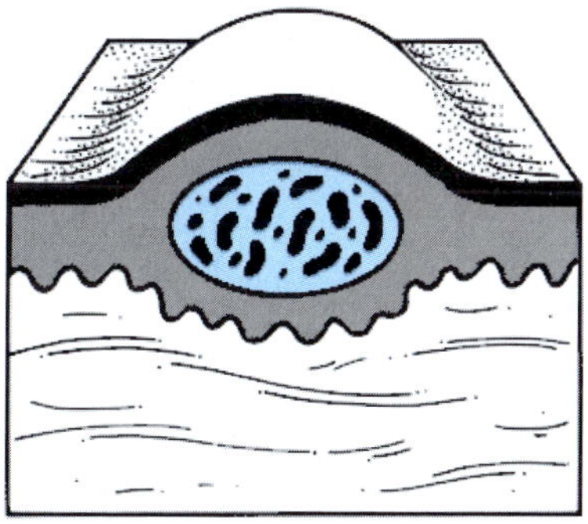

Abb. 2.5: Pustel (modifiziert nach [4])

Ätiopathogenese

- **Primäreffloreszenz** mit **sterilem Inhalt** (z. B. Psoriasis pustulosa), oder durch bakterielle Infektion (z. B. Follikulitis)
- **sekundär** aus Vesikulae die im Verlauf impetiginisieren

> ! Pusteln können Primäreffloreszenz sein, aber auch sekundär durch Impetiginisierung entstehen !

Klinik

primär:
- Psoriasis pustulosa
- Akne vulgaris
- Follikulitis

sekundär:
- Herpes labialis

2.1.6 Urtika

Synonym: Quaddeln

> **Definition**
> **Ätiopathogenese:** Ödeme der oberen Dermis · Serumaustritt · Gefäßdilatation · Kompression kleiner Gefäße
> **Klinik:** Urtikaria · Quincke-Ödem

Definition

Flache, scharf begrenzte, über das **Hautniveau** reichende, **flüchtige** und **stark juckende** Hautveränderung

> ! Trotz des ausgeprägten Juckreizes werden Quaddeln nicht gekratzt, sondern eher mit den flachen Fingernägeln gescheuert.

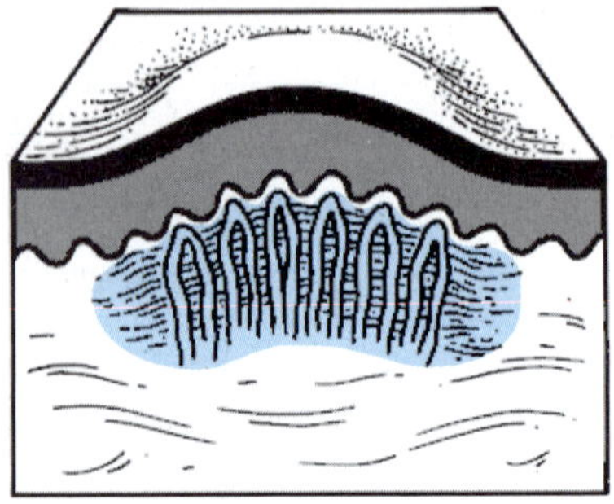

Abb. 2.6: Urtika (modifiziert nach [4])

Ätiopathogenese

- **Ödeme in der oberen Dermis**, verursacht durch **austretendes Serum**
- Ursache:
  - erhöhte Gefäßdilatation → hellrot
  - Kompression der kleinen Gefäße → eher weiß

Klinik

- **Urtikaria** Nesselsucht
- urtikarielles Arzneimittelexanthem
- **Quincke-Ödem** (Ödem der Subkutis)

2.2 Sekundäreffloreszenzen

Definition

Effloreszenzen, die im Verlauf der Erkrankung aus Primäreffloreszenzen entstehen. Sie sind für die korrekte Einordnung der jeweiligen Dermatose meist von untergeordneter Bedeutung.

Formen

- **Squama** (Schuppe)
- **Crusta** (Kruste)
- **Erosion**
- **Ulkus**
- **Atrophie**
- **Cicatrix** (Narbe)

2.2.1 Squama

Synonym: Schuppe

Definition
Ätiopathogenese: abgeschilferte Hornzellen · groblamellär · pityriasiform · fest · locker
Klinik: Psoriasis vulgaris · Pityriasis versicolor

Definition

- zusammenhängende abgeschilferte Hornzellen
- diagnostische Bedeutung hat die Unterscheidung: **groblamellär, feinlammelär** (pityriasiform), sowie **fest** und **locker anhaftende** Schuppen

Ätiopathogenese

> Der physiologische Zellumsatz der Epidermis wird gewöhnlich nicht bemerkt.

Schuppen treten durch die **schnellere** bzw. **pathologische Epidermisreifung** in Erscheinung.

Klinik

- **Psoriasis vulgaris:** silbrig, groblammelär, locker anhaftend
- **Pityriasis versicolor:** feinlammelär, eher fest haftend

2.2.2 Crusta

Synonym: Kruste

> **Definition**
> **Ätiopathogenese:** Hautdefekt · Erosion · Ulzerationen
> **Klinik:** Schürfwunden · Schnittwunden · Impetigo contagiosa

Definition

Krusten entstehen durch **eingetrocknete Sekrete** wie Blut (hämorrhagisch), Serum (serös), oder Pus (Eiter).

> ! Schorf besteht aus nekrotischen Zellen und lässt sich im Gegensatz zu Krusten nicht durch Aufweichen ablösen.

Ätiopathogenese

Krusten entstehen auf **beschädigter Hautoberfläche,** meist aus **Erosionen** oder **Ulzerationen**

Klinik

- Schürf- und Schnittwunden
- Impetigo contagiosa

2.2.3 Erosion und Exkoriation

> **Definition**
> **Ätiopathogenese:** äußere Einflüsse · Kratzartefakte
> **Klinik:** juckende Dermatosen · Pemphigus vulgaris

Definition

- Erosion: Substanzdefekt der Epidermis, der maximal bis an die Papillen der Dermis reicht
- Exkoriationen: tiefer, eröffnen die Papillarkörper, so dass punktförmige Blutungen auftreten

> Erosionen heilen stets ohne Narbenbildung ab!

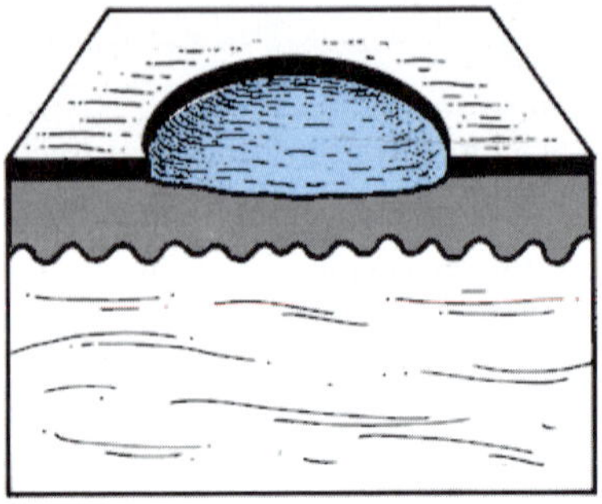

Abb. 2.7: Erosion und Ulkus (modifiziert nach [4])

Ätiopathogenese

Erosionen / Exkoriationen entstehen nur durch **äußere Einflüsse**, sie sind typische **Kratzartefakte.**

Exkoriationen sind ein sicherer Hinweis für Juckreiz.

Klinik

- juckende Dermatosen
- Pemphigus vulgaris

2.2.4 Ulcus

Synonym: Geschwür

Definition
Ätiopathogenese: äußere Einflüsse
Klinik: Ulcus cruris · Ekthyma · Vaskulitis

Definition

Tiefergehender Defekt der Haut, mindestens **bis in die Dermis** reichend, **kein Juckreiz,** Abheilung immer unter **Narbenbildung.**

Ätiopathogenese

äußere Einflüsse

Klinik

- **Ulcus cruris**
- Ekthyma
- Vaskulitis

2.2.5 Atrophie

Definition
Ätiopathogenese: Epidermiszellen · Kollagenfasern · elastisches Gewebe
Klinik: Steroidschaden · Borreliose

Definition

Irreversibler Endzustand vieler Dermatosen. Erhöhte **Transparenz** und **zigarettenpapierartige Fältebarkeit** der Haut bei **Verlust** der normalen **Hautfelderung. Alle Hautschichten** sind betroffen.

Ätiopathogenese

Die **Anzahl** bzw. **Größe** der **Epidermiszellen** ist **vermindert**, ebenso die **Kollagenfasern** und **elastisches Gewebe**.

Klinik

- **Steroidschaden** nach längjährigem Cortisongebrauch
- Spätphase bei **Borrelieninfektion**

2.2.6 Cicatrix

Synonym: Narbe

Definition
Ätiopathogenese: tiefer Hautdefekt · Kollagenbündel · elastische Fasern · verminderte Belastbarkeit
Klinik: Aknenarben · OP-Narben · Schnittwunden

Definition

Hautverletzungen die unter **bleibender Defektheilung** abheilen. **Hautfelderung** und **Hautanhangsgebilde fehlen** dauerhaft. **Hypo-** und **Hyperpigmentierungen** sind möglich.

Überschießende Narbenbildung wird als Keloid bezeichnet.

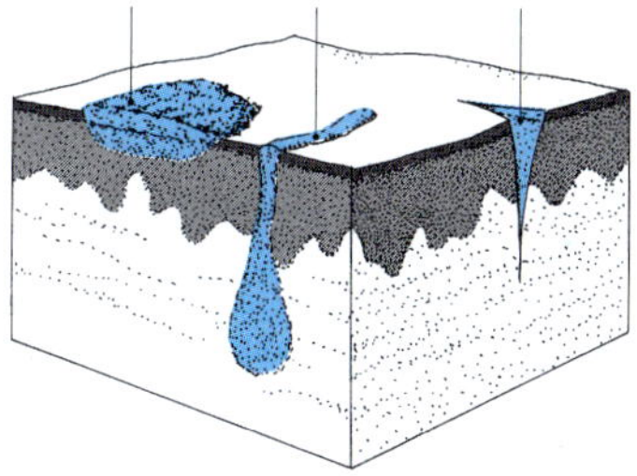

Abb. 2.8: Narbe (modifiziert nach [3])

Ätiopathogenese

- **tiefer Hautdefekt**
- unphysiologische Ausrichtung und Anordnung der Kollagenbündel
- verminderte elastische Fasern
- verminderte Belastbarkeit der Läsion

Klinik

- Aknenarben
- operative Narben
- tiefe **Schnittwunden**

2.3 Wichtige Begriffe

Lichenifikation	Vergröberung der Hautfelderung
Akanthose	Verdickung des Stratum spinosum
Orthokeratose	regelrechter Aufbau der Epidermis
Hyperkeratose	Verdickung der Epidermis
Parakeratose	Zellkerne bzw. -reste in der Epidermis
Papillomatose	Verlängerung der Papillen und Reteleisten

Tab. 2.2: Wichtige beschreibende Begriffe

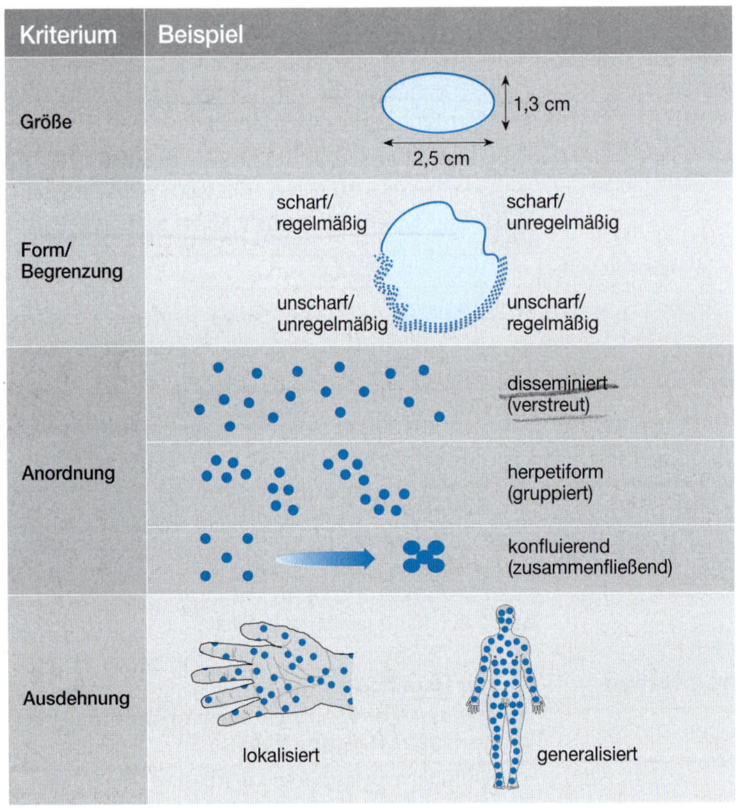

Abb. 2.9: Kriterien zur Beschreibung von Hautveränderungen (modifiziert nach [4])

3 Leitsymptome

3.1 Erscheinungsbild

Farbänderung · Blasen · Pusteln · Atrophie

3.1.1 Farbänderungen

Erythem

Differentialdiagnosen	Merkmale	Kap.
Erythema chronicum migrans	erythematöser Ring, zentrale Abblassung	6.1
Erysipel	zungenförmige Ausläufer	6.1
Ekzem	Papulo-Vesikel (akut)	8
Scharlach	Exanthem, perioraler Bereich frei	6.1
Erythema nodosum	subkutane Knoten	7.7
Sonnenbrand	lichtexponierte Areale	11.1
Rosazea	Pusteln, Teleangiektasien	12.2
Systemischer Lupus erythematodes	Schmetterlingserythem	9.2
Dermatomyositis	fliederfarben, Myositis	9.2

Tab. 3.1: Differentialdiagnosen von Erythemen

Erythrodermie

Eine **Erythrodermie** bezeichnet eine Rötung des gesamten Integuments verschiedener Ursache:

- Psoriasis vulgaris (☞ Kap. 10.1)
- Atopische Dermatitis (☞ Kap. 7.2)
- Kontaktdermatitis (☞ Kap. 8.1)
- Arzneimittelexanthem (☞ Kap. 7.4)
- Sézary-Syndrom (☞ Kap. 16.7)
- Skabies norvegica (☞ Kap. 6.4)
- Lichen ruber (☞ Kap. 14.1)
- Pemphigus foliaceus (☞ Kap. 9.1)
- UV-Licht (☞ Kap. 11.1)
- Staphylococcus scaled skin syndrom (☞ Kap. 6.1)
- Alterserythrodermie

Exanthem: allergischer Hautausschlag
kann alle Effloreszenzen aufweisen

verminderte Pigmentierung

Differentialdiagnosen	Merkmale	Kap.
Vitiligo	runde weiße Maculae	15.1
Pityriasis alba	Minimalvariante des Atopischen Ekzems	7.2
Pityriasis versicolor	nach UV-Einfluss heller als die umliegende Haut	6.3
Narben	Anamnese	2.2
Morphea	violett-rötlicher Randsaum	9.2
Lichen sclerosus et atrophicans	Sklerosierung, meist Genitalschleimhaut	14.2

Tab. 3.2: Differentialdiagnosen verminderter Pigmentierung

vermehrte Pigmentierung

DD	Merkmale	Kap.
Nävuszellnävus	braune Makulae, gleichmäßig pigmentiert	16.1
malignes Melanom	knotig, fleckig pigmentiert (ABCDE-Regel!)	16.4
Lentigines	multiple linsenkerngroße Makulae	15.2
Acanthosis nigricans	meist Axillen	16.3
Chloasma uterinum	Hormone, Gesicht	15.2

Tab. 3.3: Differentialdiagnosen vermehrter Pigmentierung

3.1.2 Blasen

Blasen können durch einen Strukturdefekt der Haut entstehen, sich aber auch auf primär gesunder Haut entwickeln.

primär gesunde Haut

- Virusinfektionen (☞ Kap. 6.2): Herpes simplex, Zoster, Varizellen
- Bakterielle Infektionen (☞ Kap. 6.1): Erysipel, Impetigo contagiosa, SSSS
- TEN (☞ Kap. 7.6)
- akutes Ekzem (☞ Kap. 8)
- Arzneimittelexanthem (☞ Kap. 7.4)
- Erythema exsudativa multiforme (☞ Kap. 7.5)
- Verbrennung (☞ Kap. 11.2)
- Insektenstichreaktion

Strukturdefekt der Haut

- genetisch: Epidermolysis bullosa simplex (☞ Kap. 17.5)
- immunologisch: bullöse Autoimmundermatosen (☞ Kap. 9.1)
- metabolisch: Porphyria cutanea tarda (☞ Kap. 21.4)

3.1.3 Pusteln

Differentialdiagnosen	Merkmale	Kapitel
Follikulitis	follikulär gebunden	6.1
Acne vulgaris	Komedonen Mitesser	12.1
Rosazea	Erythem, Teleangiektasien	12.2
periorale Dermatitis	periorale Aussparung	12.3
Psoriasis pustulosa	Palmae, Plantae	10.1
Impetigo contagiosa	honiggelbe Krusten	6.1

Tab. 3.4: Differentialdiagnosen von Pusteln

3.1.4 Atrophie

Differentialdiagnosen	Merkmale	Kap.
Lichen sclerosus et atrophicus	meist Genitalschleimhaut	9.2
Glukokortikoid-induziert	Teleangiektasien, Striae distensae	5
Atrophie blanche	chronisch venöse Insuffizienz	20.1
Acrodermatitis chronica atrophicans	Borreliose	6.1
Altershaut	älterer Patient	11.1
chronisch diskoider Lupus erythematosus	follikuläre Hyperkeratose	9.2
Narben	Anamnese	2.2

Tab. 3.5: Differentialdiagnosen bei Atrophie

3.2 Lokalisation

Haut · Intertrigines · Mundschleimhaut · Genitalbereich

3.2.1 Haut (☞ Abb. 3.1)

3.2.2 Intertrigines

- Intertrigo (☞ Kap. 6.3)
- Candida (☞ Kap. 6.3)
- Kontaktekzem (☞ Kap. 8.1)
- Windeldermatitis (☞ Kap. 6.3)
- Psoriasis inversa (☞ Kap.10.1)
- Acne inversa(☞ Kap. 12.1)
- bullöses Pemphigoid (☞ Kap. 9.1)
- Erythrasma (☞ Kap. 6.1)
- Acanthosis nigricans (☞ Kap. 16.6)

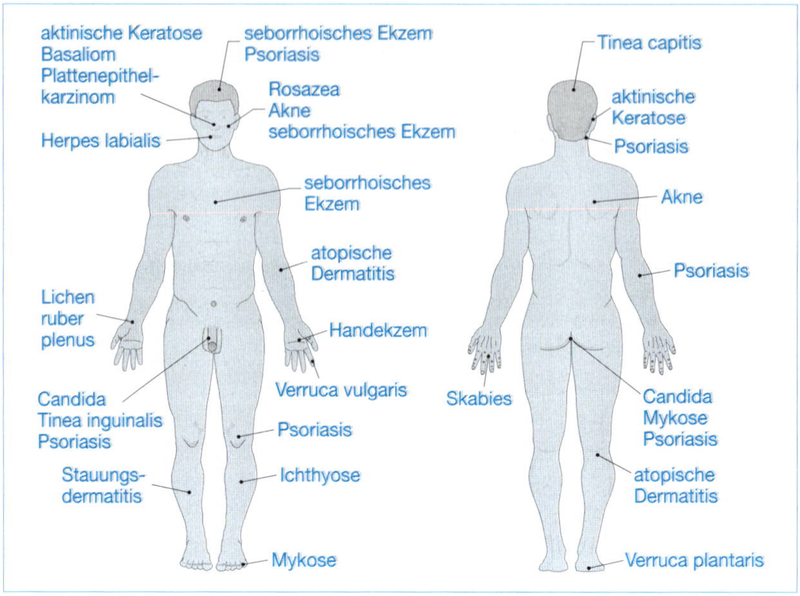

Abb. 3.1: Typische Lokalisation von Hautveränderungen

3.2.3 Mundschleimhaut

Ulzera

- Aphthen
- syphilitischer Primäraffekt (☞ Kap. 16.5)
- Morbus Behcet (☞ Kap. 20.3)
- Hand-Fuß-Mund-Krankheit (☞ Kap. 6.2)
- Gingivostomatitis herpetica (☞ Kap. 6.2)
- Herpangina (☞ Kap. 6.2)
- Lichen ruber (☞ Kap. 14.1)
- Pemphigus vulgaris (☞ Kap. 9.1)
- vernarbendes Schleimhautpemphigoid (☞ Kap. 9.1)
- Plattenepithelkarzinom (☞ Kap. 16.4)

Leukoplakie

Leukoplakien sind weißliche Veränderungen der Schleimhaut unterschiedlicher Ursache:

- Leukoplakia simplex (☞ Kap. 16.2)
- Candidose (☞ Kap. 6.3)
- Lichen ruber mucosae (☞ Kap. 14.1)
- Schleimhautwarzen(☞ Kap. 6.2)

3.2.4 Genitalbereich

- Balanitis
- Candida (☞ Kap. 6.3)
- Psoriasis (☞ Kap. 10.1)
- Lichen ruber (☞ Kap. 14.1)
- Herpes genitalis(☞ Kap. 6.2)
- Erythroplasie Queyrat (☞ Kap. 16.2)

- Lichen sclerosus et atrophicus (☞ Kap. 14.2)
- Plattenepithelkarzinom (☞ Kap. 16.4)

3.3 Symptome

Pruritus · Schmerzen

3.3.1 Pruritus

Juckreiz (Pruritus) kann bei vielen internistischen oder dermatologischen Erkrankungen auftreten:

Hauterkrankungen

- Ekzeme (☞ Kap. 8)
- Lichen ruber (☞ Kap. 14.1)
- Dermatitis herpetiformis (☞ Kap. 9.1)
- bullöses Pemphigoid (☞ Kap. 9.1)
- Insektenstichreaktion
- Prurigo-Erkrankung
- Skabies (☞ Kap. 6.4)
- Urtikaria (☞ Kap. 7.3)

internistische Grunderkrankung (☞ Kap. 21)

- Niereninsuffizienz
- Lebererkrankungen
- maligne Grunderkrankung: M. Hodgkin, Leukämien
- Depressionen, Neurosen
- Dermatozoenwahn

3.3.2 Schmerzen

Hauterkrankungen mit **Schmerzen:**

- Zoster (☞ Kap. 6.2)
- Aphten
- bullöse Dermatosen (☞ Kap. 9.1)
- Erysipel (☞ Kap. 6.1)
- Erythema nodosum (☞ Kap. 7.7)

4 Grundlagen der Diagnostik

4.1 Anamnese

Vorgehen: Tageslicht · entkleideter Patient · Raumbeheizung · Verlauf · Begleiterkrankungen · Medikamente · Berufsanamnese · internistische Untersuchung

Auch wenn in der Dermatologie häufig mit „Blickdiagnosen“ gearbeitet wird, ist eine ausführliche und sorgfältige Anamnese aus klinischen und forensischen Gründen unabdingbar.

Vorgehen

Die Untersuchung sollte stets bei **tageslicht**-ähnlicher Beleuchtung am **vollständig** entkleideten Patienten erfolgen. Auf angenehme **Raumbeheizung** ist zu achten.

Zwei Leitlinien zur Diagnostik:
- Licht, Luft und Liebe
- Keine Diagnose durch die Hose

Zur Anamneseerhebung gehören:
- Art, Dauer, Verlauf und (vermutete) Auslöser der Beschwerden
- Begleiterkrankungen
- Medikamentenanamnese: Grunderkrankungen und Therapieversuche der Hautveränderungen
- Berufsanamnese (Hautarztverfahren) und außergewöhnliche Hobbies (Aquarianer → Schwimmbadgranulom)
- vollständige Untersuchung der gesamten Haut einschließlich angrenzender Schleimhäute
- Palpation: Aussage über Tiefenlokalisation und Verschieblichkeit
- internistische Untersuchung: Auskultation von Cor und Pulmo, Perkussion, Palpation, Abtasten der Lymphknoten (cervikal, axillär, inguinal), Blutdruck, Puls
- orientierende neurologische Untersuchung

4.2 Hilfsmittel

Holzspatel: Untersuchung der Mundhöhle · Dermographismus · Kratztests
Glasspatel: Diaskopie · Vasodilatation · Einblutung · „Apfelgelee"
Handlupe: Vergrößerung
Dermatoskop: Auflichtmikroskop · Immersion · Kriterien für Malignität
Knopfsonde: nekrotisierende Granulome · nicht-nekrotisierende Granulome

Dem Dermatologen stehen einfache, aber wirkungsvolle Hilfsmittel zur Verfügung.

Holzspatel

Zur Untersuchung der **Mundhöhle,** aber auch zum Überprüfen des **Dermographismus** (☞unten) und diverse andere **Kratztests** (☞ Kap. 10.1).

Glasspatel (Diaskopie)

- Unterscheidung von Verfärbungen der Haut und Abgrenzung von **Vasodilatation** gegenüber **Einblutungen.**
- Vasodilatation: Läsion wird auf Druck anämisch
- Einblutung: Farbe bleibt auf Druck bestehen
- **„Apfelgelee":** typischer Befund bei kutanen Manifestationen der Tuberkulose

Vielfältiger Ersatz für (leicht zerbrechliche) Glasspatel: Objektträger, Trinkgläser (im Englischen auch „tumbler-test" genannt).

Handlupe

Verbessert die Beurteilung der Effloreszenzen, insb. bei epidermalen Veränderungen.

Dermatoskop (Auflichtmikroskop)

Unverzichtbar zur Beurteilung von pigmentierten Hautveränderungen.
Unter **Immersion** mit Öl oder Desinfektionsmittel zeigen sich in 10-facher Vergrößerung Kriterien für Malignität:
- Pigmentnetz: irregulär und peripher abrupt endend
- Farbe: inhomogen, bläulich-schwarz
- Globuli: kugelige Punkte unterschiedlicher Morphologie
- Pseudopodien: „füßchenförmige" Ausläufer
- Schleier: meist weißlich-milchig

! Die Aussagekraft ist stark von der Erfahrung des Untersuchers abhängig. Beweisend ist allein die Histologie.

Weitere Anwendungsgebiete: Nachweis von **Skabiesmilben** und **Läusenissen**

Knopfsonde

Mittels Knopfsonde können nekrotisierende Granulome (z.B. Lupus vulgaris) von nicht-nekrotisierenden Granulomen unterschieden werden.
- **nekrotisierende Granulome:** Sonde bricht ein (**positives** Sondenphänomen)
- **nicht-nekrotisierende Granulome:** kein Einbrechen der Sonde

Weiterhin werden Fistelgänge auf Verbindung mit anderen Öffnungen und deren Tiefenausdehnung untersucht.

4.3 Testverfahren

Woodlampe: UV-Licht 365 nm
Milbenpräparat: Milben · Eier · Kotballen · Kalilauge · Mikroskop
Pilznativpräparat: Randbereich · Kalilauge · Mazeration · Mikroskop
Tzanck-Test: Zellmorphologie · Boden der Läsion · akantholytische Zellen · Riesenzellen
Nikolski-Phänomene: Akantholyse · Nikolski I · Nikolski II
Köbner-Phänomen: isomorpher Reizeffekt
Probeexzision: histologische Beurteilung · nötige Angaben · Stanzbiopsie · Messerbiopsie
Immunfluoreszenz: direkte Immunfluoreszenz · indirekte Immunfluoreszenz
Salztrennmethode: Saltsplit · subepidermale Blasenbildung · 1 molare NaCl-Lösung · Lamina lucida

Viele der gebräuchlichen Test zeichnen sich durch eine **schnelle** und **einfache Durchführbarkeit** aus. Viele sind **nicht-invasiv** und dadurch besonders patientenfreundlich.

Woodlampe

UV-Licht der Wellenlänge 365 nm. Bestimmte Erreger bzw. deren Stoffwechselprodukte fluoreszieren unter Bestrahlung mit einer typischen Farbe.

Farbe	Erkrankung	Errerger
grün	Favus	T. schönleinii
		Pseudomonas aeruginosa
gelb	Tinea	M. canis, M. audouinii
orange	Trichomycosis palmellina	Corynebacterium tenuis
	Pityriasis versicolor	Pityrosporum ovale
rot	Porphyria cutanea tarda	Uroporphyrin
	Erythrasma	Corynebacterium minutissimum
weiß	Vitiligo	–
	Onychomykose	T. mentagrophytes

Tab. 4.1: Farben im Wood-Licht

Milbenpräparat

- Nachweis von **Milben, Eiern** und **Milbenkot** (Skyballa) bei Verdacht auf Skabies
- Benetzen der strich- bis kommaförmigen Gänge oder nicht exkorierten Papeln mit verdünnter **Kalilauge** → vorsichtiges Abschaben der Epidermis mit dem Skalpell, möglichst ohne durch Eröffnung des Papillarkörpers eine Blutung zu erzeugen
- Ausstreichen des Materials auf einem Objektträger → mikroskopische Untersuchung

Pilznativpräparat

- Entnahme von Hautschuppen bzw. Nagelspänen im **Randbereich** der Läsion mit einem scharfem Löffel oder Skalpell (Kratzen!)
- Benetzen mit verdünnter **Kalilauge** (KOH)

- Mazeration (ggf. unter leichter Erwärmung) der Epithelzellen
- Mikroskop: laugenresistente fadenförmige **Pilzelemente**

> Nur sehr erfahrene Untersucher können anhand des Nativpräparates Rückschlüsse auf den Erreger ziehen, beweisend ist allein die Kultur.

Dermographismus

Mit stumpfem Gegenstand (Holzspatel o. ä.) wird auf der Haut „geschrieben" und die Reaktion bewertet:

roter Dermographismus

- ca. 15 Sekunden nach Auslösung
- **örtliche Vasodilatation** → ausgeprägte Rötung
- reflektorische Vasodilatation → **Reflexerythem** durch Reizung sensorischer Nervenendungen

urtikarieller Dermographismus

- einige **Minuten** nach rotem Dermographismus (fakultativ)
- urtikarielles Anschwellen der gezogenen Muster
- lokale **Histaminfreisetzung** → **Juckreiz**
- minutenlange Persistenz möglich

weißer Dermographismus

- lokale **Vasokonstriktion**
- Hinweis für **atopische Diathese**
- ungeklärter Pathomechanismus

Tzanck-Test

Nachweis der **Zellmorphologie** blasenbildener Dermatosen (☞ Kap. 9.1): Pemphigus vulgaris, bullöses Pemphigoid, Herpes simplex et zoster

- Desinfektion → vorsichtiges Eröffnen der Blasendecke → Materialentnahme vom **Boden** der Läsion → Aufbringen auf einen Objektträger → Lufttrocknung und Färbung
- **Mikroskop:**
  - **Pemphigus vulgaris: akantholytische** Zellen mit großen Zellkernen, keine interzelluläre Adhäsion
  - **Viruserkrankungen:** multinukleäre **Riesenzellen**

Nikolski-Phänomene

Nachweis einer **Akantholyse**. Typischerweise bei Pemphigus, Pemphigoid, TEN etc.

- **Nikolski I:** die Epidermis lässt sich durch seitlichen Druck abschieben
- **Nikolski II:** Blasen lassen sich „reißverschlussartig" auf der Haut innerhalb der Epidermis verschieben

Köbner-Phänomen

Synonym: **Isomorpher Reizeffekt.** Die Reizung der Haut führt nach unterschiedlich langer Zeit zu **Hautveränderungen** mit **gleicher Morphologie** der bestehenden Krankheit. Beispiele: Psoriasis, Lichen ruber, Vitiligo.

> Es wird ein Renbök-Phänomen (umgekehrt gelesen: Köbner!) diskutiert, bei dem bestehende Hautläsionen durch Reizeffekte verschwinden sollen.

Probeexzision / Biopsie

Gewebegewinnung zur **histologischen** Beurteilung mittels Stanzbiopsie oder Messerbiopsie. Meist in Lokalanästhesie durchgeführt mit primärem Wundverschluss. Zur korrekten histopathologischen Interpretation sind folgende Angaben notwendig:

- Anamnese: zeitlicher Verlauf und morphologische Beschreibung
- Ort der Biopsie
- Art und Größe: z. B. 6 mm Stanzbiopsie

> Bei Totalexzision tumorverdächtiger Läsionen Fadenmarkierung und Skizze!

- Verdachts- und Differentialdiagnosen
- Besonderheiten des Patienten: z.B. Hautfarbe

> Die Verdachtsdiagnose bestimmt die Biopsiemethode: Messerbiopsien immer bei V.a. auf subkutane Beteiligung (z.B. Erythema nodosum), da bei Stanzbiopsien meist nur wenig Subkutis erfasst wird.

Immunfluoreszenz (☞ Abb. 4.1)

Nachweis von (Auto-)Antikörpern im Blut und Gewebe. Indikation v.a. bei Autoimmundermatosen, vaskulitischen und tumorösen Prozessen. Unterschieden werden:

direkte Immunfluoreszenz (DIF)

Nachweis **gewebegebundener** Antikörper, Oberflächenmarker oder Proteine durch fluoreszierende Antikörper.

indirekte Immunfluoreszenz (IIF)

Nachweis **zirkulierender** Antikörper im Patientenserum. Das Serum wird auf Gewebe (z.B. Affenösophagus bei Autoimmundermatosen) inkubiert, die Antikörper binden dort an ihre Zielstrukturen. Der Nachweis erfolgt durch fluoreszierende Anti-Antikörper.

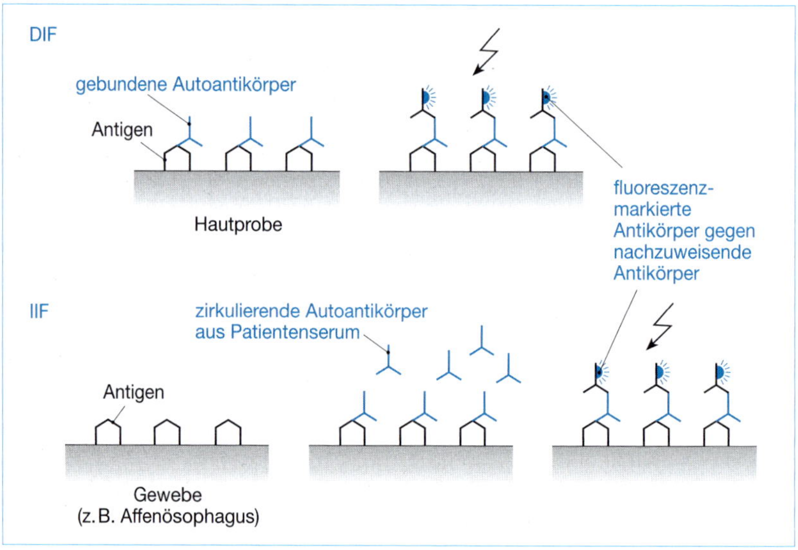

Abb. 4.1: Direkte und indirekte Immunfluoreszenz

Salztrennmethode (salt-split)

Zur Differentialdiagnostik blasenbildener Dermatosen. Die Hautprobe wird 1–2 Tage im Kühlschrank in **1 molarer NaCl-Lösung** inkubiert. Dadurch trennt sich die Basalmembran in Höhe der **Lamina lucida** in eine obere und untere Hälfte. Es sind Rückschlüsse möglich auf welcher Seite der Basalmembran (Blasendach, Blasenboden) sich die Antikörper bei **subepidermaler** Blasenbildung binden.

4.4 Allergologische Testverfahren

Pricktest: volarer Unterarm · obere Hautschichten · verdünnte Allergene · Sensibilisierungsgefahr
Scratch-Test: Anritzen der Haut · native Allergene
Prick-to-prick-Test
Intrakutan-Test: streng intracutan · sensitiver als Pricktest · häufig falsch positiv · Sensibilisierungsgefahr
Provokationstest: native Allergene · doppelblind
In-vitro-Test / RAST: Gesamt-IgE · spezifisches IgE
Epikutantest: Standardtestreihe · Pflaster · Rücken · Ablesung nach 48 und 72 Stunden · Sensibilisierungsgefahr

> Jede allergologische Diagnostik muss stets unter Reanimationsbereitschaft und nur bei liegendem i.v.-Zugang erfolgen!

Prick-Test

Definierte Verdünnungen werden auf den **volaren Unterarm** aufgebracht und mit einer Lanzette in die **oberen Hautschichten** gebracht. Die Ablesung erfolgt nach 15 Minuten.

> Die Beurteilung erfolgt immer in Vergleich zu einer Histaminquaddel (HQ) (Positivkontrolle!): +: kleiner als HQ, ++: gleich groß, +++: größer als HQ, ++++: zusätzlich Pseudopodien.
> Das Fehlen der Histaminquaddel spricht u.a. für die Einnahme von Antihistaminika, der Test ist dann nicht interpretierbar.

Scratch-Test

Ähnlich dem Pricktest, die Haut wird mittels Lanzette angeritzt und das fragliche Antigen **nativ** aufgeklebt, Ablesung und Interpretation erfolgen analog zum Pricktest.

Prick-to-Prick-Test

Die Lanzette wird unmittelbar nachdem sie in das **Allergen gestochen** wurde nochmals in die **Haut gestochen**.

Intrakutan-Test

Die Antigenlösungen werden streng intracutan mit einer feiner Kanüle (< 0,05 ml) in den volaren Unterarm gespritzt. Ablesung wie oben, weitere Ablesungen sind nach 24–72 h möglich, wenn auch das Vorliegen von Typ IV-Reaktionen vermutet werden.

> Der Intrakutan-Test ist sensitiver als der Pricktest, jedoch auch häufiger falsch postiv. Prick- und Intracutan-Test bergen die Gefahr der iatrogenen Sensibilisierung !

Provokationstest

Insbesondere Nahrungsmittel und Arzneimittel werden (doppelblind) oral gegeben.

In-vitro-Test (RAST)

Nachweis von **Gesamt-IgE** (↑) und **spezifischen IgE** im Serum, Aussagekraft nur eingeschränkt beurteilbar.

Epikutan-Test

Das mutmaßliche Antigen wird zusammen mit einer **Standardtestreihe** auf dem **Rücken** in kleinen Aluminiumkammern mit einem Pflaster aufgeklebt. Nach **48 Stunden** wird das Pflaster mit den Kammern entfernt und sofort abgelesen, eine **erneute Ablesung** erfolgt nach **72 Stunden**.

> Auch hier besteht die Gefahr der iatrogenen Sensibilisierung.

4.5 Phlebologische Testverfahren

> **DPPG:** nicht-invasiv · Infrarotlicht · Wiederauffüllungszeit
> **Duplex-Sonographie:** farbkodiert · Gefäßwände · Gefäßlumen · Flussverhältnisse
> **Ultraschall-Doppler:** monophasische Geräusche · biphasische Geräusche
> **Tibio-brachialer-Index:** Blutdruckmessung Arm/Bein · pAVK

DPPG

- **DPPG** = **D**ynamische **P**hoto**p**lethysmo**g**raphie
- nicht-invasive Untersuchung der Transportfähigkeit des Venensystems durch perkutane **Infrarotlichtmessung**

> DPPG: Infrarotlicht wird in die Haut eingestrahlt. Das reflektierte Licht wird gemessen. Der Anteil des reflektierten Lichtes ist abhängig vom Füllungszustand der Venen → Messung von Venenvolumen und Venendruck

Dem sitzenden Patienten wird eine Infrarotsonde über dem Innenknöchel befestigt. Mittels Muskelpumpe werden die Venen entleert und danach bei entspanntem Sitzen die **Wiederauffüllungszeit** (T0) der Hautvenen gemessen. Bei pathologischen Werten Wiederholung mit Staubinde (Tourniquet) zur Differenzierung zwischen CVI (chronisch venöser Insuffizienz) der oberflächlichen bzw. tiefen Beinvenen.

Wiederauffüllzeit	Abpumpstörung
> 25 s	Keine
20–24 s	Grad I (leicht)
10–19 s	Grad II (mittel)
< 10 s	Grad III (schwer)
Besserung durch Tourniquet: CVI der oberflächlichen Venen	
Keine Besserung: Insuffizienz der tiefen Venen bzw. Perforansinsuffizienz	

Tab 4.2: Dynamische Photoplethysmographie

Duplex-Sonographie

Auch als farbkodierte Duplexsonographie (**FKDS**): Beurteilung der **Gefäßwände, Gefäßlumens**, des perivaskulären Gewebes und der **Flussverhältnisse** innerhalb der Gefäße.

Ultraschall-Doppler

Mittels Stiftsonde werden die einzelnen Venen (ohne/mit Vasalva-Manöver (☞ Lehrbücher der inneren Medizin)) direkt perkutan untersucht.
Unterschieden werden:

- **monophasische Geräusche:**
  - Normalbefund
  - bei Kompression (distal) bzw. Dekompression (proximal) tritt ein Geräusch auf
- **biphasische Geräusche:**
  - insuffizienter Venenbereich
  - Geräusche bei Kompression und Dekompression.

Tibio-brachialer-Index

Quotient aus dopplergestützter Blutdruckmessung am Bein und Arm zur klinischen Abschätzung des Schweregrades bei pAVK.

Quotient	Stadium
> 0,95 bis < 1,25	Normalbefund
> 0,91 bis 0,95	Stadium I
> 0,71 bis 0,90	Stadium II
> 0,51 bis 0,70	Stadium III
> 0,50	Stadium IV
> 1,25	Verdacht auf Mediasklerose

Tab. 4.3: Tibio-brachialer-Index

4.6 Hautfunktionstests

Hautfunktionstests werden in erster Linie bei der Diagnostik der toxischen Kontaktekzeme und der atopischen Hautdiathese genutzt. Sie zeigen eine verminderte **Belastbarkeit** der Haut gegenüber unspezifischen Irritantien.

Irritantien: hautschädigende chemische oder physikalische Substanzen mit einem direkten zytotoxischen Effekt nach einfachem oder wiederholtem Kontakt. Sie verursachen eine nicht-immunologische Entzündungsreaktion, das so genannte **irritative Kontaktekzem.**

Alkali-Resistenz-Test: volarer Unterarm · Natronlauge · Reaktionen
Nitrazingelb-Test: Barrierefunktion Stratum corneum · Farbumschlag

Alkali-Resistenz-Test

Auf dem volaren Unterarm werden drei Felder mit verdünnter **Natronlauge** benässt und nach kurzer Wartezeit stufenartig erneut exponiert (1. Runde alle drei Felder, 2. Runde nur Feld 2+3, 3. Runde nur Feld 3). Bei ausgeprägtem brennendem **Erythem, Papeln** und **Erosionen** gilt der Test als postiv. Die Beurteilung erfolgt zeitabhängig. Symptome nach

- **10 Minuten:** stark verminderte Resistenz
- **20 Minuten:** verminderte Resistenz
- **30 Minuten:** normale Resistenz
- **Keine Reaktion:** erhöhte Resistenz

Nitrazingelb-Test

- Nitrazingelb testet die Barrierefunktion des Stratum corneum
- Auftragen von Nitrazingelb auf die saubere, geschädigte Haut, Ablesen nach 30 sec.:
  - **Farbumschlag** zu blau: Schädigung des **Stratum corneum**, die Hautbarriere ist vermindert
  - gelbliche Färbung: normale Barrierefunktion

5 Grundlagen der Therapie

5.1 Lokale Therapie

Definition

Die lokale (topische) Therapie dient zur gezielten Behandlung der Haut und Hautanhangsgebilde unter Berücksichtigung minimaler systemischer Resorption.

Formen

- Salben: wasserfreie Grundlagen (Vaseline, Wollwachse)
- Cremes
  - lipophile: Wasser in Öl-Emulsion
  - hydrophile: Öl in Wasser-Emulsion
  - Gele: Sonderform der Cremes
- Pasten: Salben mit Pulveranteil, gute Haftung
- Öle
- Puder: feinzermahlene Feststoffe
- Lösung: flüssige Zubereitung gelöster Arzneistoffe
- Schüttelmixtur: Suspension fester Stoffe in Flüssigkeit ohne Zusatz von Lösungsvermittlern (Emulgatoren)

> ! Die Feststoffe in Schüttelmixturen setzen sich am Boden der Lösung ab und müssen vor jeder Anwendung wieder aufgeschüttelt werden.

Die Wahl des Trägersystems richtet sich nach dem Hautzustand, der Körperregion und der Akuität des Krankheitsbildes.

> Insbesondere bei akuten und nässenden Dermatosen gilt: Feucht auf feucht!

5.1.1 Wirkstoffe

Glukokortikoide

Wirkung: symptomatisch · antientzündlich · antiproliferativ
Nebenwirkungen: langfristige Anwendung · maskierend · Teleangiektasien · Purpura · Atrophie · Striae distensae · Hypertrichose · Rebound-Effekt · systemische Nebenwirkungen selten
Indikationen: akute Dermatosen · Psoriasis · atopisches Ekzem · Ekzeme

Wirkung

Glukokortikoide (Steroide) sind potente, nur **symptomatisch**, nicht kausal wirkende Arzneimittel. Sie werden anhand ihrer **antientzündlichen, immunsuppressiven** und antiproliferativen Wirkung in vier Klassen eingeteilt.

Klasse	Freiname (Beispiele)	antientzündlich	antiproliferativ
I	Hydrocortison	+	–
II	Triamcinolon	++	+
III	Betamethason	+++	++
IV	Clobetasol	++++	++++

Tab. 5.1: Einteilung der Glukokortikoide

Nebenwirkungen

UAW (unerwünschte Arzneimittelwirkungen) treten insbesondere nach **langfristiger Anwendung** auf.

> **!** Einer der größten Nachteile der Steroide ist ihre **maskierende Funktion,** sie nehmen schnell die Rötung und den entzündlichen Aspekt aus der Haut, bei gleichzeitiger **lokaler Abwehrschwäche.** Insbesondere infektiöse Erkrankung können dadurch „unbemerkt" exazerbieren!

Charakteristische lokale Nebenwirkungen sind:

- Teleangiektasien
- **Purpura:** Einblutungen in die Haut
- **Atrophie:** alle Hautschichten
- **Striae distensae:** am Ort der Einwirkung bleibende Spannungsstreifen
- Hypertrichose: reversibel
- Tachyphylaxie: bei längerem Gebrauch Wirkungsabschwächung
- **Rebound-Effekt:** Wiederauftreten der Krankheit bei Absetzen
- systemische UAW sind selten und nur nach großflächigem und langem Gebrauch zu erwarten

Indikationen

Bewährt sind Steroide bei allen **akuten und entzündlichen** Erkrankungen wie Ekzeme, Psoriasis, atopischem Ekzem, Lichen ruber, CDLE (chronisch discoider Lupus erythematodes), Prurigo simplex subacuta

Kontraindikationen

- Pyodermien
- Mykosen
- Virusinfektionen
- Atrophieschäden der Haut

Calcineurin-Inhibitoren

> **Wirkung:** immunsuppressiv · Hemmung der Calcineurin-Phosphatase · antipruritisch · Mastzelldegranulation
> **Nebenwirkungen:** Jucken und Brennen · Infektionen · Alkoholintoleranz · keine Hautatrophie
> **Indikationen:** atopische Dermatitis · juckende Dermatosen

Wirkstoffe

- **Tacrolimus**
- **Pimecrolimus**

Wirkung

Immunsuppressiv auf T-Zellen, Mastzellen und Langerhans-Zellen durch Hemmung der Calcineurin-Phosphatase die für die Transskription von entzündungsfördernden **Zytokinen** verantwortlich ist. Zusätzlicher antipruritischer Effekt durch direkte Wirkung an Nervenfasern und Mastzelldegranulation mit Freisetzung von Entzündungsmediatoren (Histamin, Tryptase).

Nebenwirkungen

- zu Beginn Jucken und **Brennen** (wenige Tage)
- virale und bakterielle Infektionen
- Alkoholintoleranz
- **keine** Hautatrophie

Indikationen

- atopische Dermatitis
- juckende Dermatosen (Prurigo-Gruppe, Rosazea)

Kontraindikationen

- virale Hautinfektionen
- Schwangerschaft, Stillzeit
- Kombination mit **Phototherapie**

Vitamin-D3-Derivate

Wirkung: immunmodulatorisch · antiproliferativ · differenzierungsfördernd
Nebenwirkungen: lokal · Hyperkalzämie · Rebound-Effekt
Indikationen: leichte bis mittelschwere Psoriasis vom Plaque-Typ

Wirkstoffe

- **Calcipotriol**
- **Tacalcitol**

Wirkung

- immunmodulatorisch
- proliferationshemmend
- differenzierungsfördernd

Nebenwirkungen

- Lokalreaktionen (Brennen, Rötung, Jucken)
- **Hyperkalzämie**
- Hyperkalzurie
- **Rebound-Effekt**

Indikationen

leichte bis mittelschwere **Plaque-Psoriasis**

Kontraindikationen

- Psoriasis pustulosa
- Veränderungen im **Ca^{++}-Stoffwechsel**
- Anwendung in den **Intertrigines**
- **Kinder** unter 18 Jahren
- Schwangerschaft, Stillzeit

Dithranol

Wirkung: antiinflammatorisch · antiproliferativ
Nebenwirkungen: lokal · Hautreizung · Verfärbung · Minutentherapie
Indikationen: Psoriasis · Alopecia areata

Wirkstoffe

- **Dithranol**
- **Cignolin**
- Anthralin

Wirkung

- antiinflammatorisch
- z. T. antiproliferativ

- Wirkmechanismus ist bis heute größtenteils ungeklärt, evtl. Induktion der Apoptose

Nebenwirkungen

- lokale Hautreizung bis zur Dithranol-Dermatitis
- bräunliche **Verfärbung** (Haut und Kleidung)

> Beginn der Therapie mit einer Konzentration von 0,05% und langsame Steigerung über Tage bis zu 2% (4%) in Vaseline, möglichst an der Schwelle zum Erythem. Eine leichte lokale Reizung ist gewünscht: **„Die Psoriasis verbrennt im Feuer des Dithranols".** Nach Abheilung bleibt oft eine reversible Hypopigmentierung, das sog. postinflammatorische Pseudoleukoderm.

Indikationen

- leichte bis mittelschwere **Psoriasis**
- **Alopecia areata** (Minutentherapie)

> Minutentherapie: 3–4% Dithranol in Vaseline verbleibt 30–60 min. auf der Haut, danach Abduschen und Auftragen eines Glukokortikoids bis zum nächsten Tag.

Kontraindikationen

- **Überempfindlichkeit**
- Anwendung in den **Intertrigines**

Urea (Harnstoff)

Wirkung: penetrationssteigernd · feuchtigkeitsbindend · keratolytisch
Indikationen: Xerosis cutis · Basistherapie

Wirkung

- reversible Veränderung der Hornschichtbarriere → Wirkstoffe können besser die Haut penetrieren
- hohe **feuchtigkeitsbindende** Wirkung (Konzentration 3–10%)
- in höheren Konzentrationen **keratolytisch** (Konzentration bis 40%)

Nebenwirkungen

- lokal **reizend** (hohe Konzentrationen)
- mazerierend (lange Anwendung)

Indikationen

- **Xerosis cutis** (trockene Haut)
- **Basistherapie** (u.a. atopische Dermatitis)
- Keratolyse (Psoriasis)
- unblutige Nagelentfernung, Nagelerweichung (z.B. bei Onychomykosen)

Kontraindikationen

nicht bekannt

Retinoide

Wirkung: epidermale Differenzierung · antiproliferativ · antiinflammatorisch · antiseborrhoisch · antikomedogen · apoptotisch · Kollagenstoffwechsel
Nebenwirkungen: irritativ · austrocknend · photosensibilisierend
Indikationen: Akne · Psoriasis · Ichthyosen · aktinische Keratosen · T-Zell-Lymphome · Gesichtsfalten

Wirkstoffe
- **Tretinoin**
- **Isotretinoin**
- Alitretinoin
- Adapalen
- Tazaroten

Wirkung
Regulierend auf epidermale **Differenzierung** und **Proliferation**, Stimulation des Kollagenstoffwechsels, antiinflammatorisch, antiseborrhoisch, antikomedogen, Induktion der **Apoptose**. Zusätzlich wirken sie der Lichtalterung der Haut entgegen.

Nebenwirkungen
- stark irritativ
- austrocknend (Haut und Schleimhäute)
- photosensibilisierend

Indikationen
- **Acne** comedonica und papulopustulosa
- Psoriasis vulgaris
- **Verhornungsstörungen:** z. B. Ichthyosen
- aktinische Keratosen: langfristige Anwendung
- kutane T-Zell-Lymphome
- Photoaging / Gesichtsfalten

Kontraindikationen
Schwangerschaft: Tretinoin, Tazaroten

Teer

Wirkung: antiinflammatorisch · antiproliferativ · antiseptisch · antipruriginös
Nebenwirkungen: Verfärbungen · geruchsintensiv · photosensibilisierend · kontaksensibilisierend
Indikationen: Psoriasis · atopisches Ekzem · Prurigogruppe · lichenifizierte Ekzeme

Wirkstoffe
- Pix lithranthracis (Steinkohleteer)
- Liquor carbonis detergens (Steinkohleteerlösung, LCD)

Wirkung
- antiinflammatorisch
- antiproliferativ
- antiseptisch
- antipruriginös

Nebenwirkungen
- Verfärbung von Haut und Wäsche
- unangenehmer Geruch
- **Photosensibilisierung**
- Kontaktsensibilisierung

> Bei längerfristiger Anwendung Gefahr der Follikulitis, die sog. Teerakne.

Indikationen
Schuppende und entzündliche Dermatosen wie
- **Psoriasis vulgaris**
- atopisches Ekzem
- Erkrankungen der Prurigogruppe
- lichenifizierte Ekzeme

Die Photosensibilisierung wird klinisch auch bewusst in Kombination mit Bestrahlungen ausgenutzt: **Goeckermann-Schema**

Kontraindikationen

- Nierenerkrankungen
- Anwendung in den Intertrigines
- Kinder: großflächige Anwendung
- Schwangerschaft

5.2 Phototherapie

Die Phototherapie bedient sich der Wirkung des Lichts im UV Bereich, wobei drei Grundsätze berücksichtigt werden müssen:

- vor Beginn Bestimmung der minimalen Erythemdosis (MED)
- Tragen von Schutzbrillen zur Vermeidung von Augenschäden (Keratitis, Katarakt)
- Beschränken des zu bestrahlenden Feldes auf befallende Haut

5.2.1 UV-Therapie

Wirkung: Apoptose · Zellelimination · Thiamin-Dimere · antipruriginös
Nebenwirkungen: karzinogen · Hautalterung · Hautreizung · Bräunung
Indikationen: Psoriasis · atopisches Ekzem · Prurigogruppe · Vitiligo · Mycosis fungoides

Formen

- **UVA**
  - Breitspektrum: 320–400 nm
  - UVA1: 340–400 nm
- **UVB**
  - Breitspektrum: 280–320 nm
  - SUP: selektive UV-Therapie 305–325 nm
  - **Schmalspektrum: 311 nm**

! UVC Strahlung ist lebensfeindlich und kommt auf der Erde nur künstlich vor, die Ozonschicht schützt vor dieser Strahlungsart.

Wirkung

Diskutiert wird die Induktion der Apoptose und Elimination immunkompetenter Zellen.

- **UVA-Strahlung:**
  - Bildung freier Sauerstoffradikale, DNS-Schädigung
- **UVB-Strahlung:**
  - **DNS-Schäden (Thiamin-Dimer-Bildung)** → karzinogene Wirkung, unterdrückt jedoch auch andere proliferative Zellen wie z. B. bei Psoriasis

Nebenwirkungen

- Induktion maligner Entartungen
- vorzeitige Hautalterung

- Wirkungsverlust durch Bräunung
- Hautreizung (Dermatitis solaris)

> **!** Jede Bräunung ist Zeichen einer Zellschädigung! Die Mär von „gesunder Bräune" verfolgt rein kommerzielle Zwecke!

Indikationen

- **Psoriasis vulgaris**
- **atopisches Ekzem**
- Erkrankungen der Prurigogruppe
- Vitiligo
- Frühformen von Malignomen (z.B. Mycosis fungoides)

> Insbesondere bei der Psoriasis wird 311 nm-Schmalspektrum eingesetzt, da es im Aktivitätsbereich der Schuppenflechte liegt.

Kontraindikationen

- **Bestrahlungen** in unmittelbarem zeitlichen Zusammenhang
- **Malignome**
- starke Immunsuppression
- Schwangerschaft
- Zellreparatur-Schäden wie **Xeroderma pigmentosum**

5.2.2 PUVA (Psoralen+UVA)

> **Wirkung:** Erhöhung der UV-Empfindlichkeit
> **Nebenwirkungen:** karzinogen · Hautalterung · Hautreizung · Bräunung
> **Indikationen:** Psoriasis · atopisches Ekzem · chronische Ekzeme · Vitiligo · Mycosis fungoides · Lichen ruber

Formen

- **lokale PUVA**
  - Creme-PUVA
  - Bade-/Dusch-PUVA
- **systemische PUVA**

Wirkung

Ein **Lichtsensibilisator** aus der Gruppe der Furo-Cumarine, meist 8-Methoxy-Psoralen (8-MOP, **Psoralen**) wird topisch oder systemisch appliziert und lagert sich am Zellkern der Keratinozyten an, dies führt zu einer erhöhten Lichtempfindlichkeit. Die weitere Wirkweise entspricht der von UVA-Strahlen.

Nebenwirkungen

> Die erhöhte Lichtempfindlichkeit besteht bei topischer PUVA ca. 3–4 Stunden, bei systemischer bis zu 15 Stunden. Ein konsequenter Lichtschutz, bei systemischer Therapie inklusive Schutzbrille, ist obligat!

Indikationen

- **Psoriasis vulgaris**
- Parapsoriasis
- Mycosis fungoides
- chronische Ekzeme, insbesondere Hand- und Fuß-Ekzeme
- Lichen ruber
- Vitiligo

Kontraindikationen

- **Bestrahlungen** in unmittelbarem zeitlichen Zusammenhang
- **Malignome**
- starke Immunsuppression
- Schwangerschaft
- Zellreparatur-Schäden wie **Xeroderma pigmentosum**

5.3 Systemische Therapie

5.3.1 Glukokortikoide

Wirkung: symptomatisch · antientzündlich · antiproliferativ · immunsuppressiv
Nebenwirkungen: langfristige Anwendung · maskierend · Teleangiektasien · Purpura · Atrophie · Striae distensae · Hypertrichose · Rebound-Effekt · systemische UAW selten
Indikationen: akute Dermatosen · Psoriasis · atopisches Ekzem · Ekzeme

Wirkung

! Glukokortikoide wirken grundsätzlich nur **symptomatisch,** nicht kausal.

Unterdrückung einer Entzündungsreaktion durch **immunsuppresive, antiphlogistische** und **antiproliferative** Prozesse.

Wirkstoff	HWZ [h]	relative glukokortikoide Potenz	relative mineralokortikoide Potenz	Cushing-Schwelle [mg/d]
Hydrocortison	8–12	1	1	30
Prednisolon	12–36	4	0,6	7,5
Methylprednisolon	12–36	5	–	6
Betamethason	48–72	30	–	1
Dexamethason	48–72	30	–	1,5

Tab. 5.2: Einteilung der Wirkstärke systemischer Glukokortikoide

Nebenwirkungen

- ausgeprägte Nebenwirkungen
- verminderte **Glucosetoleranz** („Steroid-Diabetes")
- **Fettumverteilung** (Vollmondgesicht, Stiernacken)
- **Osteoporose**, aseptische Knochennekrose
- Ulcus ventriculi
- Hypertonie durch Natrium- und Wasserretention
- Glaukom, Katarakt
- Psychosen, euphorisierend
- **Immunsuppression** (Wundheilungsstörungen, Infektneigung)
- **Hautatrophie**, Striae distensae

Indikationen

- schwere Dermatitiden (Kontaktekzeme, atopisches Ekzem, Erythrodermien, etc.)
- **bullöse Dermatosen** (Pemphigus, Pemphigoid, EEM, EBA etc.)
- Vaskulitiden
- **Autoimmundermatosen** (Lupus erythematodes, Dermatomyositis, Sklerodermie)
- **allergische Reaktionen** (Urtikatia, Angioödem)
- Lichen ruber
- Pannikulitiden

> Abruptes Absetzen von hohen systemisch applizierten Kortisondosen kann wegen einer Supression der Hypothalamus-Hypophysen-Nebennierenrinden-Achse (HHNR-Achse) eine unzureichende Kortisoleigenproduktion zur Folge haben. Ausschleichen der Kortisondosen führt dazu, dass sich der Körper langsam an physiologische Zustände gewöhnt. Ansonsten besteht die Gefahr einer Addison-Krise (Nebenniereninsuffizienz) (☞ Lehrbücher der inneren Medizin).

Kontraindikationen

- Ulcus duodeni et ventriculi
- akute **Infektionen** (bakteriell, viral, mykotisch)
- **Glaukom** und **Katarakt**
- Psychosen
- Thromboseneigung
- vor und nach Impfungen
- Osteoporose
- Diabetes mellitus (v. a. schlecht eingestellter)
- Schwangerschaft

> Bei vitaler Indikation gibt es keine Kontraindikationen!

5.3.2 Immunsuppresiva / Zytostatika

> **Wirkung:** antagonistisch · Interleukin-2 · alkylierend
> **Nebenwirkungen:** gastrointestinal · Infektionen · Blutbild-Veränderungen · hepatotoxisch · nephrotoxisch · Neoplasien
> **Indikationen:** Kollagenosen · blasenbildene Dermatosen · Psoriasis · weitere

Wirkstoffe und Wirkung

- **Methotrexat** – Antagonist der **Folsäure**
- **Azathioprin – Purinantagonist**
- **Ciclosporin** – Blockiert **IL-2** und damit die **T-Helfer-Zellen**
- **Cyclophosphamid – alkylierend → DNA-Strangabbruch**

Nebenwirkungen

- **Methotrexat**

Fieber, Schüttelfrost, Übelkeit, Erbrechen, **KM-Depression,** Stomatitis, Zystitis, Hämaturie, **hepatotoxisch** (Zirrhose, Nekrose), Alopezie, Hautulzerationen

> Vor und während der Therapie sind regelmäßige Laboruntersuchungen (Transaminasen, AP, Bilirubin, Nierenfunktion, Blutbild), sowie Abdomensonographie und Folsäuresubstitution notwendig. Konsequenter Kontrazeptionsschutz bis 1 Jahr nach Therapie ist obligat!

- **Azathioprin**
  Diarrhö, Übelkeit und Erbrechen, **grippeähnliche Symptome,** Cholestase, **Pneumonien,** Arthralgien, Myalgien, HRST, **Blutbild-Veränderungen** (Hb ↓, Leukos ↓, Thrombos ↓), **Infektionsneigung** ↑, Alopezie, Exantheme
- **Ciclosporin**
  Übelkeit, Erbrechen, Abgeschlagenheit, **Leberwerte↑, Nierenretentionswerte↑, Blutbild-Veränderungen** (Hb ↓, Leukos ↓, Thrombos ↓), Hyperglykämie, **Gingivahyperplasie,** Gynäkomastie, Hypertrichose, RR ↑
- **Cyclophosphamid**
  Übelkeit, Erbrechen, Kopfschmerzen, hepatotoxisch, Panzytopenie, Azoospermie, Anovulation, hämorrhagische Zystitis

> Prophylaxe der hämorrhagischen Zystitis mit **Mesna,** regelmäßige Blutbild- und Leberkontrollen, evtl. Spermakryokonservierung.

Indikationen

- **Methotrexat**
  - **Psoriasis arthropatica**
  - schwere **Psoriasis vulgaris** et **pustulosa**
  - blasenbildene Dermatosen
- **Azathioprin**
  - **Kollagenosen** (SLE, Sklerodermie, Dermatomyositis)
  - blasenbildende Dermatosen
- **Ciclosporin**
  - schwere Psoriasis vulgaris
  - atopisches Ekzem
  - **Kollagenosen**
  - **blasenbildende Dermatosen**
- **Cyclophosphamid**
  - Kollagenosen
  - **blasenbildende Dermatosen**
  - **Vaskulitiden**
  - **Mycosis fungoides**

Kontraindikationen

- **Schwangerschaft** und **Stillzeit**
- schwere Nieren- oder Lebererkrankungen
- BB-Veränderungen
- schwere Infektionen
- maligne Erkrankungen
- Methotrexat: gastrointestinale Ulzera
- Ciclosporin: Psoriasis pustulosa

5.3.3 Antimalariamittel

> **Wirkung:** Antigenprozessierung ↓ · membranstabilisierend · Prostglandinsynthese ↓ · Chemotaxis ↓
> **Nebenwirkungen:** gastrointestinal · Pigmentstörungen · hepatotoxisch · Zytopenien · korneale Ablagerungen · EKG-Veränderungen · Psoriasis-Triggerfaktor
> **Indikationen:** Lupus erythematodes · Porphyria cutanea tarda

Wirkstoffe

- **Chloroquin**
- **Hydroxychloroquin**

Wirkung

Antagonismus verschiedener immunologischer Prozesse:

- Antigenprozessierung
- Stimulation der Lymphozyten
- **membranstabilisierend**
- **Prostaglandinsynthese ↓**
- **Chemotaxis ↓**

Nebenwirkungen

- Übelkeit und Erbrechen
- Pigmentstörungen
- Exantheme
- **Leberfunktion ↓**
- BB-Veränderungen (Angranulozytose, Zytopenien)
- **Ablagerungen in der Cornea**
- Myasthenie
- EKG-Veränderungen (T-Welle)
- **Triggerfaktor** der Psoriasis

> Vor und während der Therapie sind augenärztliche Untersuchungen sowie BB- und Leberkontrollen durchzuführen. Ausschluss eines **Glucose-6-Phosphat-Dehydrogenase-Mangels!**

Indikationen

- systemischer und kutaner (diskoider) **Lupus erythematosus**
- **Porphyria cutanea tarda**
- Malariaprophylaxe

Kontraindikationen

- **Schwangerschaft** und **Stillzeit** (außer Malaria)
- **Glucose-6-Phosphat-Dehydrogenase-Mangel** (Favismus)
- Blutbild-Veränderungen
- Myasthenia gravis

5.3.4 Retinoide

Wirkung: epidermale Differenzierung · antiproliferativ · antiinflammatorisch · antiseborrhoisch · antikomedogen · apoptotisch · Kollagenstoffwechsel
Nebenwirkungen: gastrointestinal· austrocknend · Lyell-Syndrom · Epiphysenschluss · hepatotoxisch · photosensibilisierend
Indikationen: Akne · Rosazea · Psoriasis · Ichthyosen · Lichen ruber · Hyperkeratosen

Wirkstoffe

- **Acitretin**
- **Isotretinoin**

Wirkung

Regulierend auf epidermale **Differenzierung** und **Proliferation,** Stimulation des Kollagenstoffwechsels, **antiinflammatorisch,** antiseborrhoisch, antikomedogen, Induktion der **Apoptose.** Hemmung der Progression epithelialer Neoplasien.

Nebenwirkungen

- gastrointestinale NW (Übelkeit, Erbrechen)
- **Sicca-Syndrom** (trockene Schleimhäute, Xerosis cutis, Cheilitis)
- Nasenbluten
- Lyell-Syndrom
- Alopezie
- Hyperosteosen und frühzeitiger Epiphysenschluss
- Leberwerte ↑
- **Lichtempfindlichkeit** ↑
- Myalgien und Arthralgien

Indikationen

- Psoriasis (pustulosa, arthropatica, erythrodermatica)
- Ichthyosen
- Lichen ruber
- **M. Darier**
- **Keratosis palmoplantaris**
- **Acne conglobata**
- Rosazea

Kontraindikationen

- **Schwangerschaft und Stillzeit**
- **Frauen im reproduktionsfähigen Alter**
- Leber- oder Nierenfunktionsstörungen
- Kombination mit Vitamin A-Derivaten
- Kombination mit Tetrazyklinen oder MTX
- schwerer Diabetes mellitus

5.3.5 Antihistaminika

Wirkung: Rezeptorblockade · Histamin-H1-Rezeptor
Nebenwirkungen: Sedation · Reaktionsvermögen · Mundtrockenheit · Krampfschwelle
Indikationen: Urtikaria · Angioödeme · anaphylaktischer Schock

Wirkstoffe

- **1. Generation**
  - Hydroxyzin
  - Promethazin
  - Clemastin
  - Dimetinden
- **2. Generation**
  - Ceterizin
  - Levoceterizin
  - Loratadin
  - Desloratadin

Wirkung

reversible **Rezeptorblockade** am **Histamin-H1-Rezeptor**

Nebenwirkungen

- gastrointestinale NW (Übelkeit, Erbrechen)
- **Sedation**
- Erregung
- **Reaktionsvermögen** ↓
- Schwindel
- Kopfschmerzen
- **Mundtrockenheit**
- **Krampfschwelle** ↓

> Die sedierende Wirkung ist unterschiedlich stark ausgeprägt und bei Mitteln der zweiten Generation weniger stark ausgeprägt. Die sedierende Wirkung ist jedoch z. T. ausdrücklich erwünscht (Einschlafprobleme durch Juckreiz).

Indikationen

- **Urtikaria**
- **Angioödem**
- allergische Rhinitis und Konjunktivitis
- **anaphylaktischer Schock**
- Pruritus
- atopische Dermatitis
- Insektenstiche

Kontraindikationen

- Schwangerschaft und Stillzeit
- Kinder unter 2 Jahren
- Niereninsuffizienz
- Unverträglichkeit

> Bei vitaler Indikation ist bei Schwangeren die Gabe von Clemastin (Tavegil®) möglich.

6 Infektionskrankheiten der Haut

6.1 Bakterien

Bakterien	Hauterkrankung
Staphylokokken	Follikulitis Furunkel, Karbunkel Impetigo contagiosa (großblasige Form) Phlegmone Paronychie Staphylococcal scaled skin syndrom (SSSS) Toxisches Schocksyndrom (TSS)
Streptokokken	Erysipel Ecthyma Impetigo contagiosa (kleinblasige Form) Nekrotisierende Fasziitis Scharlach
Borrelia burgdorferi	Lyme Borreliose
Mykobakterien	Lupus vulgaris Lepra Schwimmbadgranulom
Corynebacterium minutissimum	Erythrasma
Erysipelothrix rhusiopathiae	Erysipeloid
Neisseria gonorrhoeae	Gonorrhoe (Tripper)
Treponema pallidum	Syphilis (Lues)
Haemophilus ducreyi	Ulcus molle
Chlamydien	Lymphogranuloma inguinale Okkulogenitale Infektion
Mykoplasmen	Urethritis Zervizitis Salpingitis

Tab. 6.1: Bakterielle Hauterkrankungen

6.1.1 Pyodermien

follikuläre Pyodermien · nicht-follikuläre Pyodermien

Definition

Eine Pyodermie ist eine primäre eitrige Infektion der Haut durch grampositive Bakterien (**Staphylokokken, Streptokokken**).

Formen

Die Einteilung erfolgt nach der Beziehung der Infektion zum Haarfollikel in **follikuläre** und **nicht-follikuläre** Pyodermien.

Lokalisation	Hauterkrankung
follikuläre Pyodermien	Follikulitis Furunkel Karbunkel
nicht-follikuläre Pyodermien	Impetigo contagiosa Phlegmone Erysipel Ecthyma Paronychie

Tab. 6.2: Follikuläre und nicht-follikuläre Pyodermien

Follikulitis

Synonyme: superfizielle Follikulitis, Osteofollikulitis

Definition
Ätiologie / Pathogenese: Staphylococcus aureus · oberer Haarfollikel
Klinik: follikuläre Pustel · Prädilektionsstellen
Diagnostik: Pustelinhalt
Therapie: lokal · systemisch · unterstützende Maßnahmen

Definition

Eine Follikulitis ist eine eitrige Infektion des **oberen Haarfollikel-Anteils** durch Staphylokokken.

Ätiologie / Pathogenese

Durch das Eindringen von **Staphyloccocus aureus** kommt es zu einer Entzündung des oberen Anteils des Haarfollikels mit Eiterbildung.

prädisponierende Faktoren

- Hygiene ↓
- Okklusion
- Diabetes mellitus

Klinik

Effloreszenz: **Pustel:** Eiteransammlung um den Haarschaft, geröteter Rand

Prädilektionstellen

- **Kapillitium, Gesicht**
- Stamm
- Gesäß, Oberschenkel

Diagnostik

Mikrobiologie: Pustelinhalt

Therapie

lokal: Antiseptika

systemisch: Antibiotika: Cephalosporine, Clindamycin

unterstützende Maßnahmen: Eröffnung der Pusteln

Furunkel

Synonyme: tiefe Follikulitis, Perifollikulitis

Definition
Ätiologie/Pathogenese: Staphylococcus aureus · gesamter Haarfollikel
Klinik: follikulärer Knoten · Abszess · Prädilektionsstellen · Sinusvenenthrombose
Diagnostik: Punktionseiter
Therapie: lokal · systemisch · unterstützende Maßnahmen

Definition

tiefe eitrige Infektion des **gesamten Haarfollikels** durch Staphylokokken

! **Furunkel:** perifollikuläre Eiteransammlung
Furunkulose: disseminierte Furunkel
Karbunkel: konfluierende Furunkel an benachbarten Haarfollikeln
Abszess: abgekapselte Eiteransammlung unabhängig vom Haarfollikel

Ätiologie / Pathogenese

Durch **Staphylococcus aureus** kommt es zu einer Entzündung des gesamten Haarfollikel und des umliegenden Gewebes mit Abszessbildung.

prädisponierende Faktoren
- Akne
- Diabetes mellitus
- Atopisches Ekzem
- Hygiene ↓

Klinik

Effloreszenzen (☞ Tafelteil, Foto 1)
- **Knoten:** follikulär, derb, rot
- Abszess

Prädilektionsstellen
- **Gesicht, Hals**
- oberer Rücken
- Axillen, Leisten

Symptome
Schmerzen

Verlauf
- Einschmelzung (Abszess)
- Spontanentleerung nach außen
- narbige Abheilung
- Komplikationen: Lymphangitis, Lymphadenitis, hämatogene Aussaat, Sepsis

Furunkel im oberen Gesichtsbereich (Oberlippe, Nase) können bei Manipulation zu einer Ausbreitung der Infektion in den Sinus cavernosus führen (**Sinusvenenthrombose,** Hirnabszess, Meningitis)!

Diagnostik

Mikrobiologie: Punktionseiter

Therapie

lokal
- Ichthyol (fördert die eitrige Einschmelzung)
- Antiseptika

systemisch
Antibiotika: penicillinasefeste Penicilline

unterstützende Maßnahmen
- Ruhigstellung
- Gesichtsfurunkel: weiche Kost, Sprechverbot

- kühlen
- Abszess: Stichinzision

Impetigo contagiosa

Synonym: „Schmutzflechte"

Definition
Formen: großblasig · kleinblasig
Ätiologie/Pathogenese: Staphylococcus aureus · Streptococcus pyogenes · oberflächlich · hochkontagiös
Klinik: Erythem · honiggelbe Krusten · Prädilektionsstellen
Diagnostik: Abstrich · Serologie
Therapie: lokal · systemisch · unterstützende Maßnahmen

Definition

Die Impetigo contagiosa ist eine hochinfektiöse **oberflächliche** Infektion der Haut durch Staphylokken oder Streptokokken.

Epidemiologie

Alter: **Kinder**

Formen

- **großblasige** Form (Staphylokokken)
- **kleinblasige** Form (Streptokokken)

Ätiologie/Pathogenese

Die Impetigo contagiosa ist eine oberflächliche Infektion der **Epidermis** durch **Staphylococcus aureus** (großblasig) oder **Streptococcus pyogenes** (kleinblasig). Die Herde sind **hochinfektiös** (Schmierinfektion). Infektquelle kann auch eine Nasen-Rachen-Infektion sein.
Saisonale Häufung in der warmen Jahreszeit.

prädisponierende Faktoren

- **Atopische Dermatitis**
- Eintrittspforten: kleine Verletzungen, Insektenstiche
- Hygiene ↓

Klinik

Effloreszenzen (☞ Tafelteil, Foto 2)

- **Erythem:** scharf begrenzt
- Bläschen/Blasen, Pusteln
- **honiggelbe Krusten**

Prädilektionsstellen

- **Gesicht**
- Extremitäten

Verlauf

- Ausbreitung: **Satellitenläsionen**, **Autoinokulation** (Kratzen)
- Spontanheilung: zentral beginnend (nach 1–2 Wochen), keine Narbenbildung
- Komplikationen: regionale Lymphangitis, Lymphadenitis, postinfektöse Glomerulonephritis (5%)

Diagnostik

- Mikrobiologie: Abstrich
- Serologie: Streptokokken-Antikörper ↑

Differentialdiagnosen

superinfizierte Herpes simplex-Infektion

Therapie

lokal

Antiseptika

systemisch

Antibiotika: penicillinasefeste Penicilline

unterstützende Maßnahmen
- Sanierung der Infektquelle
- Hygiene ↑

Phlegmone

Definition
Ätiologie/Pathogenese: Staphylococcus aureus · tiefe Hautschichten
Klinik: Erythem · tiefe eitrige Einschmelzung · Prädilektionsstellen
Diagnostik: Inzision · Labor
Therapie: lokal · systemisch · unterstützende Maßnahmen

Definition

Eine Phlegmone ist eine einschmelzende Entzündung der **tiefen Hautschichten** meist durch Staphylokokken.

Ätiologie/Pathogenese

Nach Verletzungen/Operationen kommt es zum Eindringen der Bakterien in die **tiefere Dermis und Subkutis.** Dies führt zu einer eitrigen Entzündung, die sich entlang der Faszien und Muskulatur mit Einschmelzung und Nekrotisierung ausbreitet. Erreger ist vorwiegend **Staphyloccocus aureus**, aber auch Streptococcus pyogenes oder gramnegative Bakterien.

prädisponierende Faktoren
- Immunabwehr ↓
- Eintrittspforten: tiefe Traumata (OP), Ulcus cruris, Gangrän

Klinik

Effloreszenz
Erythem: unscharf begrenzt, rot-livide, teigige Schwellung

Prädilektionsstellen
- Beine
- Bauchwand
- Perianalregion

Symptome
- Fieber, Krankheitsgefühl, Übelkeit
- **starke Schmerzen**

Verlauf
- Ausbreitung entlang der tiefen Hautschichten, Sehnen, Faszien, Muskulatur
- **tiefe eitrige Einschmelzung**, Abszedierung, Fisteln, Nekrosen
- Komplikation: Schädigung von Gefäßen, Nerven, Muskulatur

Diagnostik

- Mikrobiologie: Inzision
- Labor: BSG ↑, CRP ↑, Leukozyten ↑

Differentialdiagnose
Erysipel

Therapie

lokal
Antiseptika

systemisch
Antibiotika: penicillinasefeste Penicilline

unterstützende Maßnahmen
- feuchte Umschläge
- chirurgische Sanierung (frühzeitig): **Inzision, Drainage**

Erysipel

Synonym: Wundrose

Definition
Ätiologie / Pathogenese: Str. pyogenes · Lymphgefäße · Eintrittspforte
Klinik: Erythem · akutes Krankheitsgefühl · Elephantiasis
Diagnostik: Labor · Serologie
Therapie: lokal · systemisch · unterstützende Maßnahmen

Definition

Infektion von **Lymphgefäßen** in der Dermis meist durch Streptokokken.

Ätiologie / Pathogenese

Durch einen Epitheldefekt können Bakterien in die Dermis eindringen. Sie breiten sich über die **Lymphgefäße** aus und verursachen eine **akute flächige Entzündung** der Haut. Erreger ist vorwiegend **Streptococcus pyogenes**, seltener Staphylococcus aureus oder Mischinfektionen.

prädisponierende Faktoren

- **Eintrittspforten:** Interdigitalmykose, chronisches Ekzem, Rhagaden, Wunden, Ulzera
- Immunabwehr ↓
- Diabetes mellitus
- chronische venöse Insuffizienz

Klinik

Effloreszenz (☞ Tafelteil, Foto 3)

Erythem: hell bis leuchtend rot, scharf begrenzt, zungenförmige Ausläufer, Ödem

Prädilektionsstellen

- **Unterschenkel**, Füße
- Gesicht

Symptome

- Druckschmerz, Überwärmung
- **akutes Krankheitsgefühl:** Fieber, Schüttelfrost, Kopfschmerzen
- Lymphangitis, **regionale Lymphknotenschwellung**

Verlauf

- akute Komplikationen: Phlegmone, Sepsis, Thrombose (Gesicht: Sinusvenenthrombose)
- chronsiche Komplikationen: Myokarditis, Glomerulonephritis, Pneumonie
- chronisch rezidivierend: **Elephantiasis** (Obliteration der Lymphgefäße und chronisches Lymphödem)

Diagnostik

- Labor: BSG ↑, CRP ↑, Leukozyten ↑
- Serologie: Antistreptolysin-Antikörper ↑

Differentialdiagnosen

- **tiefe Beinvenenthrombose**, Thrombophlebitis
- Phlegmone
- akutes Ekzem
- Erysipeloid

Therapie

lokal

Antiseptika

systemisch

Antibiotika: **Penicillin**, Erythromycin, Clindamycin

unterstützende Maßnahmen

- Hochlagerung, Ruhigstellung, feuchte Umschläge
- Bettruhe
- Sanierung der Eintrittspforte
- Thromboseprophylaxe, Kompressionstherapie

Ecthyma

Definition
Ätiologie/Pathogenese: Streptococcus pyogenes · Hygiene ↓
Klinik: Ulzera · Prädilektionsstellen
Diagnostik: Abstrich
Therapie: lokal · systemisch · unterstützende Maßnahmen

Definition

Das Ecthyma ist eine **ulzerierende** Pyodermie durch Streptokokken.

Ätiologie/ Pathogenese

Meist bei mangelnder Hygiene. Durch das Eindringen von **Streptococcus pyogenes** kommt zu einer eitrigen Entzündung der Haut. Die Ulzera werden sekundär durch Staphylokokken besiedelt.

prädisponierende Faktoren

- **Hygiene ↓**
- Immunabwehr ↓
- Durchblutungsstörungen
- kleine Verletzungen, Insektenstiche

Klinik

Effloreszenzen

- Erythem
- Bläschen, Pusteln
- **Ulzera:** wie ausgestanzt wirkend, geröteter Rand

Prädilektionsstellen

Unterschenkel

Verlauf

- verzögerte Abheilung
- Komplikationen: Erysipel, Sepsis

Diagnostik

Mikrobiologie: Abstrich

Therapie

lokal

Antiseptika

systemisch

Antibiotika: penicillinasefeste Penicilline, Cephalosporine, Clindamycin

unterstützende Maßnahmen

- prädisponierende Faktoren ↓
- Kompressionstherapie

6.1.2 Hauterkrankungen durch Bakterientoxine

Scharlach · Staphylococcal scaled skin syndrom · Toxic Schock Syndrome

Scharlach

Synonym: Scarlatina

Definition
Ätiologie/Pathogenese: Streptococcus pyogenes · erythrogene Toxine · Tröpfcheninfektion
Klinik: Exanthem · Enanthem · Erdbeerzunge · Pharyngitis · Lymphknotenschwellung
Diagnostik: Rachenabstrich · Labor · Serologie
Therapie: systemisch

Definition

Scharlach ist eine akute Infektion, die durch **Streptokokken-Toxine** verursacht wird. Es zeigen sich Pharyngitis, Lymphknotenschwellung und Exanthem.

Epidemiologie

Alter: 1–10 Jahre

Ätiologie/Pathogenese

- Verursacht durch **erythrogene Toxine** von **Streptococcus pyogenes** (Serogruppe A, C, D)
- Die durch **Tröpfcheninfektion** übertragenen Bakterien gelangen über Eintrittspforten im Rachenbereich in den Organismus → **Pharyngitis** und Tonsillitis
- Ausbreitung der erythrogenen Toxine in den Körper → weitere Symptome
- Inkubationszeit: 2–5 Tage, der Patient bleibt etwa 1–3 Wochen infektiös.

> ! Postinfektiös bilden sich **Antikörper** gegen die Toxine, so dass eine erneute Infektion bei gleicher Serogruppe nur eine Tonsillitis ohne Exanthem verursacht.

Klinik

Haut

- **Scharlachexanthem:** erythematöse Maculae/Papeln
- Palmae/Plantae: groblamelläre Schuppung (nach 4–5 Tagen)

> Das **Scharlachexanthem** beginnt meist an den Beugeseiten der Extremitäten und breitet sich dann auf den übrigen Körper aus. Der **periorale** Bereich und das Kinn bleiben dabei **frei**.

Mundschleimhaut

- **Scharlachenanthem:** Pharynx dunkelrot, Tonsillen vergrößert, gerötet, gelblich belegt
- **„Erdbeer-/Himbeerzunge“:** zunächst weißer Belag, dann gerötete und geschwollene Papillen

Symptome

- Fieber, Krankheitsgefühl, Kopfschmerzen, Bauchschmerzen
- **Pharyngitis, Tonsillitis**
- **Lymphknotenschwellung**

Verlauf

- akute Komplikationen: Somnolenz, Krämpfe, Purpura, Kreislaufstörungen, nekrotisierende Angina, Otitis, Sinusitis
- Spätkomplikationen: Myokarditis, Glomerulonephritis, Polyarthritis
- Letalität: 0,5%

Diagnostik

- Mikrobiologie: Rachenabstrich
- Labor: Leukozyten ↑, später Eosinophile ↑
- Serologie: Antistreptolysin-Titer ↑

Differentialdiagnosen

- Masern
- Röteln

- infektiöse Mononukleose
- Arzneimittelexanthem

Therapie

systemisch — Antibiotika: Penicillin, Erythromycin

Staphylococcal scaled skin syndrom (SSSS)

Synonyme: Dermatitis exfoliativa Ritter von Rittershain, staphylogenes Lyell-Syndrom, „Syndrom der verbrühten Haut“

Definition
Ätiologie/Pathogenese: Staphylococcus aureus · Exfoliatine · Akantholyse
Klinik: Erythrodermie · Blasen
Diagnostik: Abstrich · Labor · Nikolski · Histologie
Therapie: lokal · systemisch · unterstützende Maßnahmen

Definition

Das **S**taphylococcal **S**caled **S**kin **S**yndrome (SSSS)bezeichnet eine durch **exfoliative Staphylokokkentoxine** hervorgerufene großflächige Ablösung der Haut.

Epidemiologie — Alter: < 4 Jahre

Ätiologie/Pathogenese

Das SSSS wird durch exfoliative Toxine (**Exfoliatin A und B**) von **Staphylococcus aureus** verursacht. Von einem extrakutanen Staphylokokkeninfekt (Otitis, Pharyngitis, Impetigo) gelangt das Toxin in den Körper. Es kommt zu einer **Akantholyse** der Epidermis mit Bildung großflächiger Blasen und Ablösung der Haut.

Klinik

Effloreszenzen
- **Erythrodermie** (Rötung der gesamten Haut)
- **Blasen:** schlaff, groß, zerreißen leicht
- Erosionen
- feinlamelläre Schuppung

Symptome — Fieber, Krankheitsgefühl

Verlauf — Komplikationen: Störung des Flüssigkeits- und Temperaturhaushaltes, Sekundärinfektionen, Pneumonie, Sepsis

Diagnostik

- Mikrobiologie: Rachenabstrich (der Blaseninhalt ist steril!)
- Labor: Leukozyten ↑
- Nikolski-Zeichen positiv (☞ Kap. 4.3)
- Histologie: Akantholyse, subkorneale (intraepidermale) Blasenbildung

Differentialdiagnosen
- TEN
- Scharlach
- Impetigo contagiosa
- Verbrühung
- Sonnenbrand

Therapie

lokal — Antiseptika

systemisch — Antibiotika: penicillinasefeste Penicilline, Cephalosporine, Erythromycin, Makrolide

unterstützende Maßnahmen	• intensivmedizinische Überwachung • Flüssigkeits- und Elektrolytsubstitution • nicht-klebende Folien

Toxic shock syndrom (TSS)

Synonym: toxisches Schocksyndrom

Definition
Ätiologie/Pathogenese: Staphylococcus aureus · TSST-1 · Enterotoxine · Superantigene · Menstruation
Klinik: Exanthem · Fieber · Hypotonie · Organmanifestation
Diagnostik: Abstrich · Labor · Serologie
Therapie: systemisch · unterstützende Maßnahmen

Definition

Das toxische Schocksyndrom ist eine **Multiorganerkrankung** durch toxinproduzierende Staphylokokken. Typisch ist die Kombination aus Fieber, Hypotonie und Exanthem.

Epidemiologie: Geschlecht: **w > m**

Ätiologie/Pathogenese

- verursacht durch toxinproduzierende **Staphylococcus aureus**
- Toxine: **Toxisches-Schocksyndrom-Toxin-1** (TSST-1), **Enterotoxin A und B** (**Superantigene**, die T-Zellen direkt aktivieren können und dadurch eine plötzliche Schockreaktion hervorrufen)
- massive Freisetzung der Toxine von einem extrakutanen Staphylokokken-Fokus
- TSS tritt überwiegend bei **menstruierenden Frauen** auf (Erregerreservoir: Tampons).

prädisponierende Faktoren

- Hautwunden
- Menstruation, Tampons

Klinik

Effloreszenzen

- **Exanthem:** diffus, feinfleckig
- Schuppung: groblamellär (nach ca. 12 Tagen)

Prädilektionsstellen

- Palmae, Plantae
- Schultergürtel

Symptome

- akute Verschlechterung des Allgemeinzustandes, Fieber, Hypotonie
- Kopfschmerzen, Myalgien, Erbrechen, Schwindel, Synkope, Schock

Verlauf: Letalität: 3–5%

Diagnostik

- Mikrobiologie: Abstrich
- Labor: BSG ↑, CRP ↑
- Serologie: Antikörper gegen TSST-1

Differentialdiagnosen

- Scharlach
- Arzneimittelexanthem
- Sepsis

Therapie

systemisch: Antibiotika: penicillinasefeste Penicilline, Clindamycin

unterstützende Maßnahmen

- Intensivmedizinische Überwachung
- Flüssigkeits- und Elektrolytsubstitution
- Beseitigung des Fokus
- gute Menstrualhygiene

6.1.3 Borreliose

Synonyme: Lyme Borreliose, Lyme disease, Erythema-migrans-Krankheit

Definition
Formen: Stadium I–III
Ätiologie/Pathogenese: Borrelia burgdorferi · Ixodes ricinus · Frühstadium · Generalisation · Spätstadium
Klinik: Erythema chronicum migrans · Lymphadenosis cutis benigna · Acrodermatitis chronica benigna · Systembeteiligung
Diagnostik: Erregernachweis · Labor · Antikörper
Therapie: systemisch · unterstützende Maßnahmen

Definition

Die Borreliose ist eine stadienhaft ablaufende **Systemerkrankung** (Haut, Nervensystem, Gelenke und Herz). Sie wird durch eine Infektion mit **Borrelien** verursacht. Die Übertragung der Bakterien auf den Menschen erfolgt durch **Zecken.**

Formen

Stadium	Haut	Beginn
I	Erythema chronicum migrans	1–8 Wochen
II	Lymphadenosis cutis benigna	2–12 Monate
III	Acrodermatitis chronica atrophicans (Herxheimer)	1–10 Jahre

Tab. 6.3: Stadien der Borreliose

Ätiologie/Pathogenese

- Versursacht durch Borrelien (meist **Borrelia burgdorferi**) = bewegliche Bakterien (**Spirochäten**), die durch Zecken auf den Menschen übertragen werden.

> ! 3–4 Wochen nach Infektion kommt es zur Antikörperproduktion. Diese schützen nicht vor einer Reinfektion.

- Stadium I, **Frühstadium:** 24–36 Stunden nach dem Zeckenstich werden die Borrelien übertragen und breiten sich zentrifugal in der Dermis aus
- Stadium II, **Generalisationsphase:** Monate später kommt es zu einer hämatogenen Aussaat
- Stadium III, **Spätstadium:** Das chronische Stadium entwickelt sich erst nach Jahren.

Die Zecken gehören der Gattung Ixodes („Holzbock“) an, in Europa vorwiegend **Ixodes ricinus**. Sie finden sich vorwiegend in der nördlichen Hemisphäre und in waldreichen Gebieten. Die Durchseuchung der Zecken mit Borrelien beträgt etwa 35%.

Vermutet wird auch ein Zusammenhang zu **Morphea** und **Lichen sclerosus et atrophicus**.

Klinik

Erythema chronicum migrans (☞ Tafelteil, Foto 4)	• **Erythem** (um die Einstichstelle): zentrifugale Ausbreitung, zentrale Abblassung • Verlauf: Rezidive oder dissemiertes Auftreten möglich, spontane Abheilung
Lymphadenosis cutis benigna (Lymphozytom)	**Knoten:** rot-livide, mittelweich
Acrodermatitis chronica atrophicans (Herxheimer)	• meist Extremitätenstreckseite • **infiltratives Stadium:** ödematöse Schwellung der Haut, dunkel-livide • **atrophisches Stadium:** dünne Haut, Verlust des subkutanan Fettgewebes
Systembeteiligung	• Fieber, Kopfschmerzen, Abgeschlagenheit • Lymphknotenschwellung • **Arthralgien** • **Myalgien** • **Meningopolyneuritis** (M. Bannwarth), Encephalopathie, Meningitis, Hirnnervenausfälle (Fazialisparese) • Myokarditis, Perikarditis • Augenentzündung
Diagnostik	• Mikrobiologie: Anzucht, PCR • Labor: BSG ↑, CRP ↑, Leukozyten ↑ • Serologie: **Borrelien-Antikörper** (Blut, Liquor)
Differentialdiagnosen	• Erythema chronicum migrans – Erysipel – Arzneimittelexanthem – Tinea – Granuloma anulare • Acrodermatitis chronica atrophicans – Sklerodermie, Morphea – Perniones – Altersatrophie der Haut – chronisch venöse Insuffizienz

Therapie

systemisch	• Stadium I–II: **Doxycyclin**, Amoxicillin • Stadium III: Penicillin, Ceftriaxon
unterstützende Maßnahmen	frühzeitige Zeckenentfernung

6.1.4 Hauterkrankungen durch Mykobakterien

Lupus vulgaris · Schwimmbadgranulom

Mykobakterien	Hauterkrankungen
Mycobacterium tuberculosis / bovis	Lupus vulgaris (Tuberculosis cutis luposa)
Mycobacterium leprae	Lepra
Mycobacterium marinum	Schwimmbadgranulom

Tab. 6.4: Hauterkrankungen durch Mykobakterien

Lupus vulgaris (Tuberculosis cutis luposa)

Der Lupus vulgaris ist die **häufigste** Form der Hauttuberkulose. Er entsteht durch eine **endogene Infektion** der Dermis mit **Mycobacterium tuberculosis** (meist lymphogene oder hämatogene Ausbreitung). In 40–50% der Fälle findet sich zusätzlich eine aktive Tuberkulose an anderen Organen.

Klinik

- **Lupusknötchen, braun-rote Herde**, Schuppung, Atrophie
- meist Gesicht, Extremitäten
- Verlauf: chronisch-progrediend
- Komplikation: Mutilation, Narbenbildung, **Plattenepithelkarzinome** in langjährigen Herden

Diagnostik

- **Diaskopie** (Glasspateldruck): apfelgeleeartige Eigenfarbe (☞ Kap. 4.2)
- **Sondenphänomen** positiv (☞ Kap. 4.2)
- Tuberkulintest positiv
- Mikrobiologie: Ziehl-Neelsen-Färbung, Kultur, PCR
- Histologie: Atrophie der Epidermis, **verkäsende Granulome** in der Dermis (☞ Kap. 13)

Therapie

- Tuberkulostatika
- evtl. Exzision

Schwimmbadgranulom

Das Schwimmbadgranulom wird durch atypische Mykobakterien (**Mycobacterium marinum**) verursacht. Diese kommen im Meer, Schwimmbad und **Aquarium** vor (Hobby- und Berufsanamnese!) und können durch Verletzungen in die Haut eindringen.

Klinik

- **verrucöse Knoten**, rot-livide, Ulzera
- evtl. weitere Knoten im Verlauf von Lymphgefäßen
- meist **Hände**
- Spontanheilung (2–3 Jahre)

Therapie

- Exzision, Kryotherapie
- Antibiotika: Doxycyclin, Rifampicin

6.1.5 Weitere bakterielle Hauterkrankungen

Erythrasma · Erysipeloid

Erythrasma

Das Erythrasma wird durch **Corynebacterium minutissimum** verursacht. Dieses gehört zur normalen Standortflora. Durch **Hyperhidrose**, okklusive Kleidung, Adipositas oder Mazeration kommt es zu einer starken Vermehrung der Korynebakterien und zu einer oberflächlichen Dermatitis vorwiegend in den Intertrigines.

Klinik

- **rot-braune Erytheme**, scharf begrenzt
- v.a. **Intertrigines**

Diagnostik	Wood-Licht: rot (☞ Kap. 4.3)
Therapie	• Antiseptika • Antibiotika: Erythromycin • Hygiene ↑

Erysipeloid

Das Erysipeloid (Rotlauf) wird durch **Erysipelothrix rhusiopathiae** verursacht. Bei Kontakt mit **infiziertem Schweinefleisch**, Geflügel und Fisch (Berufsanamnese!) gelangen die Bakterien über Hautverletzungen in die Dermis.

Klinik	• **rot-livide Plaques**, zentrifugale Ausbreitung, zentrale Abheilung • schmerzhaft • v.a. **Finger**, Handrücken
Therapie	Antibiotika: Penicillin, Tetrazyklin, Erythromycin

6.2 Viren

Viren	Hauterkrankungen
Herpes simplex Virus Typ 1 / 2	Gingivostomatitis herpetica Herpes labialis Herpes genitalis
Varizella zoster Virus	Varizellen Herpes zoster
Epstein-Barr Virus	infektiöse Mononukleose
Coxsackie Viren	Hand-Fuß-Mund-Exanthem Herpangina
Humane Papillomviren	Verrucae vulgares Verrucae plantares M. Bowen Condylomata acuminata Bowenoide Papulose Erythroplasie Queyrat
Pockenviren	Mollusca contagiosa
Masern-Virus	Masern
Röteln-Virus	Röteln
Parvovirus B19	Erythema infectiosum
Humanes Herpes Virus Typ 6	Exanthema subitum

Tab. 6.5: Virale Hauterkrankungen

6.2.1 Herpesviren

Die acht humanen Herpesviren sind doppelsträngige DNA-Viren und lösen unterschiedliche Erkrankungen aus. Einige Typen (HSV-1, HSV-2, VZV) persistieren lebenslang in Spinalganglien und Hirnnerven.
Zu den **häufigsten Herpesviren** gehören:
- Herpes-simplex-Virus (HSV)
- Varicella-Zoster-Virus (VZV)
- Epstein-Barr-Virus (EBV)
- Humanes Herpes-Virus (HHV), ☞ virale Kinderkrankheiten

Herpes-simplex-Virus

Definition
Formen: HSV-1 · HSV-2
Ätiologie/Pathogenese: Tröpfcheninfektion/Schmierinfektion · Persistenz in Spinalganglien · neuronaler Transport · Reaktivierung · Provokationsfaktoren
Klinik: Vesikulae · herpetiform · Prodromi · Erstinfektion · Reaktivierung · Eczema herpeticatum
Diagnostik: Antikörperserologie · Tzanck-Test
Therapie: lokal · systemisch · unterstützende Maßnahmen

Definition

Herpes simplex ist eine **bläschenbildende** Viruserkrankung der Haut und Schleimhäute durch Herpes-simplex-Viren (HSV) mit hoher Rezidivneigung.

Epidemiologie

- HSV-1: **Prävalenz > 90%**, zunehmend mit dem Alter, oft **inapparenter** Verlauf
- HSV-2: Prävalenz ca. 15–20%, Infektion vor der Pubertät selten, danach ansteigend

Formen

- Herpes-simplex-Virus Typ 1 (HSV-1)
- Herpes-simplex-Virus Typ 2 (HSV-2)

Ätiologie/Pathogenese

- **Erstinfektion:** Tröpfcheninfektion/Schmierinfektion, Inkubationszeit **5–10 Tage**
- **Latenz:** neuronaler retrograder Transport in die sensorischen Spinalganglien (Möglichkeit der Ansteckung durch Freisetzung aktiver Viruspartikel)
- **Reaktivierung:** anterograder neuronaler Transport (Rezidiv)

> Mit jedem Rezidiv werden die Symptome schwächer, die Krankheit brennt aus.

Provokationsfaktoren

- UV-Licht
- Stress
- Fieber
- Immunsuppression

Klinik

Effloreszenzen

Bläschen: 2–5 mm, herpetiform angeordnet, klar (im Verlauf Eintrübung und Verkrustung)

Prädilektionsstellen

- HSV-1: **Gesichts-** und **Mundbereich**
- HSV-2: **Genitalbereich**

> Grobe Orientierung: HSV-1 oberhalb, HSV-2 unterhalb des Bauchnabels

Symptome

- Prodromi (vor Auftreten der Bläschen): **Spannungsgefühl**, **Brennen**, **Juckreiz** im befallen Hautareal
- Ausgedehnter Befall/Immunsuppression: AZ ↓, Fieber, LK-Schwellung

Erstinfektion

- HSV-1: **Gingivostomatitis herpetica**, Herpes labialis
- HSV-2: **Herpes genitalis** (Vulvovaginitis herpetica, Proktitis herpetica)

Reaktivierung

- HSV-1: **Herpes labialis**, Keratokonjunktivitis herpetica
- HSV-2: Herpes genitalis, Herpes glutaealis

> **!** HSV-2 verursacht häufiger Rezidive als HSV-1!

Sonderfomen

- **Inokulationsherpes**: Ausdehnung durch Schmierinfektion oder kleine Hautdefekte
- **Eczema herpeticatum**: Infektion bei Hautschädigung (**atopische Diathese**, großflächige Verbrennungen, Peelings), insbesondere Gesicht-/Halsbereich

Diagnostik

- Labor: unspezifische Entzündungszeichen
- **Antikörperserologie:** Differenzierung Erstinfektion/Reaktivierung
- PCR: Bestimmung des Virustyps (HSV-1/2)
- Zellkultur
- Tzanck-Test: multinukleäre Riesenzellen (☞ Kap. 4.3)

Therapie

lokal: Penciclovir

systemisch: Aciclovir

unterstützende Maßnahmen: Zink-Schüttelmixtur (Austrocknung)

> **!** Der therapeutische Nutzen der unzähligen Lippenherpescremes ist stark umstritten und zweifelhaft.

Varicella-Zoster-Virus

> **Definition**
> **Formen:** Varizellen · Herpes zoster
> **Ätiologie/Pathogenese:** Tröpfcheninfektion · Erstinfektion · Persistenz in Spinalganglien · Reaktivierung · Dermatom
> **Klinik:** Bläschen · Erythem · Prädilektionsstellen · Komplikationen
> **Diagnostik:** wie Herpes simplex
> **Therapie:** systemisch · unterstützende Maßnahmen · Prophylaxe

Definition

Das Varicella-Zoster-Virus (VZV) verursacht bei Erstinfektion die **Varizellen** („Windpocken") und bei Reaktivierung den **Herpes zoster** („Gürtelrose").

Epidemiologie

- Varizellen: **Kleinkindalter** (im Erwachsenenalter annähernd 100%ige Prävalenz)
- Herpes zoster: **höheres Lebensalter**

Formen

- Varizellen („Windpocken")
- Herpes zoster („Gürtelrose")

Ätiologie/Pathogenese

- Übertragung durch **Tröpfcheninfektion** bei einer Inkubationszeit von durchschnittlich **10–14 Tagen**
- Nach einer Infektion der oberen Atemwege erfolgt ein erster Replikationszyklus in den regionalen Lymphknoten und im Anschluss ein zweiter in Leber und Milz.

> Nach der **Erstinfektion** (Varizellen) persistiert das **neurotrophe** Virus in den Spinalganglien. Durch verschiedene Auslöser kommt es zu einer **Reaktivierung** mit anterogradem neurotrophem Transport der Viren aus den befallenen Spinalganglien in das entsprechende **Dermatom** (Herpes zoster).

Provokationsfaktoren
- Alter ↑
- Immunsuppression
- UV-Licht

Klinik

Varizellen
- **Bläschen** auf erythematösem Grund, Verkrusten im Verlauf → Haut, Genitalschleimhaut, Konjunktiven
- Prodromalstadium: Kopfschmerzen, Fieber, Krankheitsgefühl
- ausgeprägter **Juckreiz**
- gelegentlich Fieber
- Narbenfreie Abheilung nach 1–2 Wochen, bei Superinfektion Narbenbildung möglich

> Das Nebeneinander von unterschiedlichen Entwicklungsstufen des Exanthems wird als **Heubner'sche Sternenkarte** bezeichnet.

Herpes zoster (☞ Tafelteil, Foto 5)
- **Bläschen** auf erythematösem Grund, herpetiform angeordnet, Verkrusten im Verlauf → halbseitiger Befall innerhalb eines Dermatoms (☞ Abb. 6.1)
  Je nach Dermatom unterscheidet man den **thorakalen Zoster** (häufig Th3-L4) vom gefährlicheren **Zoster oticus** und **Zoster ophthalmicus**.
- **aberrierende Bläschen:** Vesiculae außerhalb des befallenden Dermatoms (virämische Aussaat)
- Prodromalstadium: Rötung, **brennender/ziehender Schmerz**
- Abgeschlagenheit, Fieber, Parästhesien

Komplikationen
- **Postzosterneuralgien:** ziehende Schmerzen im befallen Dermatom, die nach Abheilung der Hautveränderungen persistieren
- bakterielle Superinfektion
- Varizellen-Pneumonie (hohe Letalität)
- Varizellen-Meningitis
- Ramsey-Hunt-Syndrom: Befall des Ganglion geniculi nervi facialis mit Facialislähmungen, Geschmacks- und Gleichgewichtsstörungen
- Zoster generalisatus: Disseminierter Befall des gesamten Körpers bei Immunsuppression. Ausgeprägter Verlauf mit hämorrhagischem und nekrotisierendem Verlauf. Gefahr der Meningoenzephalitis und Befall anderer Organe.

> Herpes zoster bei jugendlichen Patienten ist hoch verdächtig auf **Immunsuppression,** eine HIV-Infektion sollte ausgeschlossen werden.

Diagnostik

☞ Herpes simplex

Therapie

systemisch	**Aciclovir**

> Vor Aciclovir-Gabe Kontrolle von Kreatinin und Harnstoff, bei **Niereninsuffizienz** Dosisanpassung!

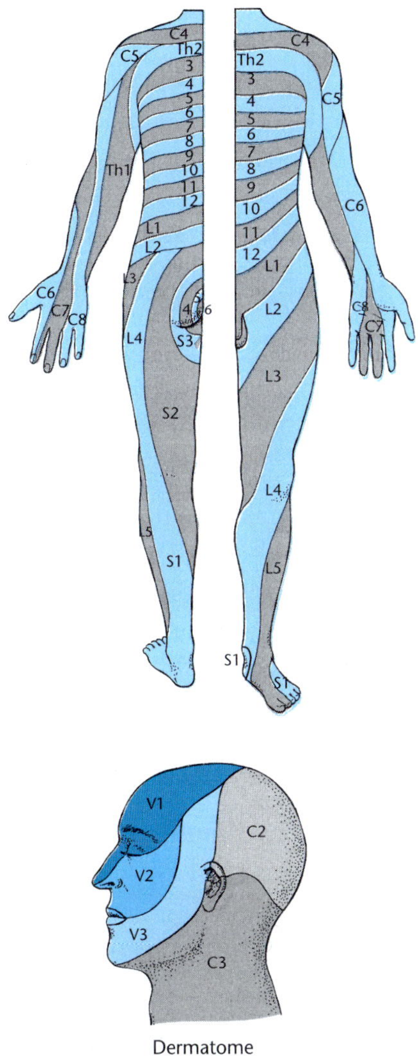

Abb. 6.1: Segmentale Nervenversorgung der Haut (Dermatome) [7]

unterstützende Maßnahmen	austrocknende Maßnahmen (Zink-Schüttelmixturen mit Zusatz von Lokalanästhetika)
Prophylaxe	**Impfung** mittels Lebendimpfstoff (STIKO-Empfehlung ab 1. Lebensjahr)

Epstein-Barr-Virus

Synonyme: „kissing disease", „students disease", Pfeiffer'sches Drüsenfieber

Definition
Ätiologie / Pathogenese: Tröpfcheninfektion · infektiöse Mononukleose
Klinik: Lymphknotenschwellung · Pharyngitis · Fieber · Arzneimittelexanthem
Diagnostik: Labor · EBV-Antikörper
Therapie: symptomatisch

Definition Das Epstein-Barr-Virus (EBV) ist der Erreger der **infektiösen Mononukleose.**

Epidemiologie Alter: **Jugendliche** (im Erwachsenenalter Durchseuchung von annähernd 100%)

Ätiologie / Pathogenese Die Übertragung des Epstein-Barr-Virus erfolgt durch **Tröpfcheninfektion** und Speichel („kissing disease"). Die Inkubationsdauer beträgt **1–2 Monate.**

Klinik

- **zervikale Lymphknotenschwellung, Pharyngitis, Fieber**
- AZ ↓, Kopfschmerzen
- Hepatosplenomegalie, Arthralgien

> Wird bei einer EBV-Infektion **Amoxicillin** oder **Ampicillin** verabreicht, erfolgt fast obligat (> 97%) ein morbilliformes, juckendes, im Verlauf konfluierendes Arzneimittelexanthem (☞ Kap. 7.4)! Nach Abklingen der Infektion wird das Medikament problemlos vertragen!

Diagnostik

- Labor: Lymphozyten ↑, Thrombozyten ↑, Lebertransaminasen ↑ (GOT, GPT)
- EBV-Antikörper (Paul-Bunnel-Test): häufig negativ

Therapie Im Vordergrund steht die **symptomatische** Therapie.

> Virustatika wie Aciclovir sind ohne therapeutischen Nutzen.

6.2.2 Coxsackie-Viren

Hand-Fuß-Mund-Exanthem

Synonyme: Hand-Fuß-Mund-Krankheit, falsche Maul- und Klauenseuche

Definition
Ätiologie / Pathogenese: fäkal-oral · oral-oral · Coxsackie-Virus A16
Klinik: Bläschen · Papeln · Prädilektionsstellen · Halsschmerzen
Diagnostik: klinisch
Therapie: symtomatisch

Definition Akute, oft epidemische Erkrankung durch **Coxsackie-Virus A16**

Epidemiologie

- Alter: < **10 Jahren**
- oft in **Epidemien** und **Endemien** verlaufend

Ätiologie / Pathogenese

Die Übertragung der Coxsackie-Viren erfolgt **fäkal-oral** oder **oral-oral**, die Inkubationszeit beträgt **3–7 Tage.** Der häufigste Vertreter ist **Coxsackie-Virus A16,** aber auch **andere Erreger** sind möglich (z.B. Enteroviren).

Klinik

Effloreszenzen

- **Bläschen** (Mundschleimhaut)**:** klein, gelblich, im Verlauf Aufplatzen und Ulzerationen
- **Papeln**, Makulae (Haut): erythematös, Verkrusten im Verlauf

Prädilektionststellen

- **Mundhöhle:** Zunge, Wangen, Gaumen
- **Akren,** Stamm

Symptome

- Prodromalstadium: Fieber, Übelkeit, Krankheitsgefühl
- Halsschmerzen
- komplikationsloses Abheilen nach 7–10 Tagen

Diagnostik

- **klinisch:** Prädilektionsstellen!
- Labor: unspezifisch (Lymphozytose, Thrombozytopenie)
- Serologie, PCR (meist nicht erforderlich)

Therapie

Im Vordergrund steht die **symptomatische** Therapie.

systemisch: Antibiotika (nur bei Superinfektion)

unterstützende Maßnahmen: Zink-Schüttelmixturen mit Zusatz von Lokalanästhetika

Herpangina

Synonym: Herpangina Zahorsky

Definition
Ätiologie / Pathogenese: fäkal-oral · Tröpfcheninfektion · Coxsackie-Virus A4
Klinik: Papulovesikel · Prädilektionsstellen · subklinisch · Fieber
Diagnostik: klinisch
Therapie: symptomatisch

Definition

Die Herpangina ist eine akute Infektion der **Gaumenbögen** und **Uvula**, gelegentlich auch der **Tonsillen** durch **Coxsackie-Virus A4.**

Epidemiologie

- Alter: < **5 Jahren**
- saisonale Häufung: Spätsommer bis Frühherbst

Ätiologie / Pathogenese

Die Übertragung der Coxsackie-Viren erfolgt **fäkal-oral** oder durch **Tröpfcheninfektion**, die Inkubationszeit beträgt **3–7 Tage**. Der häufigste Vertreter ist **Coxsackie-Virus A4**. Postinfektiös besteht eine Immunität, erneute Infektionen sind jedoch bei über 20 bekannten Virustypen möglich.

Klinik

Effloreszenzen

Papulovesikel: klein, weiß-grau, erythematöser Randsaum, im Verlauf Ulzeration

Prädilektionsstellen

- **vorderer Gaumenbogen**
- Uvula
- Tonsillen

Symptome

- häufig **subklinischer** Verlauf
- plötzlicher **Fieberschub** (bis 40 °C)
- Dysphagie, Myalgie, Übelkeit, Krankheitsgefühl
- komplikationslose Abheilung nach etwa 14 Tagen

Diagnostik
- klinisch: Prädilektionsstellen!

Differentialdiagnosen
- Gingivostomatitis herpetica
- Masern (Koplik'sche Flecken)
- Soor
- Leukoplakien

Therapie
Im Vordergrund steht die **symptomatische** Therapie.

systemisch
Antibiotika (nur bei Superinfektion)

unterstützende Maßnahmen
Zink-Schüttelmixturen mit Zusatz von Lokalanästhetika

6.2.3 Humane Papillomaviren

Familie aus mehr als 100 verschiedenen doppelsträngigen DNA-Viren, die zum Teil **malignes Potential** haben.

> **High risk-Typen:** HPV-16, -18, -31, -33
> **Low risk-Typen:** HPV-6, -11

Verrucae

Synonym: Warzen

> **Definition**
> **Formen:** Verrucae vulgares · Condylomata acuminata · M. Bowen
> **Ätiologie/Pathogenese:** humane Papillomviren · Körperkontakt · kontaminierte Gegenstände
> **Klinik:** exophytisch · Hyperkeratosen
> **Diagnostik:** Histologie · PCR
> **Therapie:** lokal · chirurgisch

Definition
Warzen sind meist gutartige, überwiegend **exophytisch hyperkeratotisch** wachsende Haut- und Schleimhautproliferationen, verursacht durch **humane Papillomviren** (HPV).

Epidemiologie
Alter: meist im **Kindesalter**

Formen

Haut
- Verrucae vulgares (Hautwarzen)
- Verrucae plantares (Dornwarzen)
- M. Bowen

Schleimhaut
- Condylomata acuminata (Feigwarzen, spitze Kondylome)
- Bowenoide Papulose
- Erythroplasie Queyrat

Ätiologie/Pathogenese
- Übertragung durch **engen körperlichen Kontakt** (meist Geschlechtsverkehr), aber auch durch **kontaminierte Gegenstände**
- Inkubationszeit: **Wochen–Monate**

> Humane Papillomviren infizieren die Keratinozyten der Basalzellschicht. Aber erst in den höheren Epidermisschichten erfolgt eine starke Virusreplikation. Da die meisten Immunzellen der Haut sich nahe der Basalschicht befinden, ist eine Abwehrreaktion erschwert.

Klinik

Verrucae vulgares (☞ Tafelteil, Foto 6)

- Knoten: hyperkeratotisch, **zerklüftete Oberfläche** (verrukös), hautfarbend bis bräunlich
- meist Handrücken, Finger, Füße
- Eczema verrucatum: generalisiertes Auftreten bei atopischer Diathese (☞ Kap. 7.2)
- Verrucosis generalisata: Dissemination bei Immunschwäche

Verrucae plantares

- **Hyperkeratosen:** beetartig, flach, schmutzig wirkend
- sehr schmerzhaft
- **Plantae**

Condylomata acuminata (☞Tafelteil, Foto 7)

- **Hyperkeratosen:** beetartig konfluierend bis hahnenkammähnlich
- **Anogenitalregion**
- sehr häufig
- Condylomata gigantea (Buschke-Löwenstein-Tumor): Bei jahrelangem Wachstum und eingeschränkter Immunkompetenz kommt es zum blumenkohlartigen Wachstum der Kondylome.

Bowenoide Papulose

- **Papeln:** klein, gruppiert, rot-braun
- **äußeres Genitale**
- **Präkanzerose** (Plattenepithelkarzinom)

Morbus Bowen

- **Plaques:** erythematosquamös, scharf begrenzt
- am gesamten Integument möglich
- **Präkanzerose** (Plattenepithelkarzinom)

Erythroplasie Queyrat

- **Erosionen:** erythematös, scharf begrenzt
- Glans penis, seltener Vulva
- Schleimhautvariante des M. Bowen

Diagnostik

- Labor: unspezifisch (Lymphozytose, Thrombozytopenie)
- **Histologie:** Hyperkeratose, Akanthose, Papillomatose, Koilozyten (Viruspartikel-haltige vakuolisierte Zellen)
- PCR: Typisierung (high-/low-risk)

Therapie

- lokal: Keratinolytika, Podophyllin, Imiquimod
- **chirurgisch:** Exzision, Elektrokauter, Laser, Kryotherapie

6.2.4 Pockenviren

Die echten Pocken (**Variola vera**) wurden von der WHO 1980 als **ausgerottet** erklärt.

Mollusca contagiosa

Synonym: Dellwarzen

Definition
Ätiologie/Pathogenese: Molluscum contagiosum-Virus · Bagatellverletzungen · Schmierinfektion
Klinik: Papeln · zentrale Delle · Prädilektionsstellen · selbstlimitierend
Diagnostik: Molluskumkörperchen
Therapie: Abtragung · Exprimieren

Definition

Häufige streng die Epidermis befallende Erkrankung durch ein DNA-Virus der Pockengruppe.

Epidemiologie

- Alter: **Kindheit**
- Geschlecht: **m > w**

Ätiologie/Pathogenese

Durch Bagatellverletzungen gelangt der **Molluscum-contagiosum-Virus** (MCV) in die Haut, die Inkubationszeit beträgt **2–8 Wochen**. Eine Übertragung erfolgt durch direkten Hautkontakt oder **Schmierinfektion**.

Klinik

Effloreszenzen (☞ Tafelteil, Foto 8)

Papeln: klein, gruppiert/vereinzelt, hautfarben, **zentrale Delle**

Prädilektionsstellen

- Mons pubis
- Gesicht, Axillae, Stamm

Verlauf

- selbstlimitierend, keine Narbenbildung
- **Eczema molluscatum:** dissemierter Befall bei Immunsuppression oder atopischer Diathese

Diagnostik

klinisch

seitlicher Druck: Exprimieren virushaltiger Zellen (**Molluskumkörperchen**)

> ! Bei ausgedehntem Befall HIV-Test!

Differentialdiagnosen

- Miliae
- Verrucae
- Hidrozystome

Therapie

- **Abtragung** (scharfer Löffel, Ringkuvette)
- Kryotherapie
- Exprimieren des Inhalts (seitlicher Druck)

> Die exprimierten Zellen sind **hochkontagiös!** Nach dem Ausdrücken gründliche Desinfektion!

6.2.5 Virale Kinderkrankheiten

Zu den viralen Kinderkrankheiten gehören:
- Varizellen (☞ Herpesviren)
- Masern
- Röteln
- Erythema infectiosum
- Exanthema subitum

Masern

Synonym: Morbilli

Definition
Ätiologie/Pathogenese: Masern-Virus · Tröpfcheninfektion
Klinik: makulopapulös · Prädilektionsstellen · Koplik'sche Flecken · Komplikationen
Diagnostik: klinisch · Serologie
Therapie: symptomatisch

Definition

Stadienhaft verlaufende, **hochansteckende** Infektion des Kindesalters durch Masern-Viren.

Ätiologie/Pathogenese

- Verbreitung des **Masern-Virus** (einsträngiges RNA-Virus der **Paramyxogruppe**) durch **Tröpcheninfektion**
- Inkubationszeit: **10 Tage**

> Durch Impfmüdigkeit hat die Häufigkeit von Maserninfektionen in den letzten Jahren zugenommen.

Klinik

Effloreszenzen

makulopapulöses Exanthem: konfluierend, rot-braun

Prädilektionsstellen

- Beginn hinter den Ohren und Ausbreitung über die Extremitäten zum Stamm.
- Gaumen, Uvula (Enanthem)

Symptome

Koplik'sche Flecken: kleine weißliche Flecken der Mundschleimhaut

Verlauf

- **Prodromalphase** (3–5 Tage): hohes, typischerweise zweigipfeliges Fieber mit ausgeprägter Lichtscheu, Konjunktivitis, Lymphknotenschwellung, gelegentlich Husten
- **Exanthemphase:** Zu Beginn einzelstehende Makulae und Papeln, im Verlauf exanthematische Ausbreitung und Konfluenz. Abheilung unter Pigmentierung und pityriasiformer Schuppung in gleicher Reihenfolge wie Entstehung.

> **Zeitliche Abfolge** der Masern: Prodromi → Koplik'sche Flecken → Exanthem

Komplikationen

- **Otitis media**, Bronchopneumonie (häufig)
- Masernenzephalitis, subakut sklerosierende Panenzephalitis (SSPE)

Diagnostik

- klinisch: **Koplik'sche Flecken** (pathognomonisch)
- Serologie: Antikörpernachweis

Differentialdiagnosen

- **Röteln**
- Scharlach
- Arzneimittelexantheme

> An Masern erkrankte haben meist ein ausgeprägteres Krankheitsgefühl als Röteln-Patienten!

Therapie

Im Vordergrund steht die **symptomatische** Therapie.

Prophylaxe

Masernimpfung entsprechend der Empfehlungen der STIKO.

Röteln

Synonym: Rubeola

Definition
Ätiologie/Pathogenese: Röteln-Virus · Tröpfcheninfektion
Klinik: makulopapulös · Prädilektionsstellen · Lymphknotenschwellung · Komplikationen
Diagnostik: Serologie · Hämagglutinationshemmtest
Therapie: symptomatisch

Definition

Infektion des Kindesalters durch **Röteln-Viren** mit Ausbildung eines typischen **Exanthems.**

Ätiologie / Pathogenese

- Verbreitung des Röteln-Virus durch **Tröpfcheninfektion**
- Inkubationszeit: **2–3 Wochen**
- Kontagiosität ist geringer als bei Masern

Klinik

Effloreszenzen

makulopapulöses Exanthem: meist keine Konfluenz

Prädilektionsstellen

Beginn schmetterlingsförmig im Gesicht, schnelle Ausbreitung von retroaurikulär zum Stamm

Symptome

- deutliche zervikale **Lymphknotenschwellung** (Processus mastoideus!)
- Splenomegalie

Verlauf

Rückbildung nach wenigen Tagen

Komplikationen

Infektion während der **Schwangerschaft**

Diagnostik

- Serologie: Antikörpernachweis (**IgM**)
- **Hämagglutinationshemmtest**

Differentialdiagnose

- Masern
- Scharlach
- Arzneimittelexantheme
- Lues II

Therapie

Im Vordergrund steht die **symptomatische** Therapie.

Prophylaxe

Rötelnimpfung entsprechend der Empfehlungen der STIKO.

Erythema infectiosum

Synonym: Ringelröteln

Definition
Ätiologie/Pathogenese: Parvovirus B19 · Tröpfcheninfektion
Klinik: makulopapulös · girlandenförmig · Prädilektionsstellen
Diagnostik: Serologie · PCR
Therapie: symptomatisch

Definition

Seltene Virusinfektion durch Parvovirus B19 mit **typischem Exanthem.**

Ätiologie / Pathogenese

- Übertragung des **Parvovirus B19** durch **Tröpfcheninfektion**

- Inkubationszeit: **1–2 Wochen**
- endemisches Auftreten mit Häufigkeitsgipfeln im Frühjahr und Herbst

Klinik

Effloreszenzen: makulopapulöses Exanthem: **ring-** bis **girlandenförmig**

Prädilektionsstellen: Beginn im Nasen- und Wangenbereich (perioral frei), dann exanthematische Ausbreitung

Verlauf:
- **plötzliches Auftreten** (keine Prodromi)
- subfebrile Temperaturen

Diagnostik
- Serologie: Antikörper-Nachweis (IgM)
- PCR

Differentialdiagnosen
- Masern
- Röteln
- Arzneimittelexantheme

Therapie

Im Vordergrund steht die **symptomatische** Therapie.

Exanthema subitum

Synonym: Roseola infantum, Dreitagefieber

> **Definition**
> **Ätiologie/Pathogenese:** humanes Herpes-Virus Typ 6 · Tröpfcheninfektion
> **Klinik:** makulopapulös · Prädilektionsstellen · zeitlicher Ablauf
> **Diagnostik:** klinisch
> **Therapie:** symptomatisch

Definition

Gering kontagiöse Virusinfektion durch **humanes Herpes-Virus Typ 6**.

Ätiologie/Pathogenese
- Infektion mit dem humanen **Herpes-Virus Typ 6** (HHV-6) durch **Tröpfcheninfektion**
- Inkubationszeit: **4–7 Tage**
- Die Viren persistieren lebenslang im Organismus ohne erneute Reaktivierung.

Klinik

Effloreszenzen: **makulopapulöses Exanthem:** hellrot

Prädilektionsstellen: Ausbreitung vom Stamm zu den Extremitäten, Gesicht meist frei

Symptome:
- plötzlich auftretendes Fieber (3 Tage)
- kein Juckreiz

> **Zeitliche Abfolge** des Exanthema subitum: 3 Tage Fieber → 3 Tage Exanthem

Diagnostik

klinisch: typischer **zeitlicher Verlauf**

Differentialdiagnosen
- Masern
- Röteln
- Scharlach
- Erythema infectiosum

Therapie

Im Vordergrund steht die **symptomatische** Therapie.

6.3 Pilze

Bei der Einteilung der Pilze hat sich das so genannte **DHS-System** bewährt:
- **D**ermatophyten (Fadenpilze)
- **H**efepilze (Sprosspilze)
- **S**chimmelpilze

Pilze	Häufigster Vertreter	Hauterkrankungen
Dermatophyten	Trichophyton rubrum	Tinea Onychomykose
Hefepilze	Candida albicans	Soor Pityriasis versicolor Onychomykose
Schimmelpilze	Aspergillus niger	selten Erreger von Dermatosen!

Tab. 6.6: Hauterkrankungen durch Pilze

6.3.1 Tinea

Definition
Formen: Tinea corporis · Tinea pedis · Tinea manuum · Tinea capitis · Tinea barbae
Ätiologie/Pathogenese: Dermatophyten · Sporen · feuchtes Klima
Klinik: Plaques · Hyperkeratosen · Abszesse
Diagnostik: Nativpräparat · Kultur · Histologie
Therapie: lokal · systemisch

Definition

Infektionen von **Haut** und **Hautanhangsgebilden** (Haare, Nägel) durch **Dermatophyten** werden als **Tinea** bezeichnet.

Epidemiologie

- ubiquitäre Erreger, unterschieden werden
  - geophile (aus dem Erdboden)
  - zoophile (durch Tiere übertragen)
  - anthrophile (von Mensch zu Mensch)

Formen

- Tinea corporis
- Tinea pedis
- Tinea manuum
- Tinea unguium (☞ Onychomykose)
- Tinea capitis
- Tinea barbae

Ätiologie/Pathogenese

- **Dermatophyten** (häufigster Vertreter: **Trichophyton rubrum**) sind außerordentlich **widerstandsfähig.** Durch die Ausbildung von **Sporen** schützen sie sich vor Austrockung und können jahrelang auch auf Gegenständen überleben.
- Nach Eindringen in die Epidermis mittels keratinlösende Enzyme begünstigt vor allem ein **feuchtes Klima** (v.a. Intertrigines) ihr Wachstum.
- Inkubationszeit: 1–4 Wochen

Klinik

Tinea corporis (☞ Tafelteil, Foto 9)

- **Plaques:** erythematosquamös, betonter Randsaum, zentrifugal wachsend mit zentraler Abheilung
- **Stamm, Extremitäten** (ohne Hand- und Fußsohlen), **Gesicht**
- Haare und Nägel: nicht befallen
- Erreger: **Trichophyton rubrum**, Trichophyton mentagrophytes, Trichophyton tonsurans

> **Haustiere** sind häufige Vektoren!

Tinea pedis

- **Hyperkeratosen, Mazeration, Erythem**
- Erreger: ☞ Tinea corporis, Epidermophyton floccosum
- begünstigt durch Tragen geschlossener Schuhe (**Mikroklima**) und Laufen mit nackten Füßen in Sportanlagen und Schwimmbädern

> Die typischen Rhagarden der Tinea pedis stellen eine der häufigsten Eintrittspforten für Bakterien als Auslöser des **Erysipels** dar (☞ Kap. 6.1)!

Tinea manuum

- ähnlich der Tinea pedis, oft damit vergesellschaftet
- typisch ist der Befall **beider Füße** und **einer Hand**

Tinea capitis

- überwiegend **Kinder**
- Follikulitis, Fisteln, Abszesse mit narbiger Alopezie (Zerstörung der Haarfollikel)
- **Kerion celsi:** schwerwiegende Form, AZ ↓ Fieber, Kopfschmerzen, Lymphadenopathie
- Erreger: Trichophyton mentagrophytes, Microsporum canis
- Microsporum canis: in befallenen Arealen brechen die Haare kurz über der Kopfhaut ab (Bild der „gemähten Wiese“)

> Häufig erfolgt die Übertragung durch **Haustiere** (M. canis → Katzen), diese ggf. vom Tierarzt untersuchen lassen.

Tinea barbae

- **tiefe Follikulitis**
- Kerion barbae: Abszesse mit narbiger Abheilung

Diagnostik

(☞ Kap. 4.3)

- Nativpräparat
- Pilzkultur
- Woodlicht: Microsporien (z. B. M. canis) fluoreszieren gelb
- Histologie (insbesondere bei V. a. auf tiefe Mykosen): Sporen, Hyphen

Therapie

lokal

- **Antimyotika**
- Glukokortikoide (Therapie der begleitenden Entzündung)

systemisch

Antimykotika (bei tiefen Mykosen und ausgedehntem Befall der Nägel und Haare)

6.3.2 Soor

Definition
Formen: Mundsoor · Intertrigo · Windeldermatitis · genitaler Soor
Ätiologie/Pathogenese: Candida · Standortflora · Provokationsfaktoren
Klinik: erythematöse Papeln · Satellitenherde · abstreifbare Beläge
Diagnostik: Nativpräparat · Kultur
Therapie: lokal · systemisch · unterstützende Maßnahmen

Definition

Infektionen von **Haut** und **Hautanhangsgebilden** (Haare, Nägel) durch Hefepilze (meist **Candida**-Spezies) werden als **Soor** bezeichnet.

Formen

Einteilung nach Lokalisation:
- Mundsoor
- Intertrigo
- Windeldermatitis
- genitaler Soor
- Nagelsoor (☞ Onychomykose)

Ätiologie / Pathogenese

Candida gehört zur Standortflora von **Mundhöhle** und **Gastrointestinaltrakt.** Im gesunden Organismus besteht ein Gleichgewicht zwischen Vermehrung und Abwehr.

> ! Ein Soor wird als opportunistische Infektion bezeichnet, invasives Wachstum findet sich nur bei Schwächung der Immunabwehr.

Die häufigsten Vertreter sind **Candida albicans**, Candida glabrata und Candida krusei.

Provokationsfaktoren
- **Diabetes mellitus**
- Immunschwäche: Malignome, HIV-Infektion, Alter
- Adipositas
- Medikamente: Antibiotika, Glukokortikoide, Chemotherapie
- Schwangerschaft
- Hyperhidrose

Klinik

Effloreszenzen
- Haut: **erythematöse Papeln**, zu Plaques konfluierend, Pustel im Randbereich (**Satellitenherde**)
- Schleimhaut: weiße, **abstreifbare Belege** auf erythematösem Grund

Mundsoor
- Mundschleimhaut: weiße, **abstreifbare Belege**
- „pelziges Gefühl", Geschmacksstörungen
- Ausbreitung bis in den Ösophagus möglich

> Mundsoor bei jungen Patienten sollte zur Suche nach Immundefekten (HIV, Diabetes mellitus) veranlassen!

Intertrigo (☞ Tafelteil, Foto 10)
- erythematöse, **schmierige Belege**, Mazerationen, Satellitenherde
- **Intertrigines** (Axillen, Leistenbeugen, submammär, Rima ani)
- meist bei adipösen Patienten

Windeldermatitis

- Genital- und Glutealbereich: Rötung mit Mazerationen, weißen Belegen, Papeln, Pusteln
- Provokationsfaktoren: Kunststoffwindeln (feuchte Kammer)

genitaler Soor

- Frauen: Befall der Vulva, Juckreiz, vermehrter weißer Ausfluss, Verstärkung bis zur Vulvovaginitis möglich
- Männer: Pusteln und Papeln der Glans penis, Erosionen, Balanitis möglich

Diagnostik
(☞ Kap. 4.3)

- Nativpräparat: beerenartig gruppierte Hefezellen
- Pilzkultur

Therapie

lokal

Antimyotika

systemisch

Antimykotika

unterstützende Maßnahmen

- Provokationsfaktoren ↓
- Leinenläppchen (Intertrigines)

> Bei genitalen Infektionen immer an Partnerbehandlung denken!

6.3.3 Pityriasis versicolor

> **Definition**
> **Ätiologie / Pathogenese:** Pityrosporum ovale · Malassezia furfur · Provokationsfaktoren
> **Klinik:** Plaques · kleieartige Schuppung · Prädilektionsstellen · Farbwechsel
> **Diagnostik:** Nativpräparat · Kultur · Wood-Licht
> **Therapie:** lokal · systemisch · unterstützende Maßnahmen

Definition

Häufige Pilzinfektion durch **Pityrosporum ovale** (Malassezia furfur) mit farbwechselnden Hautveränderungen.

Ätiologie / Pathogenese

Als Erreger gelten Hefepilze wie der zu Standortflora des Haarfollikels gehörende **Pityrosporum ovale (Malassezia furfur)**.

Provokationsfaktoren

- **Hitze, Hyperhidrose**
- Immunschwäche: Malignome, HIV-Infektion, Alter, Diabetes mellitus
- Medikamente: Antibiotika, Glukokortikoide

Klinik

Effloreszenzen
(☞ Tafelteil, Foto 11)

Plaques: oval, bräunlich-rot, kleieartige („pityriasiforme“) Schuppung

Prädilektionsstellen

vordere und hintere **Schweißrinne**, Schultern

> **Farbwechsel:** Die Plaques wirken primär **hyperpigmentiert,** unter UV-Exposition kommt es zu einer **Hypopigmentierung** durch Melanin-hemmende Substanzen („versicolor“).

Diagnostik
(☞ Kap. 4.3)

- Nativpräparat (Klebebandabriss): Hyphen und Sporen („Spaghetti-und-Fleischklößchen"-Muster)
- Pilzkultur
- Wood-Licht: goldgelbe Fluoreszenz

Therapie

lokal: **Antimyotika** (gesamtes Integument)

systemisch: Antimykotika (selten notwendig)

Unterstützende Maßnahmen: Provokationsfaktoren ↓

6.3.4 Onychomykose

Synonym: Nagelpilz

Definition
Formen: distal subungual · weiß oberflächlich · proximal subungual
Ätiologie / Pathogenese: Dermatophyten · Candida · Provokationsfaktoren
Klinik: Onychodystrophie · Verfärbung
Diagnostik: Nativpräparat · Kultur
Therapie: lokal · systemisch · unterstützende Maßnahmen

Definition

Pilzinfektion der **Nägel** (meist Fußnägel) mit gleichzeitig bestehender Infektion der umliegenden Haut.

Epidemiologie: Prävalenz: 5–10%

Formen

- distaler subungualer Typ (Trichophyton rubrum)
- weißer oberflächlicher Typ (Trichophyton mentagrophytes)
- proximaler subungualer Typ (bei Immunsuppression)

Ätiologie / Pathogenese

Erreger sind überwiegend **Dermatophyten** (v.a. Trichophyton rubrum), aber auch **Candida-Spezies** lassen sich gelegentlich nachweisen. Durch übermäßige Belastung, zu enges Schuhwerk, oder falsche Nagelpflege kommt es zu winzigen Nageldefekten, die ein Eindringen der Pilze begünstigen. Insbesondere falsches Schuhwerk führt zur Bildung einer feuchten Kammer, wodurch das Wachstum der Pilze begünstigt wird.

Provokationsfaktoren

- Diabetes mellitus
- periphere Durchblutungsstörungen
- Traumata: meist Mikrotraumen durch eng sitzende Schuhe
- genetische Disposition

Klinik

Effloreszenzen

- **Onychodystrophie** (Wachstumsstörungen des Nagels)
- (gelbliche) **Verfärbung** des Nagels

Verlauf: hohe Rezidivneigung

Diagnostik
(☞ Kap. 4.3)

- Nativpräparat
- Pilzkultur

Therapie

lokal	Antimyotika
systemisch	Antimykotika (bei Befall der Nagelmatrix)
unterstützende Maßnahmen	Provokationsfaktoren ↓

6.4 Parasiten

Parasit	Hauterkrankung
Sarcoptes scabiei (Krätzmilbe)	Skabies (Krätze)
Pediculosus (Laus)	Pediculosis capitis (Kopfläuse) Pediculosis corporis (Kleiderläuse) Pediculosis pubis (Filzläuse)
Pulex irritans (Menschenfloh)	Pulicosis (Flohbefall)
Cimex lectularius (Bettwanze)	Cimicosis (Wanzenbefall)
Ixodes ricinus (Zecke)	Borreliose FSME
Leishmanien	Orientbeule (kutane Leishmaniose) Kala Azar (viszerale Leishmaniose)
Nematoden-Larve	Larva migrans

Tab. 6.7: Hauterkrankungen durch Parasiten

6.4.1 Skabies

Synonym: Krätze

Definition
Ätiologie / Pathogenese: Krätzmilbe · Körperkontakt · Sensibilisierung
Klinik: Gänge · Papeln · Prädilektionsstellen · Juckreiz
Diagnostik: Dermatoskop · Milbenpräparat
Therapie: lokal · systemisch · unterstützende Maßnahmen

Definition
Skabies bezeichnet den Befall mit der Krätzmilbe **Sarcoptes scabiei.**

Epidemiologie
endemisch in **Pflege-** und **Altersheimen**

Ätiologie / Pathogenese
- **Krätzmilben** (Sarcoptes scabiei) werden durch engen **Körperkontakt** übertragen.
- Die weiblichen Milben graben subkorneale Gänge in die Epidermis, Männchen und Larven leben auf der Haut.
- Erstkontakt: **Sensibilisierung** auf den **Milbenkot** (Dauer 4–6 Wochen)
- Reinfektion: Entwicklung des Ekzems bereits nach 1–2 Tagen

Klinik

Effloreszenzen (☞ Tafelteil, Foto 12)
- kommaartig gewundene **Gänge** mit Auftreibung am Ende (Sitz der Milbe)
- disseminierte **Papeln**
- Exkoriationen

Prädilektionsstellen
- **Interdigitalfalten**, palmares Handgelenk
- Brustwarzenhöfe
- Skrotum, gelegentlich Glans penis
- Gesichts (fast nur bei **Kindern**)

Symptome
Juckreiz (↑ nachts und in der Bettwärme)

Komplikationen
- bakterielle Superinfektionen
- persistierendes Ekzem

Diagnostik
(☞ Kap. 4.3)
- Dermatoskop
- **Milbenpräparat (☞ Kap. 4.4)**
- Untersuchung der Kontaktpersonen

Differentialdiagnosen
- Prurigo
- Kontaktekzeme
- atopisches Ekzem
- bullöses **Pemphigoid** (Initialstadium)

Therapie

lokal
Permethrin

systemisch
Ivermectin (bei ausgedehntem Befall → off-label!)

unterstützende Maßnahmen
- Kleidungs- und Bettwäschewechsel, Auskochen oder chemische Reinigung
- Behandlung von Kontaktpersonen

6.4.2 Pediculosis

Synonym: Lausbefall

Pediculosis capitis: Kopfhaare · retroaurikulär · Weichselzopf
Pediculosis corporis: in Nähten der Kleidung · Juckreiz
Pediculosis pubis: Schamhaare · Tâches bleues

Definition

Pediculosis bezeichnet den Befall mit **Läusen** an unterschiedlichen Prädilektionsstellen.

Durch ihre Blutmahlzeiten kommt es zu einer lokalen Reizung mit massivem **Juckreiz.** Klinisch finden sich meist nur **Nissen** an Haaren oder Kleidung, die Läuse selbst sind selten zu sehen.

Formen
- Pediculosis capitis (Kopfläuse)
- Pediculosis corporis (Kleiderläuse)
- Pediculosis pubis (Filzläuse)

Pediculosis capitis

Die **Kopflaus** (Pediculus capitis) befällt überwiegend die **Kopfhaare.** Die Nissen sind traubenartig an die Haare geklebt und finden sich typischerweise hinter den Ohren. Klinisch zeigen sich erythematöse, juckende, exkorierte Papeln an Kopfhaut und Nacken mit Gefahr der Superinfektion. Eine Verklebung der Haare ist möglich („**Weichselzopf**").
Es finden sich Endemien in Kindergärten und Schulen.

Therapie
- Lokal: **Pyrethrumextrakt**, Permethrin-Shampoo, Lindan
- Lösen der Nissen mit lauwarmen Essigwasser und feinzinkigem **Nissenkamm**

Pediculosis corporis

Die Nissen der **Kleiderlaus** (Pediculus corporis humanus) finden sich in den **Nähten** und eng anliegenden Stellen der **Kleidung**. Klinisch zeigen sich streifenförmigen Exkoriationen mit starkem Juckreiz.

Therapie

- Lokal: Glukokortikoide und Antihistaminika (bei Ekzematisierung)
- **Desinfektion** der Kleidung

Pediculosis pubis

Die **Filzlaus** (Phtirus pubis) klebt ihre Nissen an **Schamhaare** (bei ausgedehntem Befall auch an Körperhaare). Übertragen wird sie durch engen Körperkontakt, insbesondere Geschlechtsverkehr.
Pathognomonisch zeigen sich **bläuliche Makulae** (Tâches bleues, Maculae caeruleae) an Unterbauch und Oberschenkeln.

Therapie

- lokal: **Permethrin**, Glukokortikoide und Antihistaminika (bei Ekzematisierung)
- **Desinfektion** der Kleidung
- **Rasur** der befallenden Areale

6.4.3 Pulicosis

Synonym: Flohbefall

Definition: Pulex irritans · Juckreiz · Körperkontakt · lineare Papeln

Definition

Durch Bisse des 1–3 mm großen **Menschenflohs** Pulex irritans bzw. Hunde- oder Katzenflohs (Ctenocephalides canis oder felis) entsteht eine lokale Reizung der Haut mit starkem **Juckreiz**. Die Übertragung erfolgt durch engen **Körperkontakt** oder durch Kontakt mit Floheiern.
An bedeckter Haut zeigen sich **linear** angeordnete **hämorrhagische Papeln**.

Bereits vorhandene Bissstellen jucken erneut bei neuen Bissen.

Therapie

- lokal: Glukokortikoide, Antihistaminika
- Beseitigung der Infektionsquelle

6.4.4 Cimicosis

Synonym: Wanzenbefall

Definition: Cimex lectularius · urtikarielle Plaques · Bettnähe · Körperwärme

Definition

Durch Bisse der nachtaktiven 5 mm großen **Bettwanzen** (Cimex lectularius) entstehen linear angeordnete **urtikarielle Plaques** an unbedeckter Haut mit ausgeprägtem Juckreiz. Die Wanzen leben in **Bettnähe** (nicht im Bett selbst) und werden durch die **Körperwärme** angelockt.

Therapie

- lokal: Glukokortikoide und Antihistaminika
- Beseitigung der Infektionsquelle (spezielle Desinfektionsmittel)

6.4.5 Erkrankungen durch Zeckenbisse

- Borreliose (☞ Kap. 6.1)
- Frühsommer-Meningoenzephalitis (FSME, ☞ Lehrbücher der Neurologie)

6.4.6 Leishmaniose

Definition
Formen: kutan · viszeral
Ätiologie/Pathogenese: Sandmücke · Leishmanien · intrazellulär
Klinik: Orientbeule · Organmanifestation
Diagnostik: Histologie · PCR
Therapie: systemisch · chirurgisch

Definition

granulomatös verlaufende Infektion durch Leishmanien

Formen

- kutane Leishmaniose (Orientbeule)
- viszerale Leishmaniose (Kala Azar)

Ätiologie/Pathogenese

Durch den Stich einer **Sandmücke** kommt es zur Übertragung von **Leishmanien.** Diese werden phagozytiert, überleben jedoch **intrazellulär** und entziehen sich damit der Immunabwehr. Nach Freisetzung infizieren sie weitere Zellen. Etwa 4 Wochen später zeigen sich die ersten Symptome.

Klinik

kutane Leishmaniose

- **Haut:** juckende Papel → derber Knoten mit Hyperkeratosen → Ulzeration (**Orientbeule**)
- Erreger: meist Leishmania major, Leishmania tropica
- Abheilung: spontan unter Hyperpigmentierung (nach Monaten bis Jahren)
- Komplikation: bakterielle Superinfektion

viszerale Leishmaniose

- **Organmanifestation:** AZ ↓, Fieber, Splenomegalie
- Erreger: Leishmania donovani (Afrika, Indien, Spanien)
- ohne Therapie letaler Ausgang

Diagnostik

- **Histologie** (Haut, Milz, Knochenmark): Granulome mit intrazellulär gelegenen Leishmanien
- PCR
- Labor: Blutbildveränderungen (Befall des Knochenmarks)

Differentialdiagnosen

- Lupus vulgaris
- superinfizierte Insektenstiche
- Malaria (viszerale Form)

Therapie

- **systemisch:** Pentamidine
- **chirurgisch** (Orientbeule): Exzision, Kryotherapie

6.4.7 Larva migrans

Synonym: creeping eruption

Definition
Ätiologie/Pathogenese: Larven · Fadenwürmer
Klinik: Papel · gewundene Gänge · Prädilektionsstellen · Juckreiz · selbstlimitierend
Diagnostik: klinisch · Reise-Anamnese
Therapie: lokal · systemisch · unterstützende Maßnahmen

Definition

Hautinfektion mit **Larven** diverser **Fadenwürmer** (Nematoden).

Ätiologie/Pathogenese

Im Kot von infizierten Hunden und Katzen reifen die **Larven** der Fadenwürmer heran. Bei Kontakt durchbohren sie die Haut. Häufiges „Reisesouvenir" aus tropischen Ländern.

Klinik

Effloreszenzen
- erythematöse Papel (Eintrittsstelle)
- gewundene (serpiginöse) erythematöse **Gänge** (intrakutane Wanderung der Larven)

Prädilektionsstellen
- **Fußsohlen**, Fußränder
- seltener Gesäß

Symptome
- starker **Juckreiz**
- **Löffler-Syndrom:** Sonderform mit Lungeninfiltraten und Bluteosinophilie

Verlauf

Die Infektion ist immer **selbstlimitierend**, da der Mensch Fehlwirt ist.

Diagnostik
- klinisch: intrakutane Gänge
- Reise-**Anamnese**.

Therapie

lokal

Thiabendazol

systemisch
- Albendazol, Mebendazol
- Ivermectin (off-label!)

unterstützende Maßnahmen

Kryotherapie

6.5 Sexuell übertragbare Krankheiten

Synonym: sexually transmitted diseases (STD), venerische Erkrankungen
Klassischerweise werden vier Krankheiten unterschieden:
- **Gonorrhoe** (Tripper)
- **Syphilis** (Lues)
- **Ulcus molle**
- **Lymphogranuloma inguinale**

Daneben gibt es noch **weitere** bakterielle, virale, durch Pilze und Protozoen ausgelöste sexuell übertragbare Erkrankungen (☞ Tab. 6.8).

! Die Fachbezeichnung „Venerologie" bezieht sich nicht auf Venenerkrankungen, sondern auf die Geschlechtskrankheiten, die sog. venerischen Erkrankungen (Venus = Göttin der Liebe).

Erreger	Erkrankung	Meldepflicht
Neisseria gonorrhoeae	Gonorrhoe (Tripper)	–
Treponema pallidum	Syphilis (Lues)	+
Haemophilus ducreyi	Ulcus molle	–
Chlamydien	Lymphogranuloma inguinale Okkulogenitale Infektion	+ –
Mykoplasmen, Ureplasmen	Urethritis Zervizitis Salpingitis	–
Herpes simplex Virus	Herpes genitalis	–
Papillomviren	Condylomata acuminata	–
HIV	AIDS	+
HBV, HCV	Virushepatitiden	+
Candida	Urethritis, Zystitis	–
Trichomonaden	Urethritis	–

Tab. 6.8: Sexuell übertragbare Krankheiten

6.5.1 Gonorrhoe

Synonym: Tripper

Definition
Ätiologie/Pathogenese: Neisseria gonorrhoeae · gramnegativ
Klinik: Urethritis · Ausfluss · Dysurie · asymptomatisch · extragenitaler Befall
Diagnostik: Mikroskopie · Kultur
Therapie: systemisch · unterstützende Maßnahmen

Definition

Sexuell übertragbare bakterielle Erkrankung durch **Neisseria gonorrhoeae.**

! Die Gonorrhoe ist nicht mehr meldepflichtig!

Epidemiologie

- Alter: **20–30 Jahre**
- Geschlecht: **m > w**
- **ansteigende** Fallzahlen

Ätiologie/Pathogenese

- Erreger: **Neisseria gonorrhoeae (Gonokokken),** gramnegative, semmelförmige, obligat intrazelluläre Diplokokken
- Inkubationszeit: 3–10 Tage
- Außerhalb des menschlichen Körpers sind die Bakterien nicht lebensfähig.

Klinik

geschlechtsspezifische Verläufe:

Männer

- **Urethritis:** milchig-rahmiger, gelb-grünlicher Ausfluss, Dysurie
- Komplikationen: Prostatitis, Epididymitis
- asymptomatische Verläufe sind möglich

Unbehandelt verschwinden die Symptome nach einigen Tagen bei **bleibender Infektiosität.**

Frauen

- Die Mehrzahl der Infektionen verläuft **asymptomatisch.**
- Urethritis (selten, oft als Zystitis fehlinterpretiert)
- Zervizitis (häufig inapparent)
- Komplikationen: Adnexitis (pelvic inflammatory disease) mit Entwicklung von Sterilität, extrauteralen Schwangerschaften und Peritonitiden

> Das **Vaginalepithel** kann durch N. gonorrhoeae nur vor Eintritt der Geschlechtsreife infiziert werden (Vulvovaginitis gonorrhoica infantum, Hinweis auf Missbrauch).

extragenitaler Befall

- Infektion der anorektalen und pharyngealen Schleimhaut (bei entsprechenden Sexualpraktiken)
- **Gonoblennorrhoe:** Blepharo-Konjunktivitis mit Gefahr des Hornhautulkus durch Schmierinfektion im Geburtskanal (Prophylaxe durch postpartale Erythromycin-Augentropfen)
- **disseminierte Gonokokken Infektion** (DGI, Gonokokken-Sepsis): seltene Verlaufsform durch besondere Bakterienstämme mit hoher Penicillinempfindlichkeit
  - intermittierendes Fieber
  - Arthralgien mit Tendovaginitis: initial Polyarthralgien, im Verlauf meist solitärer Befall des Kniegelenks
  - Dermatitis: akral lokalisierte hämorrhagische, berührungsempfindliche Papulo-Vesikel

Diagnostik

- **Mikroskopie:** intrazelluläre semmelförmige, gramnegative Diplokokken
- Kultur
- PCR (Urin)

Differentialdiagnosen

- **Chlamydieninfektion**: ähnliche Symptomatik und häufige Koinfektion!
- Candida-Vulvovaginitis: weißlicher Ausfluss

Therapie

systemisch

Antibiotika: **Cefixin, Spectinomycin**, Ciprofloxacin, Erythromycin

unterstützende Maßnahmen

- Untersuchung aller **Sexualpartner**
- sexuelle Karenz während Therapie oder Benutzung von Kondomen
- nach Koinfektionen mit anderer STD suchen

6.5.2 Syphilis

Synonyme: Lues, harter Schanker

> **Definition**
> **Ätiologie/Pathogenese:** Treponema pallidum · Geschlechtsverkehr · Schmierinfektion · Epitheldefekte · meldepflichtig
> **Klinik:** Primärstadium · Sekundärstadium · Tertiärstadium · Lues connata
> **Diagnostik:** Dunkelfeldmikroskopie · VDRL · TPHA · FTA-Abs · Screening · Bestätigungstest
> **Therapie:** systemisch

Definition

In Stadien verlaufende sexuell übertragbare bakterielle Erkrankung durch **Treponema pallidum.** Es besteht **Meldepflicht!**

Epidemiologie

ansteigende Fallzahlen seit den 90er Jahren

Ätiologie/ Pathogenese

- **Treponema pallidum** (Gruppe der **Spirochäten,** mit Borrelien verwandt): außergewöhnlich lange Teilungszeit (> 24 Stunden)
- Inkubationszeit: ca. 3 Wochen
- Infektion: fast ausschließlich über **Geschlechtsverkehr**, auch Schmierinfektionen sind möglich. Voraussetzung sind Epitheldefekte, da intaktes Epithel nicht durchdrungen werden kann.

Klinik

stadienhafter Verlauf:

Primärstadium

- Ort der Infektion: kleine derbe erythematöse Papel, meist ohne subjektive Beschwerden
- im Verlauf schmerzlose Ulzeration mit scharfer Begrenzung und derbem Rand (**Ulcus durum, Primäraffekt,** (☞ Tafelteil, Foto 13)
- Prädilektionsstellen: überwiegend genital (je nach Sexualpraktik)
- Abheilung innerhalb einiger Wochen
- **hochinfektiöses** Stadium

> Unter dem **Primärkomplex** versteht man den Primäraffekt (Ulcus durum) zusammen mit einem geschwollenen Lymphknoten.

Sekundärstadium

- hämatogene und lymphatische Dissemination (1–3 Monate nach Infektion)
- Allgemeinsymptome: Fieber, Myalgien, AZ ↓, generalisierte Lymphadenopathie
- Exanthem: generalisierte blassrote Makulae (**Roseola syphilitica**), auch **Handflächen und Fußsohlen** (☞ Tafelteil, Foto 14), kein Juckreiz
- **Condylomata lata:** schmerzlose, breitbasige Papeln am Perineum (hochinfektiös!) (☞ Tafelteil, Foto 15)
- Alopecia areolaris specifica: mottenfraß-ähnlicher Haarausfall
- Plaques muquesuses: rote, flache, oft erodierte Makulae/Papeln der Mundschleimhaut
- Angina specifica: charakteristische, **einseitige** eitrige Tonsillenschwellung
- Befall der inneren Organe: Milz, Leber, Niere, ZNS
- Übergang in die Latenzphase oder Spontanheilung

Latenzphase

- asymptomatisch
- nur serologischer Nachweis der Infektion
- Dauer: mehrere Jahre

Tertiärstadium

- nach Jahren–Jahrzehnten
- Stadium wird von ⅓ der Patienten erreicht
- Anzahl der Erreger reduziert
- asymmetrisch verteilte Symptome
- Gummen: granulomatöse, gummiartige Knoten, häufig ulzerierend
- Aortenaneurysma: Endarteriitis der Vasa vasorum der Aorta ascendens mit eingeschränkter Elastizität
- Endarteriitis Heubner: demenz-ähnliche Symptome durch Befall der kleinen Blutgefäße des ZNS

- progressive Paralyse: Infektion der Meningen und des Großhirns mit protrahiertem Verlauf und multiplen neurologisch-psychiatrischen Symptomen wie Demenz, Amnesie, Epilepsie und Manie
- Tabes dorsalis: Infektion der Dorsalganglien und Hinterstänge des Rückenmarks mit Ataxie, Parästhesie und ziehenden (lanzierenden) Schmerzen
- **Neurolues:** häufig meningitische Beschwerden wie Nackensteifigkeit und Kopfschmerzen, aber auch Tinnitus und Pupillenstarre.

Lues connata
- diaplazentare Übertragung
- asymptomatische Verläufe, aber auch Aborte und Totgeburten
- Frühläsionen: ähneln Stadium II
- Spätläsionen: Keratitis syphilitica, Innenohrschäden, Tonnenzähne

> **Hutchinson-Trias:** Keratitis syphilitica, Innenohrschäden, Tonnenzähne

Diagnostik

- **Dunkelfeldmikroskopie**: blasse, korkenzieherartige **Spiralen** mit typischen **Knickbewegungen** und axialer **Rotation**; Gewinnung aus **Reizserum**: seitlicher Druck aus luetische Läsionen exprimiert klares, aber **hochkontagiöses** Serum
- **Kultur: nicht** möglich

Serologie (☞ Abb. 6.2)
- **IgM-AK** ca. 2 Wochen nach Infektion, IgG-AK später
- **unspezifische Lipid-Antikörper** (Nachweis durch VDRL) nach 6 Wochen

VDRL (veneral disease research laboratory-test)
- **unspezifischer** Cardiolipin-AK-Test
- **Screeningtest** und **Therapiekontrolle**
- häufig falsch postive Ergebnisse (Schwangerschaft, Kollagenosen)

TPHA (Treponema pallidum Hämagglutinationstest)
- spezifisch
- Seronarbe: keine Verlaufskontrolle möglich
- früher als VDRL positiv

FTA-Abs-Test (Fluoreszenz-Treponema-Antikörper-Absorptionstest)
spezifische Bestätigungsreaktion

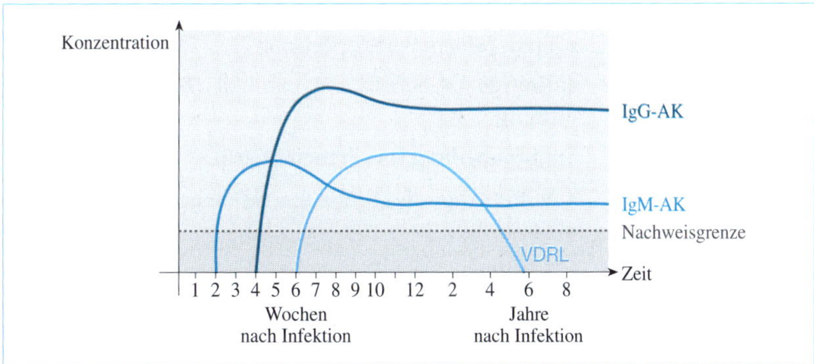

Abb. 6.2: Antikörperverlauf bei Syphilis

Liquorpunktion
bei Verdacht auf **Neurolues** (☞ Lehrbücher der Neurologie)

Differentialdiagnosen
Condylomata lata: Condylomata acuminata

Therapie

systemisch
Penicillin (bei Allergie Erythromycin, Doxycyclin)

> **Jarisch-Herxheimer-Reaktion:** Zu Beginn der Therapie kann der massive Zerfall der Treponemen zu grippeähnlichen Symptomen mit Schüttelfrost, Fieber, Arthralgien und Myalgien führen. Therapie der Wahl sind Glukokortikoide und NSAID.

unterstützende Maßnahmen
- Untersuchung aller **Sexualpartner**
- sexuelle Karenz während Therapie oder Benutzung von Kondomen

6.5.3 Ulcus molle

Synonym: weicher Schanker

> **Definition**
> **Ätiologie/Pathogenese:** Hämophilus ducreyi · gramnegativ
> **Klinik:** schmerzhafte Ulzerationen · einseitige LK-Schwellung · Abszesse · Spontanheilung
> **Diagnostik:** Mikroskopie · Kultur
> **Therapie:** systemisch

Definition sexuell übertragbare, bakterielle Erkrankung durch **Haemophilus ducreyi**

Epidemiologie: Geschlecht **m > w**

Ätiologie/Pathogenese
- **Haemophilus ducreyi:** gramnegatives, fakultativ anaerobes Stabbakterium
- Übertragung: Geschlechtsverkehr
- Inkubationszeit: 3–7 Tage

Klinik

Effloreszenzen: **Papel**: klein, erythematös (meist **singulärer** Herd) mit **pustulöser** Umwandlung und schmerzhafter **Ulzeration**

Prädilektionsstellen
- Mann: Glans penis, Präputium, Frenulum
- Frau: Labien, Portio, perianal

Symptome: **einseitige** LK-Schwellung inguinal (**Bubo**): Gefahr der **Abszess-** und **Fistelbildung**

Verlauf: **Spontanheilung** (bei Frauen später)

Diagnostik
- **Mikroskopisch: „fischzugartig"** angeordnete Stäbchen
- Kultur

Differentialdiagnosen
- Syphilis
- Lymphogranuloma venerum

Therapie

systemisch: **Antibiotika (Ceftriaxon,** Azithromycin, Erythromycin)

unterstützende Maßnahmen
- Untersuchung aller **Sexualpartner**
- sexuelle Karenz während Therapie oder Benutzung von Kondomen

6.5.4 Lymphogranuloma inguinale

Synonym: Lymphogranuloma venerum

Definition
Ätiologie/Pathogenese: Chlamydia trachomatis L1-L3 · meldepflichtig
Klinik: Lymphknoten beidseits · Fistelbildung · extragenitaler Befall
Diagnostik: Serologie · Kultur · PCR
Therapie: systemisch

Definition

Sexuell übertragbare, **bakterielle** Erkrankung mit Befall des **lymphatischen** Gewebes.
Es besteht **Meldepflicht.**

Ätiologie/ Pathogenese

- Chlamydia trachomatis der Serotypen L1-L3
- Inkubationszeit: 10–14 Tage

Klinik

- **Allgemeinsymptome:** unspezifisch (Fieber, Arthralgien, Myalgien)
- Anschwellen inguinalen Lymphknoten: **beidseits** des Leistenbandes
- Nekrosen, Abszesse und Gefahr der Fistelbildung innerhalb weniger Wochen
- rektale und pharyngeale Infektionen möglich mit Befall der regionalen Lymphknoten

Diagnostik

- **Serologie**
- PCR
- Kultur

Differentialdiagnosen

- Ulcus molle
- Syphilis

Therapie

systemisch

Doxycyclin

7 Allergien und atopische Dermatitis

7.1 Allergien

Definition

Erworbene **spezifische** Reaktion gegenüber einer körperfremden Substanz im Sinne einer krank machenden Überempfindlichkeit (Immunreaktion die nicht schützt, sondern schadet).
Voraussetzung ist die **Sensibilisierung** durch das Antigen, diese Phase verläuft **erscheinungsfrei.**

Formen

Nach **Coombs und Gell** (1963) (☞ Abb. 7.1)
- Typ I: Sofort-Typ (= anaphylaktischer Typ)
- Typ II: zytotoxischer Typ
- Typ III: Immunkomplex-Typ
- Typ IV: verzögerter Typ

Therapie

- strikte **Allergenkarenz**
- symptomatische Therapie
- spezifische Immuntherapie (Hyposensibilisierung)

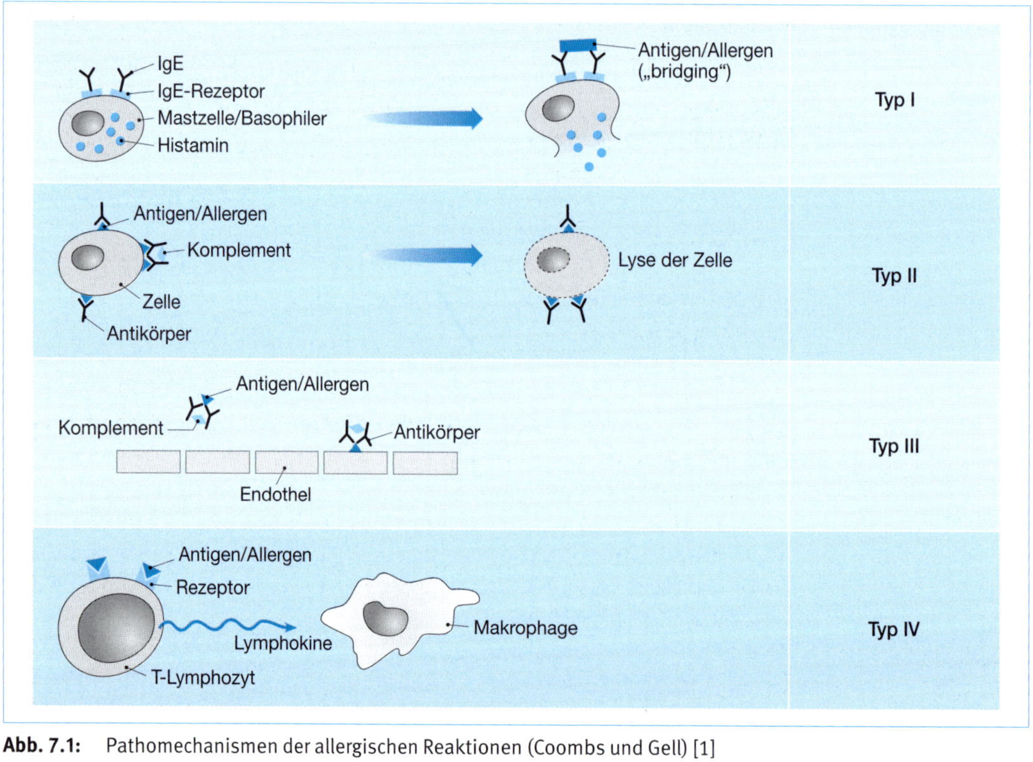

Abb. 7.1: Pathomechanismen der allergischen Reaktionen (Coombs und Gell) [1]

7.1.1 Typ I – Allergie vom Soforttyp

Definition
Ätiologie/Pathogenese: Sensibilisierungsphase · IgE-Antikörper · Mastzellen · Basophile · Histamin
Klinik: Erythem · Ödem · Spasmus · Pruritus · Anaphylaxie
Diagnostik: Anamnese · Pricktest · Scratchtest · Intracutantest · RAST
Therapie: Allergenkarenz · symptomatisch · Hyposensibilisierung

Definition

Die Allergie vom Soforttyp ist eine **IgE**-vermittelte, spezifische Überempfindlichkeitsreaktion. Sie läuft in **Sekunden bis Minuten** (selten Stunden) ab.

Ätiologie/Pathogenese

- **Sensibilisierungsphase:** Bildung von spezifischen **IgE-Antikörpern,** die an **IgE-Rezeptoren** auf **Mastzellen** und **Basophilen** binden
- erneuter Antigenkontakt: Freisetzung von unterschiedlichen **Mediatoren**, insbesondere **Histamin** (☞ Abb. 7.1) durch Überbrückung zweier IgE-Moleküle („bridging")

Klinik

Symptome

- **Erythem** (durch Vasodilatation)
- **Ödem** (Gefäßpermeabilität ↑)
- **Spasmus** (Kontraktion glatter Muskulatur)
- **Juckreiz** (direkte Histaminwirkung)

Verlauf

Der Verlauf ist je nach Prädisposition, Menge und Dauer der Allergeneinwirkung unterschiedlich. Die Symptome können nach einigen Jahren zu- (**Crescendo**) oder abnehmen (**Decrescendo**).

Gefürchtet ist der **Etagenwechsel** der Atopie: Im Verlauf entsteht aus der Rhinokonjunktivitis allergica das allergische Asthma bronchiale. Nur die rechtzeitige Therapie stellt eine wirksame Prävention dar.

Beispiele

- **allergische Rhinokonjunktivitis**
- allergisches **Asthma bronchiale**
- **Urtikaria** und **Angioödem** (☞ Kap. 7.3)
- **Insektengiftallergie**
- Nahrungsmittelallergien

Die Typ I-Allergie kann bis zur **Anaphylaxie** führen und ist damit ein potentiell **lebensbedrohlicher Zustand!**

Diagnostik

klinisch

Die **klinische Symptomatik** unter Berücksichtigung des **zeitlichen Zusammenhangs** und des ausgesetzten (mutmaßlichen) **Allergens** lässt oftmals schon den Verdacht auf eine Typ I-Allergie zu.

allergologische Diagnostik (☞ Kap. 4.4)

- Prick-Test
- Scratch-Test
- Prick-to-Prick-Test
- Intracutan-Test
- Provokationstest

Labor
- **In-vitro-Test (RAST):** Nachweis von **Gesamt-IgE** (↑) und **spezifischen IgE**, Aussagekraft nur eingeschränkt beurteilbar

Differentialdiagnosen
- Pseudoallergie
- Typ IV-Reaktion
- toxische Reaktion

Therapie

lokal
- Glukokortikoide
- Antihistaminika
- Polidocanol-haltige Externa (juckreizstillend)

systemisch
- Glukokortikoide
- Antihistaminika (H1-Blocker)

> Bei **anaphylaktischer Reaktion** hochdosierte Glukokortikoide (z. B. Prednisolon 250–500 mg) i.v. und Antihistaminika i.v. Zusätzlich gelten die notfallmedizinischen Maßnahmen der Schockbehandlung.

7.1.2 Typ II – Allergie vom zytotoxischen Typ

Definition

Zirkulierende **IgG**-(selten IgM-)Antikörper binden an **zellmembrangebundene Antigene**. Dadurch werden NK-Zellen („natural killer"-Zellen) bzw. die Komplementkaskade aktiviert, welches zur direkten Schädigung der Zellmembran mit **Zellzerstörung** führt (☞ Abb. 7.1).

Beispiele

AB0-Blutgruppen-Unverträglichkeit

7.1.3 Typ III – Allergie vom Immunkomplex-Typ

Definition

Zirkulierende oder gewebsständige **Immunkomplexe** aus IgG oder seltener IgM induzieren die **Komplementaktivierung.** Die Mediatoren C3a und C5a lösen eine Mastzellendegranulation und Chemotaxis aus. Durch Phagozytose der Immunkomplexe durch Granulozyten kommt es zur Freisetzung **gewebeschädigender Enzyme** (☞ Abb. 7.1)

Beispiele
- leukozytoklastische Vaskulitis (Vasculitis allergica)
- Autoimmunerkrankungen
- Erythema exsudativum multiforme
- Erythema nodosum

> ! Klassisches Modell der Typ III-Reaktion ist die **Arthus-Reaktion.**

7.1.4 Typ IV – Allergie vom verzögerten Typ

Definition
Ätiologie/Pathogenese: T-Lymphozyten · Lyse · 24–48 Stunden
Klinik: allergisches Kontaktekzem
Diagnostik: Anamnese · Epikutantest
Therapie: Allergenkarenz · symptomatisch

Definition	Zellvermittelte, durch spezifisch sensibilisierte **T-Lymphozyten** ausgelöste Reaktion, die erst nach **24–48 Stunden** auftritt.
Ätiologie / Pathogenese	• Präsentation der von den Makrophagen phagozytierten und prozessierten Antigene an die T-Lymphozyten • Aktivierung **zytotoxischer T-Lymphozyten** durch die Zytokinfreisetzung → lysieren die antigenpräsentierenden Zelle • Ausbildung von Symptomen (☞ Abb. 7.1) 24–48 Stunden nach Antigenkontakt
Klinik	
Symptome	☞ allergisches Kontaktekzem (Kap. 8.1)
Verlauf	Allergische Kontaktekzeme verlaufen in einer typischen **Decrescendo**-Reaktion, die Effloreszenzen klingen langsam, aber stetig ab.
Beispiele	• allergisches Kontaktekzem • Tuberkulintest-Reaktion
Diagnostik	
klinisch	Die **klinische Symptomatik** unter Berücksichtigung des **zeitlichen Zusammenhangs** und des ausgesetzten (mutmaßlichen) **Allergens** lässt oftmals schon den Verdacht auf eine Typ IV-Allergie zu.
allergologische Diagnostik (☞ Kap. 4.4)	Epikutan-Test
Differentialdiagnosen	• (irritativ-)toxisches Kontaktekzem • photoallergisches/-toxisches Ekzem
Therapie	
lokal	• Glukokortikoide • Polidocanol-haltige Externa (juckreizstillend)
systemisch	• Glukokortikoide • Antihistaminika (H1-Blocker)

7.1.5 Pseudoallergie

> **Definition**
> **Ätiologie/Pathogenese:** nicht immunologisch · keine Sensibilisierungsphase
> **Klinik:** nicht von echten Allergien unterscheidbar
> **Diagnostik:** Provokation
> **Therapie:** lokal · systemisch

Definition	Unverträglichkeitsreaktion, die **nicht immunologisch** vermittelt ist.
Ätiologie / Pathogenese	**Direkte Freisetzung** von Mediatoren wie **Histamin** und Serotonin. Ebenso kann das Komplementsystem und die Fibrinolyse direkt aktiviert werden.
Provokationsfaktoren	• Nahrungsmittel und Nahrungsadditiva • **Arzneimittel**, insbesondere – Analgetika – Kontrastmittel

- Lokalanästhetika
- kolloidale Plasmaexpander

> ! Die Pseudoallergie ist nicht immunologisch vermittelt, es fehlt daher auch eine Sensibilisierungsphase!

Klinik

Klinisch lassen sich Pseudoallergien von echten Allergien **nicht unterscheiden**.

Diagnostik

Provokationstestung

> Auch die Provokationstestung darf nur unter Reanimationsbereitschaft durchgeführt werden.

Therapie

lokal

- Glukokortikoide
- Polidocanol-haltige Externa (juckreizstillend)

systemisch

- Glukokortikoide
- Antihistaminika (H1-Blocker)

7.2 Atopische Dermatitis

Synonyme: atopisches Ekzem, endogenes Ekzem, Neurodermitis

> **Definition**
> **Ätiologie/Pathogenese:** genetische · TH2-Lymphozyten · IgE · Atopie · Provokationsfaktoren
> **Klinik:** Papulovesikel · Exkoriationen · Juckreiz · Prädilektionsstellen · Verlauf · Komplikationen
> **Diagnostik:** Stigmata · Major-/Minorkriterien · Atopie Patchtest · Mikrobiologie
> **Therapie:** lokal · Phototherapie · systemisch · Prävention

Definition

Die atopische Dermatitis gehört zusammen mit der Rhinokonjunktivitis allergica und dem Asthma bronchiale zum Formenkreis der **atopischen Krankheiten**. Sie wird durch diverse exogene und endogene Faktoren provoziert.

Epidemiologie

- Prävalenz: 10–15% → eine der **häufigsten** Hautkrankheiten!
- insbesondere in Industrieländern
- Alter: Kleinkinder (> **3. Lebensmonat**)
- Geschlecht: **m = w**

Ätiologie/Pathogenese

- atopische Dermatitis: chronisch rezidivierende entzündliche Erkrankung bei **genetischer Disposition**
- charakteristisch: Ungleichgewicht zwischen TH1- und TH2-Lymphozyten zugunsten **TH2**, wodurch die zelluläre Immunität reduziert ist.
- B-Lymphozyten produzieren vermehrt spezifische **IgE**, wodurch die erhöhte **Allergiebereitschaft** erklärt wird. Zusätzlich findet sich eine **Eosinophilie** im Blut.

- prädispositionierend: gestörte **Hautbarriere** bei reduziertem Wasser- und Fettgehalt und konsekutiver Xerosis cutis

Provokationsfaktoren

- Tierhaare, Pollen, **Hausstaubmilben**
- Nahrungsmittel: Zitrusfrüchte, **Soja**, **Nüsse**
- Kontaktallergene: Nickel, Duftstoffe, Konservierungsmittel
- **Staphylococcus aureus** (wirkt als Superantigen)
- Stress
- Verschlechterung im Herbst

Klinik

Effloreszenzen (☞ Tafelteil, Foto 16)

- **Papulovesikel**
- Erytheme: unscharf begrenzt
- **Exkoriationen** durch starken Juckreiz
- Lichenifikation

Prädilektionsstellen

- im Kleinkindalter konvexe Körperpartien (☞ Abb. 7.2)
  - Stirn
  - Kinn
  - Wangen
- im Verlauf Wechsel zu konkaven Partien (☞ Abb. 7.3)
  - Ellenbeugen
  - Kniekehlen
  - Intertrigines
  - Handrücken

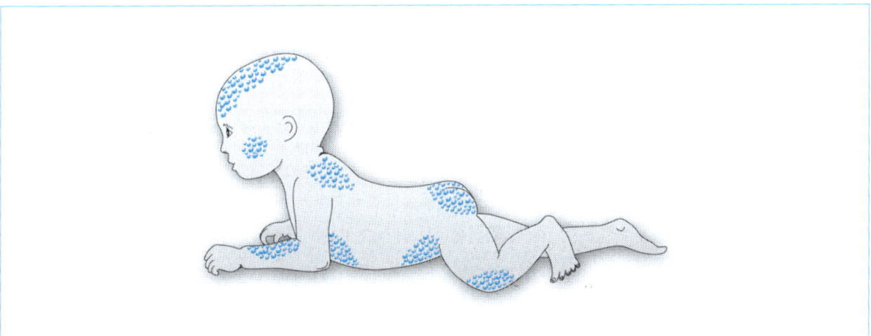

Abb. 7.2: Prädilektionsstellen des atopischen Ekzems beim Säugling [1]

Symptome

- massiver **Juckreiz** (ausgeprägt im akuten Schub)
- **Minimalvarianten:** dyshidrotisches Ekzem (☞ Kap. 8.4); einzelne Herde an Ohrläppchen, Mamillen, Kopfhaut
- psychische Belastung (durch multiple Sensibilisierungen und andere Triggerfaktoren)

Verlauf

Die Krankheit verläuft stets chronisch. Typisch ist der Wechsel der Prädilektionsstellen und der klinischen Symptomatik im Verlauf.

- **Kleinkindalter:** Milchschorf am behaarten Kopf und Befall der konvexen Partien (☞ Abb. 7.2).
- **Schulkindalter:** Die Ekzemmorphe wird chronisch und wechselt in die konkaven Beugen. Typisch sind Glanznägel durch ständiges Kratzen und Scheuern der Haut (☞ Abb. 7.3).

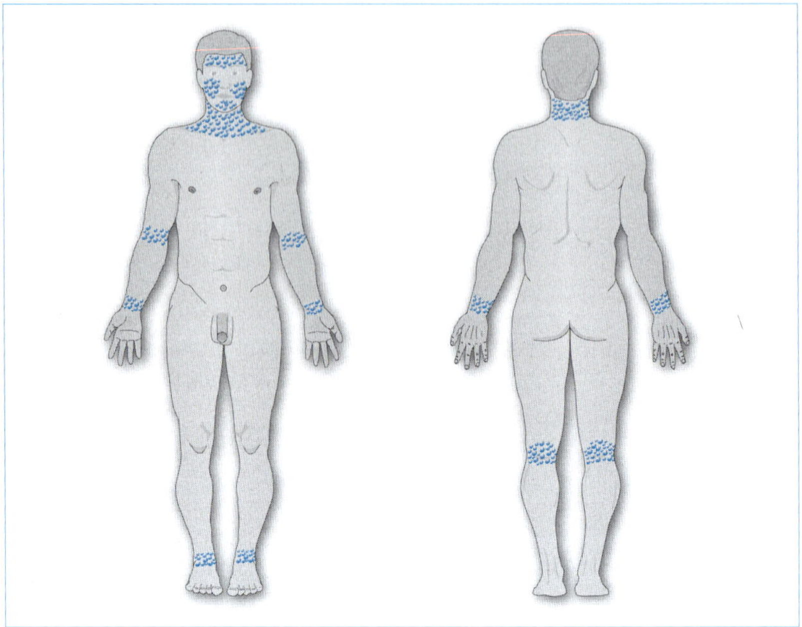

Abb. 7.3: Prädilektionsstellen des atopischen Ekzems beim Erwachsenen [1]

- **Erwachsene:** Lichenifikationen und Xerosis stehen im Vordergrund, es finden sich nur wenige akute Ekzeme (☞ Abb. 7.3).

Komplikationen

- **Superinfektion:** Staphylokokken
- **Eczema herpeticatum** (☞ Kap. 6.2)
- Eczema verrucatum (☞ Kap. 6.2)

Diagnostik

klinisch

- **atopische Stigmata:**
  - Ichthyosishand: betonte Hand- und Fußlinien wie bei Ichthyosis
  - Pulpitis sicca: Ekzeme der Fingerkuppen
  - Denie-Morgan-Falte: infraorbitale Falten
  - Hertoghe-Zeichen: Ausdünnung der lateralen Augenbrauen
  - „orbital-darkening“: periorbitale Pigmentierung
  - pelzmützenartiger Haaransatz
- **Major- und Minorkriterien** (☞ Tab. 7.1)
- **SCORAD** (Severity **Scor**ing of **A**topic **D**ermatitis): Beurteilung von Schweregrad und Verlauf

Majorkriterien	Minorkriterien
Pruritus	atopische Stigmata
typische Morphologie	Pityriasis alba
Prädilektionsstellen	atopic winter feet (trockene, schuppende Füße im Winter)
chronischer und / oder rezidivierender Verlauf	Pulpitis sicca
atopische Eigen- und / oder Familienanamnese	Dermographismus alba

Tab. 7.1: Major- und Minorkriterien der Atopischen Dermatitis (nach Hanifin und Rajka)

Labor
- unspezifische Entzündungszeichen
- Gesamt- und spezische **IgE** ↑

Allergologische Diagnostik (☞ Kap. 4.4)
- Pricktest
- Epikutantest
- **Atopie Patchtest:** Sonderform des Epikutantests, hier werden auch Aeroallergene (die primär Typ I-Reaktionen verursachen) verwendet
- Atopie Score: Unterschiedliche Fragebögen sind etabliert, um das Vorliegen einer Atopie objektivieren zu können (meist: „Erlanger Atopiescore")

Mikrobiologie

bakterielle und mykologische Diagnostik: Aufgrund der gestörten Hautbarriere finden sich häufig Erreger, die als Trigger wirken können. Insbesondere Staph. aureus gilt als Superantigen.

Therapie

Die atopische Dermatitis ist **nicht heilbar** und bedarf einer **lebenslangen** und **stadienadaptierten** Therapie.

lokal
- Glukokortikoide
- Calcineurin-Inhibitoren

> Aufgrund der fehlenden steroidalen Nebenwirkungen haben Calcineurin-Inhibitoren einen nicht zu unterschätzenden psychologischen Vorteil bei vorurteilbehafteten Patienten gegenüber Glukokortikoiden.

Phototherapie

UVB 311 nm

systemisch
- Antihistaminika
- Antibiotika (bei Nachweis einer bakteriellen Besiedlung)

Prävention
- **Stillen:** mindestens 6 Monate bei erhöhtem Atopierisiko
- Meiden allergen wirkender **Nahrungsmittel** im ersten Lebensjahr (Sojaprodukte, Zitrusfrüchte, Nüsse, Hühnerei)
- Allergensanierung: bei Hausstaubmilben-Allergie empfehlen sich undurchlässige Matratzenüberzüge („Encasings")

> Die Reaktion auf Nahrungsallergene „verliert" sich oft im Laufe des Lebens.

7.3 Urtikaria und Angioödem

Synonym: Nesselsucht

Definition
Formen: akut · chronisch · Angioödem
Ätiologie / Pathogenese: Typ I-Allergie · Pseudoallergie · Provokationsfaktoren
Klinik: Urticae · Angioödem · Juckreiz
Diagnostik: Labor · allergologische Diagnostik · Mikrobiologie · physikalische Testung · Diät
Therapie: systemisch

Definition

Akut oder chronisch auftretende **Typ I**-vermittelte Entzündungsreaktion mit Ausbildung **flüchtiger Quaddeln**. Subkutan ablaufend wird dies als Angioödem bezeichnet.

Epidemiologie

- Geschlecht: **m = w**
- Lebenszeitprävalenz: 25%

> ! Jeder 4. erlebt mindestens eine Episode einer Urtikaria in seinem Leben!

Formen

- **akute** Urtikaria (< 6 Wochen)
- **chronische** Urtikaria (> 6 Wochen)
- **Angioödem** (subkutaner Verlauf)

Ätiologie / Pathogenese

Durch immunologische (**Typ I-Allergie**) und nicht-immunologische (**Pseudoallergie**) Faktoren kommt es zur Freisetzung von Mediatoren, insbesondere Histamin.

Provokationsfaktoren

- **Allergene:** Medikamente, Insektenstiche
- **Nahrungsmittel:** Fisch, Käse, Rotwein (histaminhaltig), Farbstoffe
- **Infekte:** bakteriell (oft Infektionen der oberen Atemwege), viral
- physikalisch: Wärme, Kälte, Druck, Licht, körperliche Anstrengung (**cholinerge** Urtikaria)
- hereditär: Enzymmangel (**C1-Esterase-Inhibitor**)

Klinik

Effloreszenzen

- **Urticae** (Quaddeln) (☞ Tafelteil, Foto 17)
- **Angioödem:** Schwellung im subkutanen Fettgewebe (☞ Tafelteil, Foto 18)

> Das Angioödem im Gesichts-/Halsbereich **(Quinckeödem)** kann zur Verlegung der Atemwege führen!

Symptome

Juckreiz (mehr mit Scheuern als Kratzen verbunden, wenig Exkoriationen)

Verlauf

chronische Verläufe sind selten.

Diagnostik

Insbesondere bei der **akuten** Urtikaria lässt sich häufig kein Auslöser finden, daher ist eine ausführliche Diagnostik nicht indiziert.
Bei **chronischen** Verläufen empfiehlt sich folgendes Vorgehen:

Labor

- C1-Esterase-Inhibitor ↓ (hereditäres Angioödem)
- Tryptase ↑ (Urtikaria pigmentosa, Mastozytose, ☞ Kap. 16.10)

allergologische Diagnostik (☞ Kap. 4.4)

- Pricktest
- Intrakutantest

Mikrobiologie

- Gastroskopie: H. pylorii
- Stuhl: Wurmeier, Pilze, andere Erreger
- HNO- oder gynäkologischer Focus

physikalische Testung

- Drucktest
- Kälte-/Wärmeexposition
- Fahrradergometer (cholinerge Urtikaria)

Diät

Kartoffel-Reis-Diät, ggf. anschließende Provokationsdiät (Farbstoffe, Konservierungsmittel)

Therapie

systemisch
- Glukokortikoide
- Antihistaminika

7.4 Arzneimittelexantheme

Definition
Überempfindlichkeitsreaktionen nach Einnahme von Medikamenten in **therapeutischer** Dosis

Formen
- **generalisiertes** Arzneimittelexanthem
- **fixes** Arzneimittelexanthem

Provokationsfaktoren
- Sulfonamide
- Antibiotika: Penicillin, Ampicillin, Cephalosporine
- Barbiturate
- NSAID

! Prinzipiell sind alle Medikamente mögliche Auslöser!

7.4.1 Generalisiertes Arzneimittelexanthem

Definition
Ätiologie/Pathogenese: Typ I-Allergie · Pseudoallergie
Klinik: makulo-papulös · EEM-artig
Diagnostik: Labor · Pricktest · Intrakutantest · Provokationstest
Therapie: lokal · systemisch

Definition
Disseminierte Effloreszenzen am gesamten Integument nach Einnahme von Medikamenten in therapeutischer Dosis.

Ätiologie/Pathogenese
Das generalisierte Arzneimittelexanthem ist meist eine **Typ I**-vermittelte Allergie, aber auch andere Reaktionstypen und **Pseudoallergien** sind möglich. Nicht selten wird das Auftreten während eines fieberhaften Infekts beschrieben, wobei das Medikament im Intervall jedoch gut vertragen wird.

Klinik

Effloreszenzen
- alle Effloreszenzen möglich
- meist **makulo-papulös** oder **EEM**-artig

Das typische **Amoxicillin**-Exanthem ist in nahezu 100% mit einer EBV-Infektion assoziiert (☞ Kap. 6.2).

Symtome
Juckreiz

Diagnostik
genaue **Medikamentenanamnese** mit zeitlichem Zusammenhang

Labor
spezifisches IgE

allergologische Diagnostik (☞ Kap. 4.4)

- Pricktest
- Intrakutantest
- Provokationstest

Differentialdiagnosen

- Virusexanthem
- Lues II

Therapie

Meiden des auslösenden Medikaments!

lokal

- Glukokortikoide
- Polidocanol-haltige Externa (juckreizstillend)

systemisch

- Antihistaminika
- Glukokortikoide

7.4.2 Fixes Arzneimittelexanthem

Definition
Ätiologie/Pathogenese: Typ IV-Immunreaktion
Klinik: Makulae · Plaques · konstante Lokalisation
Diagnostik: klinisch
Therapie: lokal · systemisch

Definition

Konstant **lokalisierte** Effloreszenzen nach Einnahme von Medikamenten in therapeutischer Dosis.

Ätiologie/Pathogenese

Das fixe Arzneimittelexanthem ist eine **Typ IV**-vermittelte Immunreaktion.

Klinik

Effloreszenzen (☞ Tafelteil, Foto 19)

- **Makulae, Plaques:** erythematös-bräunlich, nummulär, scharf begrenzt

Prädilektionsstellen

- Hände, Füße
- Gesicht
- Genitalbereich

Die Hautveränderungen entstehen stets an der **gleichen** Lokalisation!

Symtome

- Juckreiz
- brennender Schmerz
- Abheilung nach mehreren Tagen unter Hyperpigmentierung

Diagnostik

genaue **Medikamentenanamnese** mit zeitlichem Zusammenhang

Differentialdiagnosen

Erythema exsudativum multiforme

Therapie

Meiden des auslösenden Medikaments!

lokal

- Glukokortikoide
- Polidocanol-haltige Externa (juckreizstillend)

systemisch

Antihistaminika

7.5 Erythema exsudativum multiforme

Definition
Formen: Minorform · Majorform · Stevens-Johnson-Syndrom
Ätiologie / Pathogenese: Typ III-Allergie · Provokationsfaktoren
Klinik: Kokarde · Prädilektionsstellen
Diagnostik: Virusserologie
Therapie: lokal · systemisch

Definition

Akutes Exanthem mit typischer **kokardenförmiger** Morphologie an Haut und Schleimhäuten

Formen

- Minorform
- Majorform
- Stevens-Johnson-Syndrom

Ätiologie / Pathogenese

Es handelt sich um eine **Typ III-Allergie** (☞ Kap. 7.1) mit Ablagerung von Immunkomplexen in den Gefäßen der Dermis.

Provokationsfaktoren

- Viren: **Herpes simplex-Virus** (70%)
- Bakterien: Streptokokken, Mykoplasmen
- **Medikamente:** Antibiotika, Sulfonamide u. a.
- paraneoplastisch (selten)
- idiopathisch

Klinik

Effloreszenzen (☞ Tafelteil, Foto 20)

- zentrale Papel / Vesicula
- zwei bis drei konzentrische erythematös-livide Ringe (**Kokarde**)

Prädilektionsstellen (☞ Abb. 7.4)

- Akren: **Palmae, Plantae**
- Mundschleimhaut (selten)

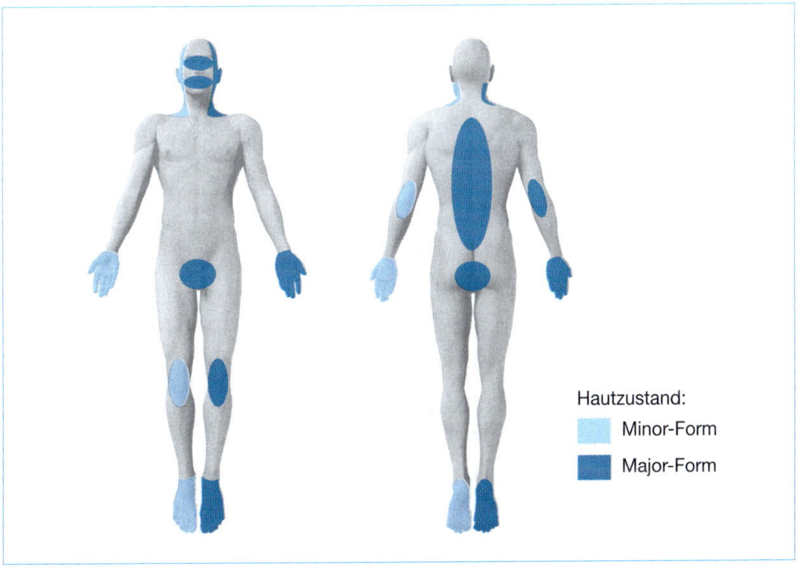

Abb. 7.4: Prädilektionsstellen des EEM

Verlauf
- Minorform: Hautbefall, AZ wenig reduziert
- Majorform: **Haut- und Schleimhautbefall**, AZ stark reduziert

> **Stevens-Johnson-Syndrom (SJS):** Schwerste Verlaufsform mit ausgeprägten, schmerzhaften Erosionen der Schleimhäute. Befall der Augen kann bis zum Symblepharon führen → augenärztliches Konsil

Diagnostik
- klinisch
- Virusserologie

Therapie

lokal
- Antiseptika
- Glukokortikoide

systemisch: Glukokortikoide

7.6 Toxische epidermale Nekrolyse

Synonym: Lyell-Syndrom

> **Definition**
> **Ätiologie/Pathogenese:** Typ III-Allergie · Stevens-Johnson-Syndrom · Provokationsfaktoren
> **Klinik:** großflächige Ablösung der Epidermis
> **Diagnostik:** Nikolski
> **Therapie:** systemisch · unterstützende Maßnahmen

Definition: Durch Arzneimittel verursachte **großflächige Ablösung** von Haut und Schleimhaut.

Ätiologie/Pathogenese: Vermutet wird eine Immunkomplex-Reaktion (**Typ III-Allergie**), aber auch die Beteiligung von zytotoxischen T-Lymphozyten wird diskutiert. Die toxische epidermale Nekrolyse (TEN) gilt nach Ansicht einiger Autoren als Maximalvariante des **Stevens-Johnson-Syndrom**.

Provokationsfaktoren: ☞ Erythema exsudativum multiforme (☞ Kap. 7.5)

Klinik

Effloreszenzen
- **großflächige Ablösung** der Epidermis (> 30% der Körperoberfläche)
- Schleimhauterosionen

Symptome: hohes Fieber, stark reduzierter AZ, Flüssigkeitsverlust bis zum Schock

Diagnostik
- Nikolski-Zeichen positiv (☞ Kap. 4.3)
- Probebiopsien: meist nicht notwendig

Differentialdiagnosen
- Staphylococcal scaled skin syndrom (☞ Kap. 6.1)
- Scharlach
- Impetigo contagiosa
- Verbrühung
- Sonnenbrand

Therapie

systemisch
- Glukokortikoide (umstritten)
- evtl. Immunglobuline

unterstützende Maßnahmen
- intensivmedizinische Überwachung
- Flüssigkeits- und Elektrolytsubstitution
- Infektionsprophylaxe

7.7 Erythema nodosum

Synonym: Erythema contusiforme

Definition
Ätiologie / Pathogenese: Typ III / IV-Allergie · Provokationsfaktoren
Klinik: Knoten · Unterschenkel
Diagnostik: Histologie
Therapie: lokal · systemisch · unterstützende Maßnahmen

Definition

Pannikulitis als Ausdruck einer Überempfindlichkeitsreaktion auf diverse Reize

Epidemiologie
- Alter: **20–30 Jahre**
- Geschlecht: **w > m**

Ätiologie / Pathogenese

Das Erythema nodosum ist eine Entzündung des subkutanen Fettgewebes (septale Pannikulitis) durch eine Immunreaktion vom Immunkomplex-Typ (**Typ III-Allergie**) bzw. verzögerten Typ (Typ IV-Allergie).

Provokationsfaktoren
- **idiopathisch** (40%)
- **Sarkoidose**, M. Behçet
- **Darmerkrankungen:** M. Crohn, Colitis ulcerosa
- **Bakterien:** Streptokokken, Mykobakterien, Yersenien, Salmonellen, Shigellen
- Viren: Herpes simplex, HBV, HCV, CMV
- Wurmerkrankungen
- Medikamente: Sulfonamide, orale Kontrazeptiva, Antibiotika, Gold, NSAID
- paraneoplastisch: M. Hodgkin, Non-Hodgkin-Lymphome

Klinik

Effloreszenzen (☞ Tafelteil, Foto 21)

Knoten: subkutan, unscharf begrenzt, symmetrisch verteilt
→ Farbschattierungen (ähnlich Hämatom): rot, blau, gelbgrün bis braun

Prädilektionsstellen

Streckseiten der **Unterschenkel**

Symptome
- druckdolent, mäßig überwärmt
- reduzierter AZ, Fieber, Müdigkeit

Diagnostik
- Medikamentenanamnese
- Ausschluss von Grunderkrankungen
- Histologie: septale Pannikulitis, entzündliches Infiltrat

Differentialdiagnosen
- Hämatome
- Panarteriitis nodosa cutanea
- Pannikulitis nodosa

Therapie	Im Vordergrund steht die Behandlung der Grundkrankheit.
lokal	• Glukokortikoide • antiphlogistische Externa
systemisch	• **NSAID** • Glukokortikoide (Ausschluss einer infektiösen Genese!)
unterstützende Maßnahmen	• Kompression • kühlende Umschläge • Bettruhe

8 Ekzeme

Synonym: Dermatitis

Definition

Ekzem = lokale nicht-infektiöse **Entzündungsreaktion** der Haut.
Penetriert die Noxe durch die Hornschicht, kommt es zu einer Schädigung der Epidermis. Die **Barrierefunktion** der Haut spielt hierbei eine wichtige Rolle. Die Schädigung der Haut kann entweder direkt durch die Einwirkung der Substanz verursacht sein oder durch die Immunantwort entstehen. Morphologisch ist das Ekzem durch eine **typische Ekzemreaktion** charakterisiert.

Epidemiologie

- häufigste Hauterkrankungen (**20%**)
- wichtige Rolle als **Berufskrankheit**

Formen

Die Einteilung der Ekzemkrankheiten kann nach verschiedenen Kriterien erfolgen:

Pathogenese (☞ Tab. 8.1)

Ekzem	Merkmale
Allergisches Kontaktekzem	typische Lokalisation, Streuherde
Toxisches Kontaktekzem	meist Hände / Unterarme, keine Streuherde
Atopisches Ekzem	altersabhängige Klinik, weitere Atopiekriterien (☞ Kap. 7.2)
Seborrhoisches Ekzem	gelblich-fettige Schuppung, seborrhoische Areale
Nummuläres Ekzem	disseminierte münzförmige Herde, Extremitäten
Dyshidrotisches Ekzem	große Blasen, Handflächen und Fußsohlen
Exsikkationsekzem	Exsikkose, meist ältere Personen
Stauungsekzem	chronische venöse Insuffizienz, Unterschenkel (☞ Kap. 20.1)

Tab. 8.1: Einteilung der Ekzeme nach ihrer Pathogenese

Verlauf

- akutes Ekzem
- chronisches Ekzem

Lokalisation

- Hand- und Fußekzem
- Windelekzem
- intertriginöses Ekzem
- periorifizielles Ekzem

Ekzemreaktion

akutes Stadium (☞ Tafelteil, Foto 22)

- Stadium erythematosum: **Rötung** (hellrot, scharf begrenzt), Ödem
- Stadium vesiculosum: **Bläschen** (klarer Inhalt), Juckreiz
- Stadium madidans: Platzen der Bläschen, **Nässen**
- Stadium crustosum: **Krusten** (getrockneter Bläscheninhalt)
- Stadium squamosum: **Schuppung**

> Die einzelnen Stadien treten **nacheinander** auf. Wird der Auslöser entfernt, kommt es innerhalb weniger Tage zur Abheilung. Wirkt die Noxe weiterhin ein, entsteht das chronische Stadium.

chronisches Stadium

- gleichzeitiges Auftreten von Erythem (unscharf begrenzt), Bläschen, Krusten, Schuppen
- entzündliche Papeln
- **Lichenifikation**
- Kratzeffekte

Histologie

akutes Stadium

- **Spongiose** (Auflockerung der Epidermis durch ein intraepidermales Ödem), Bläschen
- lymphozytäre Infiltrate (in der Dermis)

chronisches Stadium

- **Akanthose, Para- und Hyperkeratose**
- lymphozytäre Infiltrate (in der Dermis)

> Psoriasis vulgaris und chronische Ekzeme sind histologisch kaum zu unterscheiden.

8.1 Kontaktekzem

Synonym: Kontaktdermatitis

allergisches Kontaktekzem · toxisches Kontaktekzem

Definition

Ein Kontaktekzem entsteht durch den direkten Kontakt der Haut mit einer exogenen, nicht-infektiösen Substanz.

Formen

- **allergisches Kontaktekzem:** Entzündungsreaktion durch immunologische Prozesse
- **toxisches Kontaktekzem**: Entzündungsreaktion durch direkte Schädigung der Haut

Beide Formen zeigen die **typischen Ekzemreaktionen.**

8.1.1 Allergisches Kontaktekzem

Synonym: Allergische Kontaktdermatitis

Definition
Formen: akut · chronisch
Ätiologie/Pathogenese: Typ-IV-Immunreaktion · Kontaktallergen · Sensibilisierung · prädisponierende Faktoren
Klinik: Ekzemreaktion · Streuherde · Prädilektionsstellen · Juckreiz
Diagnostik: Anamnese · Epikutantest · Histologie
Therapie: lokal · Phototherapie · systemisch · unterstützende Maßnahmen

Definition

Durch den Kontakt mit einem exogenen Allergen (**Kontaktallergen**) wird eine immunologische Abwehrreaktion ausgelöst (**Typ-IV-Immunreaktion**), die zu einer Entzündung der Haut führt. Voraussetzung ist eine vorausgehende **Sensibilisierung.**

Klinisch zeigen sich die typischen Ekzemreaktionen an der **Kontaktstelle,** zusätzlich finden sich auch **Streuherde** in der Umgebung.

Ätiologie / Pathogenese

- T-Zell-vermittelte Immunreaktion (**Typ-IV-Allergie,** ☞ Kap. 7.1)
- Nach dem ersten Kontakt mit dem Allergen (☞ Tab. 8.2): **Sensibilisierung** von **TH1-Zellen** (Dauer: Tage–Monate)
- erneuter Kontakt: Aktivierung der TH1-Zellen → **akute** Ekzemreaktion nach 24–72 Stunden
- Allergenkontakt bleibt bestehen → **chronisches** Kontaktekzem
- Durch die lymphogene oder hämatogene Verschleppung des Allergens bzw. der Entzündungsmediatoren kommt es zur Ausbildung von **Streuherden.**

prädisponierende Faktoren

- Allergen: hohe **Sensibilisierungspotenz,** Löslichkeit, langer/wiederholter Hautkontakt
- **Störung der Hautbarriere:** Kleinkinder, Alter, Atopiker, chronische Schädigung (entfettende Substanzen, chronische Durchfeuchtung, Reiben, Kratzen)
- dünne Haut: **Gesicht, Intertrigines**
- **genetische Disposition**

Allergen	Vorkommen
Nickelsulfat	Knöpfe, Modeschmuck
Kaliumdichromat	Zement, Gerbstoffe
Kobaltchlorid	Metalle, Farben
Duftstoffe	Parfüms, Kosmetika
Wollwachsalkohole	Salbengrundlage, Kosmetika
Perubalsam	Salben, Kosmetika
Epoxidharze	Kleber, Plastik
Formalin	Desinfektionsmittel, Kosmetika
Kolophonium	Wachse, Klebstoffe
Ringelblume, Arnika	Salben

Tab. 8.2: Auswahl häufiger Kontaktallergene

Formen

- akutes allergisches Kontaktekzem
- chronisches allergisches Kontaktekzem

Klinik

Effloreszenzen

- **akute Entzündung:** Rötung, Ödem, Bläschen, Krusten, Schuppung
- **chronische Entzündung:** zusätzlich Hyperkeratosen, Rhagaden, Lichenifikation

Prädilektionsstellen (☞ Abb. 8.1)

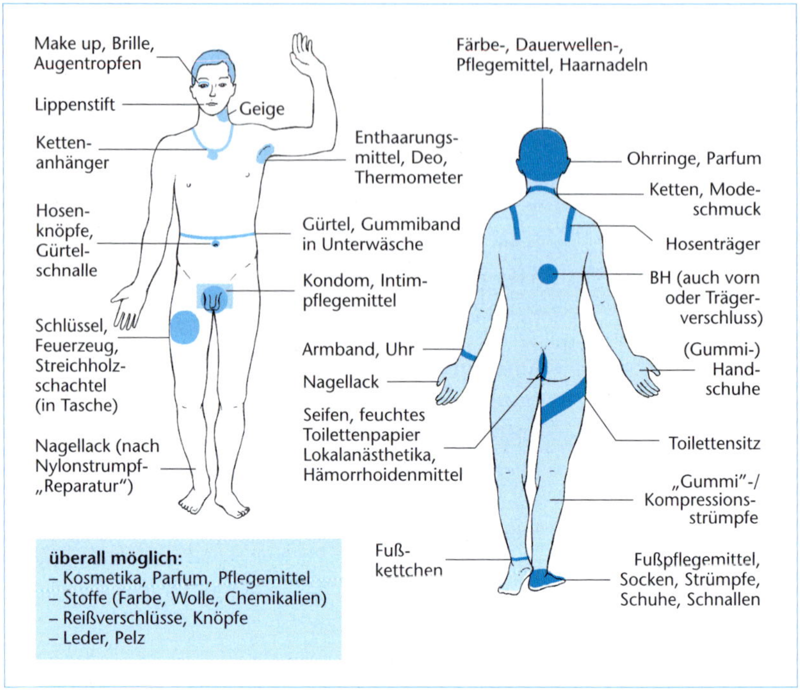

Abb. 8.1: Prädilektionsstellen von Kontaktekzemen [7]

Symptome
- Entzündungsreaktion an der **Kontaktstelle**
- **Streuherde** außerhalb der Kontaktstelle
- starker **Juckreiz**

Diagnostik

- Anamnese: Beruf, Haushalt, Hobby, Körperpflege
- Epikutantest (☞ Kap. 4.4)
- Histologie (selten notwendig)

Differentialdiagnosen
- **toxisches Kontaktekzem**
- **atopisches Ekzem**
- **Erysipel**
- Mykosen
- Morbus Bowen
- Morbus Paget

Therapie

lokal: **Glukokortikoide**

Phototherapie: PUVA

systemisch
- Glukokortikoide
- Antihistaminika

unterstützende Maßnahmen
- Expositionsprophylaxe
- Hautschutz: Handschuhe, Schutzsalben
- Pflegepräparate

Die wichtigste Grundlage der Therapie ist eine **absolute Allergenkarenz!**

8.1.2 Toxisches Kontaktekzem

Synonyme: Toxische Kontaktdermatitis, Irritatives Kontaktekzem

Definition
Formen: akut · chronisch
Ätiologie/Pathogenese: Noxen · obligat toxisch · gering toxisch · direkte Hautschädigung · Hautbarriere
Klinik: Ekzemreaktion · Prädilektionsstellen · Pfropfallergie
Diagnostik: Anamnese · Nitrazingelbtest
Therapie: lokal · systemisch · unterstützende Maßnahmen

Definition

Das toxische Kontaktekzem ist eine **nicht-immunologische Entzündungsreaktion** der Haut. Es entsteht durch direkte Hautschädigung (**chemisch, physikalisch, thermisch**).
Beispiel: **Hausfrauenekzem**

Formen

- akutes toxisches Kontaktekzem
- chronisches toxisches Kontaktekzem (kumulativ-subtoxisches Kontaktekzem)

Ätiologie/Pathogenese

- Hautschädigung mit nachfolgender Entzündungsreaktion durch **direkte Einwirkung** einer exogenen Noxe
- keine Sensibilisierung erforderlich
- Die **Hautbarriere** spielt eine wichtige Rolle.
- **obligat toxische** Substanzen: führen bei jeder Person zu einer akuten Entzündung der Haut
- **gering toxische** Substanzen: bewirken erst bei wiederholtem Kontakt und geschädigter Hautbarriere eine Reaktion

Noxen: Säuren, Laugen, Seifen, Lösungsmittel, Wasser, Sekrete, Öle

Klinik

Effloreszenzen

- **akute Entzündung:** Rötung, Ödem, Bläschen, Krusten, Schuppung
- **chronische Entzündung:** zusätzlich Hyperkeratosen, Rhagaden, Lichenifikation
- **bei stärkerer Hautschädigung:** Blasen, Nekrosen, Narben

Prädilektionsstellen

meist **Hände**, **Unterarme** (Kontaktstelle!)

Symptome

- Entzündungsreaktion auf die Kontaktstelle begrenzt, **keine Streuherde**
- Brennen, Schmerzen, nur **wenig Juckreiz**

Komplikation

- **Pfropfallergie** (durch die geschädigte Haut können Allergene schneller eindringen)
- Superinfektion

Diagnostik

- Anamnese
- Ausschluss einer allergischer Genese (Epikutantest)
- **Nitrazingelbtest** (☞ Kap. 4.6)

Therapie

lokal

- Glukokortikoide
- Keratolyse: Salicylsäure, Harnstoff

systemisch
- Glukokortikoide
- Antihistaminika

unterstützende Maßnahmen
- Expositionsprophylaxe
- Hautschutz: Handschuhe, Schutzsalben
- Pflegepräparate

8.2 Seborrhoisches Ekzem

Synonym: Seborrhoische Dermatitis

Definition
Formen: infantil · Erwachsenenalter
Ätiologie/Pathogenese: Seborrhoe · Pityrosporum ovale
Klinik: Ekzemreaktion · fettige Schuppung · Prädilektionsstellen · mäßiger Juckreiz
Diagnostik: mykologische Diagnostik
Therapie: lokal · unterstützende Maßnahmen

Definition

Das seborrhoische Ekzem ist gekennzeichnet durch chronisch-rezidivierende schuppende Erytheme in den **seborrhoischen Arealen.** Es findet sich eine veränderte Zusammensetzung der Hautfette und der Hautflora **(Pityrosporum ovale).**

Epidemiologie
- Altersgipfel: **Säuglinge** (1. Woche–3. Monat), **Erwachsene** (> 30 Jahre)
- Geschlecht: **m > w**
- 50–70% der **HIV**-Infizierten

Formen
- **infantiles** seborrhoisches Ekzem (seborrhoische Säuglingsdermatitis)
- seborrhoisches Ekzem des **Erwachsenen**

Ätiologie / Pathogenese
- Ursache: übermäßige Talkproduktion (**Seborrhoe**)
- Veränderung der Hautflora mit Vermehrung von **Pityrosporum ovale (Malassezia furfur)**, einem fakultativ pathogenen lipophilen Hefepilz. Dies führt zu einer Irritation der Haut durch die Stoffwechselprodukte des Pilzes und einer immunologischen Abwehrreaktion.
- **Besserung:** Sommer, See- und Gebirgsklima
- Verschlechterung: Stress

! Schwere und therapieresistente Verläufe im Erwachsenenalter kommen bei **HIV-Erkrankung** vor!

Klinik

Effloreszenzen (☞ Tafelteil, Foto 23)
- gelblich-rötliche Herde (unscharf begrenzt)
- **gelbliche, fettige, feinlamelläre Schuppung**

Prädilektionsstellen
seborrhoische Areale:
- Kapillitium (über die Haargrenze hinausreichend)
- Gesicht (Augenbrauen, Nasolabialfalte, Wangen)
- Gehörgang, retroaurikulär
- praesternal (vordere Schweißrinne)

Symptome
nur mäßiger Juckreiz

Diagnostik

- mykologische Diagnostik: Nativpräparat, Kultur (☞ Kap. 4.3)
- Ausschluss einer allergischer Genese (Epikutantest, ☞ Kap. 4.4)

Differentialdiagnosen

- **Atopische Dermatitis** (☞ Tab. 8.3)
- **Psoriasis vulgaris**
- Pityriasis versicolor
- **Pityriasis simplex capillitii** („normale" Kopfschuppen)
- Tinea corporis
- Kontaktekzem

Infantiles seborrhoisches Ekzem	Atopische Dermatitis im Kindesalter
Beginn in der 1. Woche, Abheilung bis zum 3. Monat	Beginn nach dem 3. Lebensmonat
Gesicht, Kopfhaut, Leisten, Axillen, Windelbereich	Gesicht, Kopfhaut, Ellenbeugen
„Gneis"	„Milchschorf"
keine Beschwerden	starker Juckreiz, Kratzspuren

Tab. 8.3: Unterscheidungsmerkmale zwischen seborrhoischem Ekzem und atopischer Dermatitis im Kindesalter

Therapie

lokal

- antimykotische Shampoos (**Ketokonazol**)
- antibiotikahaltige Cremes (Erythromycin, Metronidazol)
- Glukokortikoide

unterstützende Maßnahmen

- Pflegepräparate
- Aufenthalt an der frischen Luft, Sonne

8.3 Nummuläres Ekzem

Synonyme: Diskoides Ekzem, Mikrobielles Ekzem

Definition
Ätiologie/Pathogenese: bakterieller Fokus · lokale Sensibilisierung · Provokationsfaktoren
Klinik: Ekzemreaktion · nummuläre Herde · Prädilektionsstellen · starker Juckreiz
Diagnostik: mykologische Diagnostik · bakterieller Abstrich · Fokussuche
Therapie: lokal · Phototherapie · unterstützende Maßnahmen

Definition

Das nummuläre Ekzem ist durch disseminierte runde (**münzförmige**) Ekzemherde mit **mikrobieller Besiedlung** vorwiegend an den Extremitäten gekennzeichnet.

Ätiologie/Pathogenese

- Ursache: unklar
- **Oft bakterieller Fokus** (Tonsillitis, Sinusitis, chronische Bronchitis, Zähne), so dass eine **lokale Sensibilisierung gegen das mikrobielle Antigen** diskutiert wird. Nach Sanierung des Fokus heilt das Ekzem teilweise aus.

Provokationsfaktoren
- Hygiene ↓
- bakterieller Fokus
- chronischer Alkoholabusus
- Schmutzexposition (Bauarbeiter)

Klinik

Effloreszenzen (☞ Tafelteil, Foto 24)
- **münzformige (nummuläre)**, scharf begrenzte Ekzemherde (oft symmetrisch/gruppiert angeordnet)
- Schuppung

Prädilektionsstellen
- Streckseite der **distalen Extremitäten** (Unterschenkel, Unterarme)
- Gesicht

Symptome: starker Juckreiz

Diagnostik

- Mikrobiologie: Abstrich
- mykologische Diagnostik: Nativpräparat, Kultur
- Fokussuche

Differentialdiagnosen
- Tinea corporis
- Streuherde bei allergischem Kontaktekzem
- Atopische Dermatitis
- Psoriasis vulgaris
- Mycosis fungoides

Therapie

lokal
- Glukokortikoide
- Antiseptika

Phototherapie: PUVA

unterstützende Maßnahmen
- Fokussanierung (Antibiotika)
- Pflegepräparate

8.4 Dyshidrotisches Ekzem

Synonym: Dyshidrosiformes Ekzem

Definition
Ätiologie/Pathogenese: Hyperhidrose · Provokationsfaktoren
Klinik: Ekzemreaktion · Pompholyx · Prädilektionsstellen · starker Juckreiz · Superinfektion
Diagnostik: mykologische Diagnostik · Epikutantest · Histologie
Therapie: lokal · Phototherapie · systemisch · unterstützende Maßnahmen

Definition

Das dyshidrotische Ekzem beschreibt ein **Hand- und Fußekzem** unterschiedlicher Ursache.

> Die Bezeichnung ist historisch, eine Störung der Schweißdrüsenfunktion liegt meist nicht zugrunde.

Epidemiologie

- Alter: **jüngere Erwachsene**
- Geschlecht: **w > m**
- Saison: Frühjahr, Sommer

Ätiologie / Pathogenese

Das dyshidrotische Ekzem kann mit einer **Hyperhidrose** assoziiert sein.

Provokationsfaktoren

- **Kontaktdermatitis** (allergisch / toxisch)
- **Atopische Dermatitis**
- **Mykose**, Streureaktion einer Mykose (Mykid)
- **Arzneimittelekzem**

Klinik

Effloreszenzen

- Blasen: prall gespannt, bis mehrere Zentimeter groß **(Pompholyx)**, klarer Inhalt
- groblamelläre Schuppung
- **Hyperkeratosen, Rhagaden**

> Durch die feste Hornschicht an Handflächen und Fußsohlen entstehen oft bis mehrere Zentimeter große Blasen **(Pompholyx):**
> - Blasen an den Händen: **Cheiropompholyx**
> - Blasen an den Füssen: **Podopompholyx**

Prädilektionsstellen

- **Hände:** Palmae, Zwischenfingerseiten, selten Handrücken
- **Füße:** Plantae

Symptome

starker Juckreiz

Komplikationen

- **Superinfektion:** Impetiginisierung, Lymphangitis / -adenitis
- Entwicklung einer Kontaktallergie (gestörte Hautbarriere)

Diagnostik

- mykologische Diagnostik: Nativpräparat, Kultur (☞ Kap. 4.3)
- Epikutantest (☞ Kap. 4.4)
- Histologie

Therapie

lokal

- Glukokortikoide
- Gerbstoffe

Phototherapie

PUVA

systemisch

Glukokortikoide

unterstützende Maßnahmen

- Therapie der Grunderkrankung
- **Iontophorese**
- Pflegepräparate

8.5 Exsikkationsekzem

Synonyme: Eczéma craquelé, Austrocknungsekzem, Dermatitis sicca, Asteatotisches Ekzem, „Pruritus senilis“

Definition
Ätiologie / Pathogenese: verminderter Lipidgehalt · Provokationsfaktoren
Klinik: Exsikkose · Ekzemreaktion · Prädilektionsstellen · starker Juckreiz
Diagnostik: Epikutantest
Therapie: lokal · systemisch · unterstützende Maßnahmen

Definition

Das Exsikkationsekzem entsteht durch **Austrocknung** der Haut, v. a. im höheren Lebensalter.

Ätiologie / Pathogenese

Durch **verminderten Lipidgehalt** der Hornschicht kommt es zum Austrocknen der Haut mit Einrissen und Entzündungsreaktion.

Provokationsfaktoren

- **höheres Lebensalter**
- **häufiges Duschen / Baden**, Bürsten, Sauna
- Atopische Dermatitis, Ichtyosis vulgaris
- trockene Raumluft im Winter

Klinik

Effloreszenzen

- **Exsikkose:** feine netzförmige Einrisse der Hornschicht („ausgetrocknetes Flussbett“)
- **Ekzemreaktion**
- Lichenifikation

Prädilektionsstellen: Extremitäten (v. a. **Unterschenkel**)

Symptome: **starker Juckreiz**

Diagnostik

Ausschluss einer allergischer Genese (Epikutantest, ☞ Kap. 4.4)

Therapie

lokal: Glukokortikoide

systemisch: Antihistaminika

unterstützende Maßnahmen

- rückfettende Salben, harnstoffhaltige Externa
- intensive Körperreinigung ↓

9 Autoimmunkrankheiten der Haut

Zu den wichtigsten Autoimmunerkrankungen der Haut gehören:
- Bullöse Autoimmundermatosen (☞ Kap. 9.1)
- Kollagenosen (☞ Kap. 9.2)
- Alopecia areata (☞ Kap. 18.1)
- Vitiligo (☞ Kap. 15.1)
- Psoriasis vulgaris (☞ Kap. 10.1)
- Lichen ruber (☞ Kap. 14.1)

9.1 Bullöse Autoimmundermatosen

Autoimmunerkrankungen · Blasenbildung · Nikolski-Phänomene · Tzanck-Test · Histologie · Immunfluoreszenz

Leitsymptome
- Blasen auf unveränderter/geröteter Haut
- Folgeerscheinungen: Erosionen, Krusten, Superinfektion, Narben, Milien

Definition

Bullöse Autoimmundermatosen sind chronisch-rezidivierende **Autoimmunerkrankungen** der **Haut** und **hautnahen Schleimhäute.**

> Es werden **Auto-Antikörper** gebildet, die sich gegen körpereigene Strukturen der Epidermis/Dermis richten und eine **Blasenbildung** verursachen.

Formen
- Pemphigus-Gruppe
- Pemphigoid-Gruppe
- Dermatitis herpetiformis Duhring
- Epidermolysis bullosa acquisita
- Lineare IgA-Dermatose

Ätiologie/Pathogenese

Die bullösen Autoimmundermatosen werden durch **organspezifische Auto-Antikörper** verursacht, die gegen Strukturen der Haut und hautnahen Schleimhaut gerichtet sind. Durch die Anlagerung dieser Antikörper (**Antigen-Antikörper-Reaktion**) kommt es zu einer Zerstörung der Zellverbindungen mit anschließendem Einstrom von Serum und Blasenbildung.

> Für die Ursache ihrer Entstehung gibt es verschiedene Theorien: **molekulares Mimikry** bei bakteriellen oder viralen Infektionen, **autoreaktive Lymphomzellklone,** Freisetzung natürlicher Antigene durch **Traumata** oder ähnlicher Antigene durch **Tumore.**

Merkmale	Pemphigus vulgaris	Bullöses Pemphigoid	Dermatitis herpetiformis Duhring
Alter	30–60 Jahre	> 60 Jahre	20–50 Jahre
Geschlecht	w = m	w > m	m > w
Haut	schlaffe Blasen auf normaler Haut, Erosionen	pralle Blasen auf entzündlicher Haut	gruppierte Bläschen auf gerötetem Grund
Schleimhaut	meist Beginn (Mundschleimhaut)	selten	nein
Symptome	Schmerz	Schmerz, Juckreiz	brennender Juckreiz
Vernarbung	nein	nein	ja
Assoziation	Medikamente, Autoimmunerkrankungen	Malignome	Glutensensitive Enteropathie, Jodunverträglichkeit
Antigene	Desmoglein 3	BP-Ag 1, 2	Ankerfibrillen, Gliadin, Endomysium
Tzanck-Test	positiv	negativ	negativ
Nikolski I	positiv	negativ	negativ
Nikolski II	positiv	positiv	negativ
Histologie	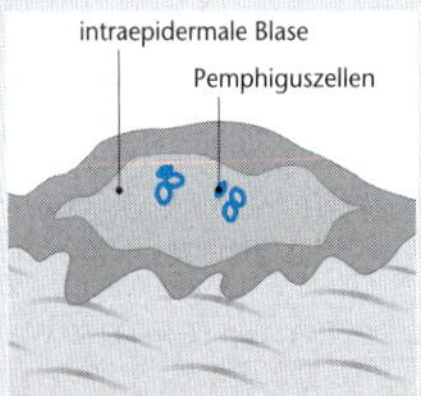 intraepidermale (suprabasale) Blasen (Akantholyse), Pemphiguszellen (modifiziert nach [2])	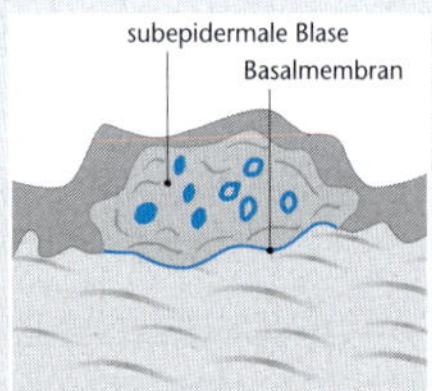 subepidermale (junktionale) Blasen (Basalmembran am Blasengrund) (modifiziert nach [2])	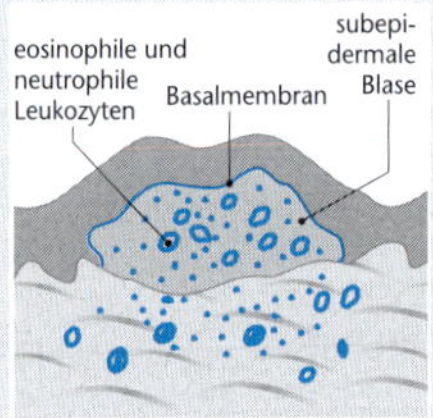 subepidermale (dermolytische) Blasen (Basalmembran am Blasendach) (modifiziert nach [2])
Direkte Immunfluoreszenz	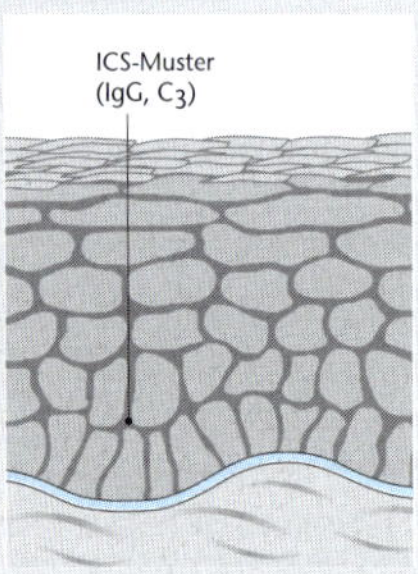 netzartige Ablagerung von IgG und C3 in den Interzellularräumen der Epidermis [8]	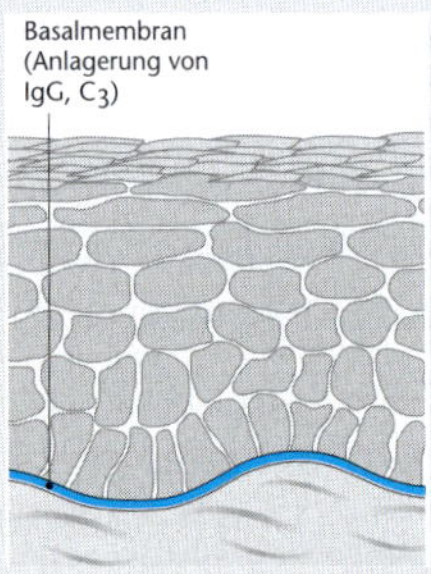 lineare Ablagerung von IgG und C3 an der Basalmembran [8]	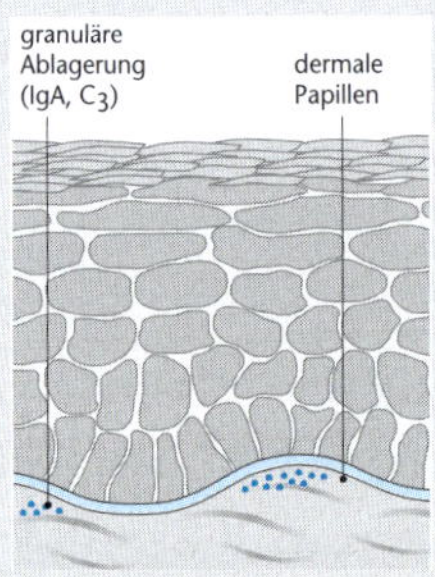 granuläre IgA- und C3-Ablagerungen in den dermalen Papillenspitzen [8]

Tab. 9.1: Merkmale wichtiger bullöser Autoimmundermatosen

Je nach Zielstruktur sind verschiedene Hautschichten betroffen (☞ Tab. 9.1):

- **intraepidermale (suprabasale) Blasenbildung:** Pemphigus-Gruppe
  Akantholyse durch direkte Einwirkung der Antikörper, zuerst keine begleitende Entzündungsreaktion

- **subepidermale (junktionale) Blasenbildung:** Pemphigoid-Gruppe
  Schädigung der Junktionszone (Basalmembran-Zone) mit begleitender Entzündungsreaktion. Die Basalmembran bildet den Blasengrund, die Epidermis das Blasendach.
- **subepidermale (dermolytische) Blasenbildung:** Dermatitis herpetiformis Duhring
  Schädigung innerhalb der Dermis mit begleitender Entzündungsreaktion. Die Basalmembran bildet das Blasendach, die Dermis den Blasengrund.

> **schlaffe Blase** = intraepidermale Blase
> **pralle Blase** = subepidermale Blase

Diagnostik

- Nikolski-Phänomene (☞ Kap. 4.3)
- Tzanck-Test (☞ Kap. 4.3)
- Histologie: Nachweis von **Blasen** und deren Lage (Epidermis/Dermis)
- Immunfluoreszenz (☞ Kap. 4.3)

Differentialdiagnosen (☞ Kap. 3.1)

Mögliche Ursachen von **Blasenbildung**:
- virale Infektion: HSV, VZV
- bakterielle Infektionen: Impetigo contagiosa, Erysipel
- Ekzemreaktion: allergisches Kontaktekzem, dyshidrotisches Ekzem
- physikalische Schädigung: chronischer Druck, Reibetrauma, Säuren, Laugen, UV-Strahlung, Verbrennung (II°)
- Erythema exsudativum multiforme
- Insektenstichreaktion
- metabolische Erkrankungen: Porphyria cutanea tarda
- bullöse Autoimmundermatosen (☞ Tab. 9.1)
- genetische Erkrankungen: Epidermolysis bullosa hereditaria, M. Hailey-Hailey

9.1.1 Pemphigus-Gruppe

> intraepidermale (suprabasale) Blasenbildung · Pemphigus-Antikörper · Desmoglein 1 und 3 · Akantholyse

Definition

Bullöse Hauterkrankung mit **intraepidermaler (suprabasaler) Blasenbildung**
Die Auto-Antikörper (**Pemphigus-Antikörper**) richten sich gegen Bestandteile der Desmosomen (**Desmoglein 1 und 3).** Hierdurch verlieren die epidermalen Zellen ihre Verbindung und es kommt zur **Akantholyse**. Der häufigste Vertreter ist der **Pemphigus vulgaris**.

> ! **Desmoglein 1** findet sich vorwiegend in der Haut, **Desmoglin 3** überwiegend in der Schleimhaut.

Formen

- Pemphigus vulgaris
- Pemphigus vegetans
- Pemphigus foliaceus
- Pemphigus erythematosus
- Paraneoplastischer Pemphigus

Pemphigus vulgaris

Definition
Ätiologie/Pathogenese: Auto-Antikörper · Desmoglein 3 · Akantholyse · intraepidermale (suprabasale) Blasen · Provokationsfaktoren
Klinik: schlaffe Blasen · nicht-entzündlicher Grund · Prädilektionsstellen · Schmerzen · keine Vernarbung
Diagnostik: Nikolski · Tzanck-Test · Histologie · Immunfluoreszenz
Therapie: lokal · systemisch · unterstützende Maßnahmen

Definition

Beim Pemphigus vulgaris finden sich überwiegend Auto-Antikörper gegen **Desmoglein 3**.

> Klinik: schlaffe Blasen auf normaler Haut, Erstmanifestation meist an der **Mundschleimhaut.**

Epidemiologie

- Alter: **30–60 Jahre**
- Geschlecht: **w = m**

Ätiologie/Pathogenese

- Auto-Antikörper (**IgG**) gegen **Desmoglein 3** (Bestandteil der **Desmosomen** (Verbindung epidermaler Zellen, ☞ Kap. 1.1)
- Anlagerung der Pemphigus-Antikörper → Zerstörung der Zellverbindungen
- primär keine begleitende Entzündungsreaktion
- Einstrom von Serum, die Zellen weichen auseinander (**Akantholyse**) → **intraepidermale (subrabasale) Blasen** (☞ Tab. 9.1)

> Eine Assoziation mit anderen **Autoimmunerkrankungen** (Myasthenia gravis, Thymom, Lupus erythematodes) ist möglich. Eine genetische Disposition (**HLA**-DR4, -DQ1, -DRw6) wird vermutet.

Provokationsfaktoren

- **Medikamente:** Penicillamin, Captopril, Propranolol, Penicillin, Levodopa, IL-2
- UV-Licht
- Infekte
- mechanische Irritation

Klinik

Effloreszenzen (☞ Tafelteil, Foto 25)

- **Blasen**: schlaff, leicht verletzlich, klarer Inhalt, **nicht-entzündlicher Grund**
- Erosionen, Krusten

> Die Blasen liegen in der Epidermis, sind schlaff und zerreißen leicht → selten intakte Blasen, sondern meist nur **Erosionen, Krusten** und **Blasenreste**

Prädilektionsstellen

- Haut: Kapillitium, Gesicht, Brust, mechanisch belastete Areale (Intertrigines, Akren, Glutealregion)
- **Schleimhaut** (> 90%): Mund, Genitalbereich

> Die **Mundschleimhaut** ist in den meisten Fällen die erste Lokalisation!

Symptome
- Erosionen: schmerzhaft, blutig
- primär keine begleitende Entzündung der Haut
- Mundschleimhautbefall: Heiserkeit, Schluckstörungen

Verlauf
- chronisch-schubartiger Verlauf, evtl. intermittierende Remissionen
- Komplikation: **Superinfektion**
- **keine Vernarbung**
- **hohe Letalität**: ohne Therapie innerhalb von 1–3 Jahren, mit Therapie in 5–10%

Diagnostik

Nikolski-Phänomene (☞ Kap. 4.3)
Nikolski I und II: positiv

Tzanck-Test (☞ Kap. 4.3)
positiv (Pemphiguszellen im Blasenlumen)

Histologie (☞ Tab. 9.1)
- **Akantholyse**, intraepidermale (suprabasale) Blasenbildung
- Basalzellen bleiben am Blasengrund erhalten („Grabsteinmuster")
- Blasenlumen: Serum, **Pemphiguszellen** (abgerundete Keratinozyten)
- Dermis: Leukozyten

Immunfluoreszenz (☞ Tab. 9.1)
- direkte Immunfluoreszenz: Nachweis von IgG und C3 in den **Interzellularräumen der Epidermis** (netzartiges ICS-Muster)
- indirekte Immunfluoreszenz:
  Pemphigus-Antikörper **(IgG gegen Desmoglein 3)** in 80–90% nachweisbar

> Der **Antikörper-Titer** korreliert meist gut mit der Krankheitsaktivität.

Therapie

lokal
- Antiseptika, Antibiotika
- Lokalanästhetika (v.a. an der Mundschleimhaut)

systemisch
- **Glukokortikoide**
- Immunsuppressiva: Azathioprin, Cyclophosphamid, Ciclosporin A, Mycophenolat-Mofetil

unterstützende Maßnahmen
- Plasmapherese
- i.v.-Immunglobuline

Weitere Pemphigus-Varianten

Pemphigus vegetans · Pemphigus foliaceus · Pemphigus erythematosus · Paraneoplastischer Pemphigus

Pemphigus vegetans

Variante des Pemphigus vulgaris (Initialstadium oder Zwischenstadium)
- **Pemphigus-Antikörper (IgG)** gegen **Desmoglein 3**, die eine Akantholyse und damit eine **intraepidermale Blasenbildung** verursachen.
- Zellproliferation mit **papillomatösen Wucherungen** durch die gestörte Wundheilung (chronische Erosionen, Superinfektion).

Effloreszenzen
- Blasen: schlaff, platzen leicht
- Erythem
- **Vegetationen** (papillomatöse Wucherungen)

Prädilektionsstellen
- Haut: Intertrigines, Unterschenkel
- Schleimhaut: Mund

Pemphigus foliaceus

Sonderform des Pemphigus ohne Schleimhautbefall
- Auto-Antikörper (**IgG**) überwiegend gegen **Desmoglein 1**
- Akantholyse im Stratum granulosum der Epidermis mit **intraepidermaler (subkornealer) Blasenbildung**
- Die großflächigen Erosionen führen oft zu einer **Superinfektion** mit unangenehmem Foetor.

Effloreszenzen
- Blasen: schlaff, platzen leicht
- **Erosionen:** nässend, schuppig-krustig belegt (blätterteigartig)
- Erythem

Prädilektionsstellen
- Haut: behaarter Kopf, Gesicht, oberer Rumpf
- Schleimhaut: **meist frei**

Pemphigus erythematosus

Synonyme: Pemphigus seborrhoicus, Senear-Usher-Syndrom
Kombination aus **Pemphigus foliaceus** und **Lupus erythematodes**
- **Pemphigus-Antikörper** (**IgG**) gegen Desmoglein 1 → intraepidermalen Blasen
- zusätzlich **antinukleäre Antikörper** (**ANA**) im Patienten-Serum und lupusspezifische bandförmige IgM-Ablagerungen an der Basalmembran mit Bildung erytematosquamöser Plaques (☞ Kap. 9.2).

Effloreszenzen
- **Blasen**: schlaff, platzen leicht
- Erosionen: nässend, schuppig-krustig belegt
- **erythematosquamöse Plaques**

Prädilektionsstellen
- Haut: **seborrhoische Areale** (Gesicht, behaarter Kopf, Brust, Rücken)
- kein Schleimhautbefall

paraneoplastischer Pemphigus

Dem Pemphigus vulgaris ähnlich, jedoch nur in Assoziation mit einer **malignen Grunderkrankung** (Lymphome, Leukämie, Thymom, Sarkom)
- multiple Auto-Antikörper gegen Bestandteile der Desmosomen (**Desmoglein 1 und 3, Desmoplakin I und II**) sowie der Hemidesmosomen (**BP-Ag 1**)
- **intraepidermale (suprabasale) Blasenbildung**
- Durch eine Beseitigung der Grunderkrankung heilt meist auch der paraneoplastische Pemphigus ab.

Effloreszenzen
- schlaffe Blasen, **Erosionen**
- Erythem

Prädilektionsstellen
- Haut: gesamtes Integument
- **Schleimhaut:** ausgedehnter Befall, teilweise auch innere Organe betroffen (Bronchitis, Duodenitis, Colitis)

9.1.2 Pemphigoid-Gruppe

> subepidermale (junktionale Blasenbildung) · Pemphigoid-Antikörper · BP-Ag 1 und 2

Definition

Bullöse Hauterkrankung mit einer **subepidermalen (junktionalen) Blasenbildung**. Die Auto-Antikörper (**Pemphigoid-Antikörper**) richten sich gegen Bestandteile der Hemidesmosomen (**BP-Ag 1 und 2**). Der häufigste Vertreter ist das **bullöse Pemphigoid**.

Formen

- bullöses Pemphigoid
- vernarbendes Schleimhautpemphigoid
- Pemphigoid gestationis (Herpes gestationis)

Bullöses Pemphigoid

Synonyme: Alterspemphigoid, Parapemphigus

> **Definition**
> **Ätiologie/Pathogenese:** Auto-Antikörper · BP-Ag 1/2 · Komplementsystem · subepidermale (junktionale) Blasen · Malignome · Provokationsfaktoren
> **Klinik:** pralle Blasen · entzündlicher Grund · Prädilektionsstellen · mäßiger Juckreiz · keine Vernarbung
> **Diagnostik:** Nikolski · Tzanck-Test · Histologie · Immunfluoreszenz
> **Therapie:** lokal · systemisch · unterstützende Maßnahmen

Definition

Beim bullösen Pemphigoid finden sich Auto-Antikörper gegen **BP-Ag 1 und 2**. Klinisch zeigen sich straffe Blasen auf entzündlich veränderter Haut, die Schleimhaut ist nur selten betroffen.

Epidemiologie

- Alter: > **60 Jahre**
- Geschlecht: **w > m**

Ätiologie/ Pathogenese

- Diskutiert wird eine Assoziation mit anderen Autoimmunerkrankungen und **Malignomen** sowie eine genetische Disposition (**HLA**-DQ7).
- Auto-Antikörper (**IgG**) gegen **BP-Antigen 1** (230 kD, intrazellulär) und **BP-Antigen 2** (180 kD, Kollagen Typ XVII), beides Bestandteile der **Hemidesmosomen** (Verbindung zwischen Epidermis und Basalmembran, ☞ Kap. 1.1, Abb. 1.5)
- Aktivierung der Komplementkaskade und enzymatische Spaltbildung in der Junktionszone (Basalmembran-Zone) durch Anlagerung der Pemphigoid-Antikörper
- **subepidermale (junktionale) Blasen** durch Ablösen der Epidermis von der Basalmembran (Epidermis = Blasendach, Basalmembran = Blasengrund) (☞ Tab. 9.1).

Provokationsfaktoren

- **Medikamente:** Penicillin, Diazepam, Furosemid, Ibuprofen
- UV-Licht

Klinik

Effloreszenzen (☞ Tafelteil, Foto 26)

- **Blasen:** prall, klarer oder hämorrhagischer Inhalt, erythematöser (entzündlicher) Grund
- Erosionen, Krusten

> Da die gesamte Epidermis das Blasendach bildet, sind die Blasen widerstandsfähiger. So findet man intakte **pralle Blasen** unterschiedlicher Größe.

Prädilektionsstellen

- Haut: Intertrigines, **Beugeseiten der Extremitäten**, Abdomen
- Schleimhaut (20%): Mund

Symptome
- Erosionen: schmerzhaft, blutig
- begleitende Entzündungsreaktion der Haut
- mäßiger Juckreiz

Verlauf
- chronischer, schubartiger Verlauf
- **keine Vernarbung**
- Letalität: 10–40% (hohes Alter, Nebenwirkungen der Medikamente)

Diagnostik

Nikolski-Phänomene (☞ Kap. 4.3)
- Nikolski I: negativ
- Nikolski II: positiv

Tzanck-Test (☞ Kap. 4.3)
negativ

Histologie (☞ Tab. 9.1)
- **subepidermale (junktionale) Blasen** (Epidermis = Blasendach, Basalmembran = Blasengrund)
- Blasenlumen: Serum, teils eosinophile/neutrophile Granulozyten
- Dermis: Leukozyten

> Elektronenmikroskopisch zeigt sich die Spatbildung innerhalb der **Lamina lucida** der Basalmembran!

Immunfluoreszenz (☞ Tab. 9.1)
- direkte Immunfluoreszenz: lineare Ablagerung von IgG und C3 an der **Basalmembran**
- indirekte Immunfluoreszenz: Pemphigoid-Antikörper (**IgG gegen BP-Ag 1 und 2**) in 70% nachweisbar

> Der **Antikörper-Titer** korreliert **nicht** mit der Krankheitsaktivität.

Therapie

lokal
- Antiseptika
- Glukokortikoide

systemisch
- Glukokortikoide
- Immunsuppressiva: Azathioprin, MTX, Ciclosporin A

unterstützende Maßnahmen
Malignomsuche, Malignomtherapie

Vernarbendes Schleimhautpemphigoid

Synonyme: Benignes Schleimhautpemphigoid, Vernarbendes Pemphigoid

Definition
Ätiologie/Pathogenese: Auto-Antikörper · BP-Ag 2 · Laminin 5 · subepidermale (junktionale) Blasen
Klinik: Erosionen · Entzündung · Prädilektionsstellen · Vernarbung
Diagnostik: Histologie · Immunfluoreszenz
Therapie: lokal · systemisch · unterstützende Maßnahmen

Definition

vernarbende Variante des bullösen Pemphigoids

- Auto-Antikörper gegen **BP-Ag 2** und **Laminin 5**
- Blasen und Erosionen vorwiegend an der **Schleimhaut,** führen durch **Vernarbungen** und Verwachsungen zu Funktionseinschränkungen

Ätiologie/Pathogenese

- Auto-Antikörper gegen **BP-Antigen 2** und **Laminin 5**, beides Bestandteile der Hemidesmosomen (☞ Kap. 1.1)
- **subepidermale (junktionale) Blasen**, vorwiegend an den **Schleimhäuten** lokalisiert
- Assoziation mit Malignomen ist möglich

Klinik

Effloreszenzen

- Blasen: prall, klarer oder hämorrhagischer Inhalt, erythematöser (entzündlicher) Grund
- **Erosionen,** Krusten

Prädilektionsstellen

- Haut: nur geringe Beteiligung (10–30%)
- **Schleimhaut: Konjunktiven, Mund,** Nase, Anogenitalregion

> Bei dem vernarbenden Pemphigoid sind überwiegend die **Schleimhäute** betroffen. Hier finden sich chronisch-rezidivierende Erosionen, intakte Blasen sind selten.

Symptome

- Erosionen: schmerzhaft, blutig
- begleitende starke Entzündungsreaktion

Verlauf

- chronischer, schubweiser Verlauf
- **Entzündung, Vernarbung**
- Komplikation: **Verwachsungen, Funktionseinschränkungen**
- 20% der Patienten **erblinden** → regelmäßige augenärztliche Kontrollen!

Diagnostik

Histologie

- **subepidermale (junktionale) Blasen** (Epidermis = Blasendach, Basalmembran = Blasengrund)
- Dermis: Leukozyten

Immunfluoreszenz

- Direkte Immunfluoreszenz:
  lineare Ablagerung von IgG, IgA und C3 an der **Basalmembran**
- Indirekte Immunfluoreszenz:
  Auto-Antikörper gegen **BP-Ag 2** und **Laminin 5** (nur in 20–30% nachweisbar)

Therapie

lokal

Glukokortikoide

systemisch

- Glukokortikoide
- Dapson
- Immunsuppressiva: Azathioprin, Ciclosporin A, Cyclophosphamid

unterstützende Maßnahmen

- chirurgische Versorgung der Verwachsungen
- Plasmapherese

Herpes gestationis

Synonym: Pemphigoid gestationis

Definition
Ätiologie/Pathogenese: Schwangerschaft · Auto-Antikörper · BP-Ag 2 · subepidermale (junktionale) Blasen
Klinik: Blasen · urtikarielle Läsionen · Prädilektionsstellen · spontane Abheilung · Rezidiv · Neugeborenes
Diagnostik: Histologie · Immunfluoreszenz
Therapie: lokal · systemisch · unterstützende Maßnahmen

Definition

Der Herpes gestationis ist eine in der **Schwangerschaft** auftretende Variante des bullösen Pemphigoids. Es finden sich Auto-Antikörper gegen **BP-Ag 2**. Klinisch zeigen sich gruppiert angeordnete Blasen an der Haut.

Ätiologie/Pathogenese

- Variante des bullösen Pemphigoids, die während einer **Schwangerschaft** (> **20. SSW**) auftritt
- Auto-Antikörper **(IgG)** gegen **BP-Ag 2**
- **subepidermale (junktionale) Blasen**
- Ursache unklar, evtl. Sensibilisierung gegen Plazenta-Antigene
- genetische Disposition (**HLA**-DR3, -DR4) wird angenommen
- Assoziation mit anderen Autoimmunerkrankungen ist möglich: Autoimmunthyreoiditis, perniziöse Anämie, Alopecia areata

Provokationsfaktoren

- Schwangerschaft
- orale Kontrazeptiva
- Menstruation

! IgG-Antikörper sind plazentagängig!

Klinik

Effloreszenzen

- **Blasen:** gruppiert, unterschiedliche Größe, auf erythematösen/urtikariellen Läsionen
- Erosionen, Krusten

Prädilektionsstellen

- **Haut:** periumbilikal, in den Striae distensae, Extremitäten
- Schleimhaut: meist frei

Symptome

starker **Juckreiz**

Verlauf

- spontane **Abheilung** (2–3 Wochen nach Entbindung)
- 20 % **Rezidiv** (Regelblutung, orale Kontrazeptiva, erneute Schwangerschaft)

Durch die diaplazentare Übertragung der Antikörper (IgG) können sich auch beim **Neugeborenen** Hautveränderungen zeigen. Diese heilen innerhalb weniger Wochen ab, eine Therapie ist nicht erforderlich.

Diagnostik

Histologie

- **subepidermale (junktionale) Blasen** (Epidermis = Blasendach, Basalmembran = Blasengrund)
- Nekrose der Basalzellen
- Dermis: Leukozyten

Immunfluoreszenz

- direkte Immunfluoreszenz: lineare Anlagerung von IgG und C3 an der **Basalmembran**

- indirekte Immunfluoreszenz: Auto-Antikörper **(IgG)** gegen **BP-Ag 2** (nur in 20 % nachweisbar)

Therapie

lokal
- Antiseptika
- Glukokortikoide

systemisch
- Glukokortikoide (nur in der Spätschwangerschaft!)
- Ciclosporin A

unterstützende Maßnahmen
- Plasmapherese
- Vermeidung hormoneller Kontrazeptiva

9.1.3 Dermatitis herpetiformis Duhring

Synonyme: Morbus Duhring, Dermatitis herpetiformis

> **Definition**
> **Ätiologie / Pathogenese:** Auto-Antikörper · Ankerfibrillen · Gliadin · Endomysium · subepidermale (dermolytische) Blasen · glutensensitive Enteropathie · Provokationsfaktoren
> **Klinik:** gruppierte pralle Blasen · entzündlicher Grund · Prädilektionsstellen · brennender Juckreiz · Vernarbung
> **Diagnostik:** Nikolski · Tzanck-Test · Histologie · Immunfluoreszenz
> **Therapie:** lokal · systemisch · unterstützende Maßnahmen

Definition

Bullöse Hauterkrankung mit **subepidermaler (dermolytischer) Blasenbildung.** Die Auto-Antikörper richten sich gegen Bestandteile der Ankerfibrillen, Gliadin und Endomysium. Meist mit einer **glutensensitiven Enteropathie** (Zöliakie) assoziiert. Klinisch zeigen sich gruppierte Bläschen auf gerötetem Grund.

Epidemiologie

- Alter: **20–50 Jahre**
- Geschlecht: **m > w**

Ätiologie / Pathogenese

- Auto-Antikörper **(IgA)** gegen Bestandteile der **Ankerfibrillen** (Verbindung zwischen Basalmembran und Dermis, ☞ Abb. 1.5)
- Anlagerung von IgA und Komplementfaktoren in den **dermalen Papillenspitzen → subepidermale (dermolytische) Blasen,** Basalmembran = Blasendach, Dermis = Blasengrund (☞ Tab. 9.1)
- Assoziation mit der **glutensensitiven Enteropathie (Zöliakie)**, die jedoch meist asymptomatisch ist. Der Zusammenhang ist unklar. Vermutet wird, dass die Auto-Antikörper durch die Immunreaktion im Darm entstehen, hämatogen in die Haut gelangen und dort aufgrund einer Kreuzreaktivität an Bestandteile der Ankerfibrillen binden. Des Weiteren finden sich Antikörper gegen **Gliadin** (Bestandteil des Glutens) und **Endomysium** (Retikulinfasern in Dünndarm und Muskulatur).
  Eine genetische Disposition (**HLA**-B8, -DR3, -DQ2, -A1) wird angenommen.

Provokationsfaktoren
- **Gluten**
- **Jod** (oral/lokal)
- fokale Infekte

Klinik

Effloreszenzen (☞ Tafelteil, Foto 27)	• **Blasen:** prall, herpetiform **gruppiert**, auf erythematösem Grund • Erosionen, Krusten
Prädilektionsstellen	• Haut: Extremitäten-Streckseiten, Schulter, **Sakralregion**, Kapillitium • Schleimhaut: meist frei
Symptome	• Schmerzen, **brennender Juckreiz** • begleitende Entzündungsreaktion der Haut

> Der **brennende Juckreiz** ist ein Leitsymptom dieser Erkrankung. Er kann bereits vor Auftreten der Hautveränderungen beginnen.

Verlauf	• chronisch, schubartiger Verlauf • **Vernarbung**

Diagnostik

Nikolski-Phänomene (☞ Kap. 4.3)	Nikolski I und II: negativ
Tzanck-Test (☞ Kap. 4.3)	negativ
Histologie (☞ Tab. 9.1)	• **subepidermale (dermolytische) Blasen** (Basalmembran = Blasendach, Dermis = Blasengrund) • dermale Papillenspitzen: Mikroabszesse (neutrophile und eosinophile Granulozyten)

> Elektronenmikroskopisch zeigt sich die Spaltbildung unterhalb der Lamina densa der Basalmembran.

Immunfluoreszenz (☞ Tab. 9.1)	• direkte Immunfluoreszenz: granuläre Ablagerungen von IgA und C3 in den **Papillenspitzen** • indirekte Immunfluoreszenz: Auto-Antikörper **(IgA)** gegen Bestandteile der **Ankerfibrillen, Gliadin** und **Endomysium** (nur selten nachweisbar)
weiterführende Untersuchungen	• Dünndarm-Biopsie • Jod-Provokation

Therapie

lokal	Glukokortikoide
systemisch	• **Dapson** • Sulfapyridin • Glukokortikoide • Colchicin • Antihistaminika
unterstützende Maßnahmen	• **glutenfreie Diät** • **Meidung von Jod** (lokal und systemisch) • evtl. Fokussanierung

> **Gluten** ist enthalten in Weizen, Dinkel, Roggen, Gerste und Hafer.

9.1.4 Epidermolysis bullosa acquisita

Definition
Ätiologie/Pathogenese: Auto-Antikörper · Kollagen Typ VII · subepidermale (dermolytische) Blasen · Provokationsfaktoren
Klinik: pralle Blasen · Prädilektionsstellen · Vernarbung · Milien
Diagnostik: Histologie · Immunfluoreszenz
Therapie: lokal · systemisch · unterstützende Maßnahmen

Definition

Bullöse Hauterkrankung mit **subepidermaler (dermolytischer) Blasenbildung.** Die Auto-Antikörper richten sich gegen das **Typ VII-Kollagen** der Ankerfibrillen. Blasen finden sich vorwiegend an mechanisch belasteten Arealen.

Epidemiologie

Alter: **40–50 Jahre**

Ätiologie/Pathogenese

- Auto-Antikörper (**IgG**) gegen **Typ VII-Kollagen** der dermalen Verankerungsfibrillen (Verbindung zwischen Basalmembran und Dermis, ☞ Abb. 1.5)
- **subepidermale (dermolytische) Blasen** durch Ablösung der Basalmembran von der Dermis (Basalmembran = Blasendach, Dermis = Blasengrund)
- Eine genetische Disposition (**HLA**-DR2) wird angenommen.

Provokationsfaktoren

mechanische Irritation

Klinik

Effloreszenzen

- **Blasen:** prall, erythematöser Grund
- Erosionen, Krusten

Prädilektionsstellen

- **Haut:** Akren, Knie, Ellenbogen
- Schleimhaut: **Mund**

> Hautveränderungen vorwiegend an **mechanisch belasteten Regionen!**

Verlauf

- chronisch-rezidivierender Verlauf
- **Vernarbung, Milien**

Diagnostik

Histologie

- **subepidermale (dermolytische) Blasen** (Basalmembran = Blasendach, Dermis = Blasengrund)
- Dermis: neutrophile und eosinophile Granulozyten

Immunfluoreszenz

- direkte Immunfluoreszenz: lineare Ablagerung von IgG, IgA, IgM und C3 an der **Basalmembran**
- indirekte Immunfluoreszenz: Auto-Antikörper gegen **Typ VII-Kollagen** (20–50% nachweisbar)

Therapie

lokal

- Antiseptika
- Glukokortikoide

systemisch

- Glukokortikoide
- Dapson
- Immunsuppressiva: Azathioprin, Ciclosporin A, Mycophenolat-Mofetil, Cyclophosphamid
- Colchicin

unterstützende Maßnahmen	• Plasmapherese • i.v.-Immunglobuline

9.1.5 Lineare IgA-Dermatose

Definition
Formen: infantil · adult
Ätiologie/Pathogenese: Auto-Antikörper · subepidermale (junktionale) Blasen · Provokationsfaktoren
Klinik: gruppierte pralle Blasen · erythematöse Herde · Prädilektionsstellen · Spontanremission
Diagnostik: Histologie · Immunfluoreszenz
Therapie: lokal · systemisch

Definition	Ähnlichkeit zum **bullösen Pemphigoid** und zum **M. Duhring.** Die Auto-Antikörper führen zu einer subepidermalen (junktionalen) Blasenbildung. Klinisch zeigen sich gruppierte Bläschen.
Epidemiologie	• Alter: **Kinder** (Vorschul- und Schulalter), **Erwachsene** (mittleres Lebensalter) • Geschlecht: **w > m**
Formen	• **infantile** Form (Synonym: Chronisch bullöse Dermatose des Kindesalters) • **adulte** Form
Ätiologie / Pathogenese	Die Auto-Antikörper **(IgA)** richten sich gegen Proteine der dermalen Verankerungsfilamente (Verbindung zwischen Basalmembran und Dermis, ☞ Abb. 1.5). Dies führt zu einer **subepidermalen (junktionalen) Blasenbildung**.
Provokationsfaktoren	Medikamente: Vancomycin, Lithium, Steroide, NSAID
Klinik	
Effloreszenzen	**Blasen:** erythematöse Herde mit peripheren **gruppierten** prallen Blasen
Prädilektionsstellen	• **Haut:** Rumpf, proximale Extremitäten • Schleimhaut (selten): Mund, Genitalbereich, Konjunktiven
Verlauf	• chronischer, schubartiger Verlauf • **Spontanremission** nach einigen Jahren (bei Kindern meist vor der Pubertät)
Diagnostik	
Histologie	• **subepidermale (junktionale) Blasen** • Dermis: neutrophile Granulozyten
Immunfluoreszenz	direkte Immunfluoreszenz: lineare Ablagerung von IgA und C3 an der **Basalmembran**
Therapie	
lokal	• Antiseptika • Glukokortikoide
systemisch	• **Dapson** • Glukokortikoide

9.2 Kollagenosen

Autoimmunerkrankungen · Antinukleäre Antikörper (ANA) · Immunkomplexe

Definition

Kollagenosen: **systemische Autoimmunerkrankungen,** die sich nicht nur an der **Haut,** sondern auch an **inneren Organen** manifestieren. Sie verlaufen meist chronisch, schubartig und führen zu einem Funktionsverlust innerer Organe.

> Der Begriff „Kollagenose" ist historisch, das kollagene Bindegewebe ist nicht das primäre Ziel der immunologischen Vorgänge.

Bildung von **Auto-Antikörpern,** in 90% antinukleäre Antikörper (ANA). Zielstruktur der ANA sind Bestandteile des Zellkerns (DNA, Kernproteine, Enzyme). Es bilden sich **Immunkomplexe,** die sich im Gewebe ablagern und durch die Aktivierung des Komplementsystems zu einer Gewebeschädigung führen. Es besteht eine Assoziation zu bestimmten HLA-Typen.

> **ANA** können auch bei anderen Autoimmunerkrankungen, chronischen Leber- und Lungenerkrankungen, Neoplasien, Infektionen, Schilddrüsenkrankheiten, Medikamentenallergien und bei 2% der gesunden Bevölkerung nachgewiesen werden.

Formen

- Lupus erythematodes
- Sklerodermie
- Dermatomyositis

9.2.1 Lupus erythematodes

systemische Autoimmunerkrankung · Antinukleäre Antikörper (ANA) · Photosensibilität

Definition

Der Lupus erythematodes (**LE**) ist eine systemische Autoimmunkrankheit. Es werden Auto-Antikörper (antinukleäre Antikörper, **ANA**) gebildet, die sich als Immunkomplexe im Gewebe ablagern. Der Lupus erythematodes kann sich an allen Organen manifestieren, als lebensbedrohliche (**SLE**) oder milde (**SCLE**) Form, oder lediglich auf die Haut beschränkt sein (**CDLE**). Die Erkrankung zeichnet sich durch erhöhte **Photosensibilität** aus.

Formen

- systemischer Lupus erythematodes (SLE)
- subakut kutaner Lupus erythematodes (SCLE)
- chronisch diskoider Lupus erythematodes (CDLE)

Merkmale	SLE	SCLE	CDLE
Haut	Schmetterlingserythem	disseminierte erythematöse, fein schuppende Herde	erythematöse Plaques mit fest haftender Schuppung, „Tapeziernagel-Phänomen“, Hyperästhesie
Organbeteiligung	stark	mild	keine
Lichtprovozierbarkeit	+	++++	++
Auto-Antikörper	ANA • anti-dsDNA-Antikörper • anti-Sm-Antikörper	ANA • anti-Ro(SSA)-Antikörper • anti-La(SSB)-Antikörper	ANA (selten)
Lupusband in befallener Haut	+++	++	+++
Lupusband in unbefallener Haut • lichtexponiert • nicht-lichtexponiert	 ++ +	 + –	 – –

Tab. 9.2: Merkmale des Lupus erythematodes

Systemischer Lupus erythematodes (SLE)

Synonyme: Lupus erythematodes visceralis, Lupus erythematodes disseminatus

> **Definition**
> **Ätiologie/Pathogenese:** ANA · anti-dsDNA-Antikörper · anti-Sm-Antikörper · Immunkomplexe · Provokationsfaktoren
> **Klinik:** Schmetterlingserythem · Organmanifestationen · Lichtempfindlichkeit
> **Diagnostik:** ARA-Kriterien · Labor · Histologie · Immunfluoreszenz
> **Therapie:** lokal · systemisch · unterstützende Maßnahmen

Definition

Generalisierte Autoimmunkrankheit, die sich nicht nur an der Haut, sondern auch an inneren Organen manifestiert. Es finden sich antinukleäre Antikörper (**ANA**). Es liegt eine Photosensibilität vor.

Epidemiologie

- Alter: **20–40 Jahre**
- Geschlecht: **w > m**

Ätiologie / Pathogenese

- Bildung von Auto-Antikörpern aufgrund einer gestörten B- und T-Lymphozytenfunktion. Diese Antikörper richten sich gegen Bestandteile des Zellkerns (antinukleäre Antikörper, **ANA**), insbesondere gegen Doppelstrang-DNA (**anti-dsDNA-Antikörper**) und Zellkernglykoproteine (**anti-Sm-Antikörper**). Die genaue Ursache der Antikörperproduktion ist unklar. Diskutiert werden Kreuzreaktivität mit viralen Antigenen (**molekulares Mimikry**) und Freisetzung endogener Antigene durch Noxen wie UV-Licht oder Medikamente.
- Bildung von **Immunkomplexen** → lagern sich an der Basalmembran von Haut, Gefäßen und Nierenglomeruli ab und führen durch Aktivierung des Komplementsystems zu einer Gewebeschädigung
- genetische Disposition (**HLA**-DR2, -DR3, -B8, -A1)

Provokationsfaktoren

- **UV-Licht**
- Medikamente: ACE-Hemmer, Hydrochlorothiazid, Kalziumkanalblocker
- Hormone: Östrogene

- virale Infekte
- mechanische Irritation
- Stress

Klinik

Haut (70–80%)

- Gesicht: **Schmetterlingserythem** (unscharf begrenztes, makulöses/urtikarielles Erythem über Nase und Wangen), meist nach Sonnenexposition (☞ Tafelteil, Foto 28)
- obere Thoraxhälfte, proximale Extremitäten: **disseminiertes makulo-papulöses Exanthem**
- **Finger:** erythematöse, schuppende Plaques (Streckseite), Hämorrhagien, Teleangiektasien und Atrophien (Nagelfalz), Raynaud-Symptomatik (☞ Kap. 20.2)
- Kapillitium: diffuser Haarausfall
- CDLE-Herde

Schleimhaut

Mundschleimhaut: Erytheme, **Erosionen,** Ulzera

Organmanifestation

- **Arthralgien** (90%): v.a. Knie, Hände
- **Myalgien**
- Nieren: Glomerulonephritis („**Lupusnephritis**") (70%), Niereninsuffizienz (15%)
- Lunge: Pneumonie („Lupuspneumonitis"), **Pleuritis**
- Herz: verruköse Endokarditis (Libmann-Sacks), Myokarditis, Perikarditis
- Gastrointestinaltrakt: Colitis, Peritonitis, Pankreatitis
- Zentralnervensystem (25%): **Epilepsie**, Kopfschmerzen, Schlaganfall, periphere Neuropathie, organisches Psychosyndrom, **Depression**, kognitive Dysfunktion

Symptome

- **Allgemeinsymptome:** Müdigkeit, Fieber, Krankheitsgefühl, Gewichtsabnahme
- erhöhte **Lichtempfindlichkeit**
- generalisierte Lymphknotenschwellung
- erhöhte Infektanfälligkeit

Verlauf

- akuter oder **chronisch-schubhafter Verlauf**, intermittierende Remissionen (Wochen bis Jahre)
- 5-JÜR: 90%, 10-JÜR: 60–70%
- Tod v.a. durch **Infekte, Nierenversagen**

Diagnostik

ARA-Kriterien (☞ Tab. 9.3)

Kriterien des American College of Rheumatology (früher **A**merican **R**heumatism **A**ssociation).
Sind 4 dieser 11 Kriterien erfüllt, ist die Diagnose SLE wahrscheinlich.

Labor

- **LE-Zellen** (neutrophile Granulozyten, die Kernmaterial zerstörter Zellen phagozytiert haben)
- **Panzytopenie:** Anämie, Leukopenie (<4.000/µl), Thrombozytopenie (<100.000/µl)
- BSG ↑, CRP ↑
- zirkulierende Immunkomplexe
- **Komplementfaktoren** ↓
- Proteinelektrophorese: Albumin ↓, α2-Globuline ↑, γ-**Globuline** ↑
- **Rheumafaktor** positiv (20–40%)
- Kreatinin ↑, Harnstoff ↑
- pathologisches Urinsediment (Proteinurie, Zylinder, Mikrohämaturie)

Organ	ARA-Kriterien
Haut	Schmetterlingserythem
	CDLE-Herde
	Photosensibilität
Schleimhaut	Erosionen / Ulzerationen der Mundschleimhaut
Gelenke	Arthralgien
Seröse Häute	Pleuritis, Perikarditis
Niere	Proteinurie (> 0,5 g / d) oder pathologisches Urinsediment (Hämaturie, Zylinder)
ZNS	Epilepsie oder Psychosen
Blut	hämolytische Anämie, Leukopenie (< 4.000 / µl) oder Thrombopenie (< 100.000 / µl)
Immunologie	LE-Zellen oder anti-dsDNA-, anti-Sm- oder Antiphospholipid-Antikörper
	ANA-Nachweis

Tab. 9.3: ARA-Kriterien des SLE

Histologie

- Epidermis: Hyperkeratose, **Atrophie** des Stratum spinosum, Degeneration der Basalzellen
- Basalmembran verdickt
- Dermis: entzündliches Infiltrat, Ödem

direkte Immunfluoreszenz

Lupusband (bandförmige Ablagerung von IgG, IgM und C3 an der Basalmembran)

! Das Lupusband entsteht durch Ablagerung von Immunkomplexen an der Basalmembran, es sind keine Antikörper gegen Basalmembranbestandteile!

indirekte Immunfluoreszenz:

ANA (95%), **anti-dsDNA-Antikörper** (60%), **anti-Sm-Antikörper** (30%)

Das Lupusband beim SLE findet sich zu 95% in Probebiopsien **befallener Haut,** ist aber auch in klinisch gesunder Haut nachzuweisen (60–80% in gesunder **sonnenexponierter,** 40% in gesunder **nicht-sonnenexponierter** Haut)!

Therapie

lokal

Glukokortikoide

systemisch

- Acetylsalicylsäure (ASS)
- (Hydroxy-) Chloroquin
- Glukokortikoide
- Immunsuppressiva: Cyclophosphamid, Azathioprin, Ciclosporin A, MTX
- Dapson
- Thalidomid (Contergan®) → strenge Indikationsstellung!

Bei **leichteren** Verläufen reichen ASS und Chloroquin, bei **schwereren** Verläufen müssen systemische Glukukortikoide in Kombination mit Immunsuppressiva eingesetzt werden.

unterstützende Maßnahmen	• **UV-Schutz** • keine Hormonsubstitution • Plasmapherese • i.v.-Immunglobuline • Hautherde: Kryotherapie

Subakut kutaner Lupus erythematodes (SCLE)

Definition
Ätiologie/Pathogenese: ANA · anti-Ro(SSA)-Antikörper · anti-La(SSB)-Antikörper · Provokationsfaktoren
Klinik: disseminierte erythematöse Herde · Organmanifestationen · Lichtempfindlichkeit
Diagnostik: ARA-Kriterien · Histologie · Immunfluoreszenz
Therapie: lokal · systemisch · unterstützende Maßnahmen

Definition	Der subakut kutane Lupus erythematodes (**SCLE**) ist eine mildere Verlaufsform des systemischen Lupus erythematodes. Auch hier finden sich antinukleäre Antikörper (**ANA**). Er weist eine hohe **Photosensibilität** auf.
Ätiologie/ Pathogenese	• antinukleäre Antikörper (**ANA**): insbesondere extrahierbare nukleäre Antigene (**anti-Ro(SSA)-Antikörper, anti-La(SSB)-Antikörper**). • genetische Disposition (**HLA**-DR3)
Provokationsfaktoren	• **UV-Licht** • mechanische Irritation
Klinik	
Haut	• zahlreiche **disseminierte Herde:** erythematös, fein schuppend, roter Randsaum • **lichtexponierte Areale:** Akren, Gesicht, Brust, Rücken
Schleimhaut	gelegentlich Erosionen der Mundschleimhaut
Organmanifestation	meist nur **milde** Systembeteiligung (15–20%)
Symptome	• Allgemeinsymptome: Fieber, Abgeschlagenheit • erhöhte **Lichtempfindlichkeit** • Myalgien, Arthralgien
Verlauf	• Hautherde: **keine Vernarbung** • meist Spontanheilung (nach Monaten bis Jahren) • Übergang in SLE möglich
Diagnostik	
ARA-Kriterien (☞ Tab. 9.3)	Die Kriterien (4 von 11) sind in **50–60%** der Fälle erfüllt.
Histologie	• ähnlich SLE • ausgeprägte epidermale **Atrophie**
Immunfluoreszenz	• direkte Immunfluoreszenz: **Lupusband** (bandförmige Ablagerung von IgG, IgM und C3 an der Basalmembran) • indirekte Immunfluoreszenz: ANA (75%), **anti-Ro(SSA)-Antikörper** (50%), **anti-La(SSB)-Antikörper** (20%)

> Das Lupusband beim SCLE findet sich zu 60% in Probebiopsien **befallener Haut,** ist aber auch zu 25% in klinisch gesunder **sonnenexponierter** Haut nachweisbar!

Therapie

☞ SLE

Chronisch diskoider Lupus erythematodes (CDLE)

Synonyme: Lupus erythematodes integumentalis, diskoider Lupus erythematodes (DLE), Lupus erythematodes chronicus

> **Definition**
> **Ätiologie/Pathogenese:** ANA · Provokationsfaktoren
> **Klinik:** erythematosquamöse Plaques · Tapeziernagel-Phänomen · Hyperästhesie · Lichtempfindlichkeit
> **Diagnostik:** ARA-Kriterien · Histologie · Immunfluoreszenz
> **Therapie:** lokal · systemisch · unterstützende Maßnahmen

Definition

Auf die Haut beschränkte Form des Lupus erythematodes ohne Systembeteiligung! Antinukleäre Antikörper (**ANA**) sind nur selten nachweisbar. Auch hier besteht eine erhöhte **Photosensibilität**.

Epidemiologie

- Alter: **20–40 Jahre**
- Geschlecht: **w > m**

Ätiologie / Pathogenese

- Bildung von Auto-Antikörpern
- Manifestation: überwiegend an der Haut, **keine Systembeteiligung**

Provokationsfaktoren

UV-Licht

Klinik

Haut (☞ Tafelteil, Foto 29)

- scheibenförmige, scharf begrenzte **erythematöse Plaques** mit fest haftender **Schuppung** (zentrifugale Ausdehnung, zentral beginnende **Atrophie**)
- **lichtexponierte Areale:** Gesicht, Ohren, Kapillitium, Brust, Schulter, Nacken

> Diese fest haftende Schuppung setzt sich in die Follikelöffnungen fort. Werden diese Schuppen entfernt, zeigt sich dies als sog. **Tapeziernagel-Phänomen** (dornartiger Hornfortsatz).

Schleimhaut

Mundschleimhaut: Erosionen, Ulzera, teilweise weißliche Beläge

Symptome

- Herde: **Hyperästhesie**
- erhöhte **Lichtempfindlichkeit**
- keine Allgemeinsymptome

Verlauf

- Abheilung: Vernarbung, fleckige Hypo- und Hyperpigmentation, Teleangiektasien
- Kapillitium: narbige Alopezie (Pseudopelade)
- Komplikationen: Plattenepithelkarzinom in den Narben
- **chronisch-schubartiger** Verlauf, selbstlimitierend
- Übergang in SLE möglich (5%)

Diagnostik

ARA-Kriterien (☞ Tab. 9.3): meist nicht erfüllt

Histologie
- ähnlich SLE
- ausgeprägte Hyperkeratose, **follikuläre Hyperkeratose**

Immunfluoreszenz
- direkte Immunfluoreszenz: **Lupusband** (bandförmige Ablagerung von IgG, IgM und C3 an der Basalmembran)
- indirekte Immunfluoreszenz: **ANA** nur selten nachweisbar

> Das Lupusband beim CDLE findet sich zu 90% in Probebiopsien **befallener Haut,** in gesunder Haut ist es nicht nachweisbar!

Differentialdiagnosen
- Psoriasis vulgaris
- Mykosen
- Rosazea
- weitere erythematosquamöse Dermatosen (☞ Kap. 10)

Therapie

☞ SLE

Sonderformen des Lupus erythematodes

arzneimittelinduzierter SLE · Lupus-Pannikulitis · neonataler LE

Arzneimittel-induzierter SLE

- milde Verlaufsform des SLE, durch **Medikamente** provoziert
- Auto-Antikörper (**ANA**, **anti-Histon-Antikörper**)
- Klinisch: **Arthralgien, Serositis**, keine Nieren- oder ZNS-Beteiligung
- Die Symptome sind nach Absetzen des Medikamentes reversibel.

Medikamente
- **Procainamid**
- **Hydralazin**
- Methyldopa
- Isoniazid
- Penicillamin

> Diese Medikamente lösen den SLE direkt aus. Sie verstärken einen vorbestehenden SLE nicht.

Lupus-Pannikulitis

Synonyme: Lupus erythematodes profundus, Lupus panniculitis
Entzündung des **subkutanen Fettgewebes** (Pannikulitis). Es zeigen sich schmerzhafte, **derbe,** subkutane**, livide Knoten**, die meist mit eingezogenen Narben abheilen. Sie treten vorwiegend an Schulter, Gesäß und Oberschenkel auf.
Dies kann sowohl im Rahmen eines **CDLE** (65%) als auch bei einem **SLE** (35%) auftreten.

Neonataler LE

Bei mütterlichem **SCLE** kommt es durch diaplazentare Übertragung von **anti-Ro(SSA)-Antikörpern** (IgG) zur Erkrankung des Neugeborenen. Hierbei zeigen sich meist leichte **Hautveränderungen**, die sich in den ersten Lebensmonaten spontan zurückbilden. Schwerwiegende Komplikationen wie **kardiale Reizleitungsstörungen** (AV-Block), hämolytische Anämie oder Thrombopenie sind möglich.

9.2.2 Sklerodermie

Autoimmunerkrankung · systemisch · zirkumskript

Definition

Die Sklerodermie ist eine systemische Autoimmunerkrankung. Eine vermehrte Bildung von Kollagen führt zu einer **Verhärtung und Schrumpfung der Haut.** Die zirkumskripte Sklerodermie ist auf die Haut beschränkt, die systemische Sklerodermie betrifft auch die inneren Organe.

Formen

- systemische Sklerodermie
- zirkumskripte Sklerodermie (Morphea)

Systemische Sklerodermie

Synonyme: Progressive systemische Sklerodermie (PSS), systemische Sklerose, Systemsklerose

Definition
Formen: diffus · limitiert · CREST-Syndrom
Ätiologie/Pathogenese: Haut- und Organsklerose · ANA · anti-Scl-70-Antikörper · ACA
Klinik: Sklerodaktylie · Rattenbißnekrosen · Teleangiektasien · Calcinosis cutis · Mikrostomie · Dysphagie · Raynaud-Syndrom
Diagnostik: Labor · Histologie
Therapie: lokal · Phototherapie · systemisch · unterstützende Maßnahmen

Definition

Die systemische Sklerodermie ist eine Erkrankung des Bindegewebes und führt zu einer diffusen **Sklerose von Haut und inneren Organen**. Es finden sich Auto-Antikörper. Meist geht eine **Raynaud-Symptomatik** voraus.

Epidemiologie

- Alter: **40–60 Jahre**
- Geschlecht: **w > m**

Formen

- diffuse Sklerose (zentrosklerotischer Typ)
- limitierte Sklerose (Akrosklerose)
- CREST-Syndrom

Ätiologie / Pathogenese

- Die systemische Sklerodermie manifestiert sich nicht nur an der Haut, sondern auch an inneren Organen (Multiorganerkrankung).
- Sie ist häufig mit **anderen Autoimmunerkrankungen** assoziiert (primär biliäre Zirrhose, Dermatomyositis, Sjögren-Syndrom).
- Eine genetische Prädisposition (**HLA**-B8, -DR3) sowie exogene Auslöser (z.B. chemische Agenzien) werden diskutiert.
- Die Rolle der Auto-Antikörper ist noch nicht geklärt. Es finden sich gehäuft antinukleäre Antikörper (**ANA**) sowie bei der diffusen Sklerose **anti-Scl-70-Antikörper** (DNA-Topoisomerase I) und bei der Akrosklerose und dem CREST-Syndrom **Anti-Zentromer-Antikörper** (ACA).
- Durch eine Regulationsstörung der Fibroblasten kommt es zu einer **vermehrten Produktion von Kollagen** im Bereich der Dermis. Es kommt zu einer Verhärtung und Schrumpfung der Haut (**Hautsklerose).** Eine Regulationsstörung der Hautgefäße versursacht das **Raynaud-Syndrom** (☞ Kap. 20.1).

Klinik

Haut

- Finger: **Beugekontrakturen** (Sklerodaktylie), „Madonnenfinger“ (spitz zulaufend), **„Rattenbissnekrosen“** (Fingerspitzen), Teleangiektasien (Nagelfalz) (☞ Tafelteil, Foto 30)
- **Calcinosis cutis:** subkutane Verkalkungen an Gelenken und Akren
- Gesicht: reduzierte Mimik („Maskengesicht“), spitze Nase, **Mikrostomie**, „Tabaksbeutelmund“ (☞ Tafelteil, Foto 31)
- Hypo- und Hyperpigmentationen, Teleangiektasien
- Kapillitium: Haarausfall

> Ablauf der Hautveränderungen: **Ödem** (teigige Schwellung) → **Sklerose** (gespannte, spiegelnde Haut)

Schleimhaut

- Zunge: verkleinert, **Verkürzung des Zungenbändchen**
- Mundtrockenheit
- Atrophie der Genitalschleimhaut

Organmanifestation

- Arthralgien
- Myopathien
- Gastrointestinaltrakt (80%): Motilitätsstörungen des Ösophagus (**Dysphagie**, Reflux), Diarrhoe, Obstipation
- Lungenfibrose (50%): **Dyspnoe**, Husten
- Kehlkopf: Heiserkeit
- Herz (50%): Kontraktilität ↓, Perikarditis
- Niere (10%): Niereninsuffizienz, Proteinurie

Symptome

- **Raynaud-Syndrom** (meist Initialsymptom): anfallsartige Durchblutungsstörung der Finger bei Kälte (☞ Kap. 20.2)
- gespannte, wachsartige Haut, Beweglichkeit ↓
- **Allgemeinsymptome:** Müdigkeit, Abgeschlagenheit, subfebrile Temperaturen

Verlauf

- **diffuse Sklerose** (5%): Beginn am Stamm (zentrifugale Ausbreitung), frühzeitige und häufige Beteiligung innerer Organe
- **Akrosklerose** (95%): Beginn an Händen und Gesicht (zentripetale Ausbreitung), nur milde Organbeteiligung
- **CREST-Syndrom:** benigne Verlaufsform der Akrosklerose, späte Organbeteiligung
- langsam-progredienter Verlauf, potentiell letal (10-JÜR: 40–60%)

> **CREST**-Syndrom: **C**alcinosis cutis, **R**aynaud-Syndrom, **O**esophagus-Motilitätsstörung, **S**klerodaktylie, **T**eleangiektasien

Diagnostik

Labor

- Auto-Antikörper: **ANA, anti-Scl-70-Antikörper** (70% bei diffuser Sklerose), **ACA** (20–30% bei Akrosklerodermie und CREST-Syndrom)
- BSG ↑, CRP ↑
- Kreatinin ↑, Proteinurie
- Anämie
- Muskelenzyme ↑

Histologie

- Stadium oedematosum: Ödem, entzündliches Infiltrat
- Stadium sclerosum: Kollagenfaserbündel (Dermis) ↑, subkutanes Fettgewebes ↓, Epidermis ↓

Therapie

lokal

hyperämisierende Externa

Phototherapie

PUVA (☞ Kap. 5.2)

systemisch

- **Antiinflammatorisch:** Glukokortikoide, Antiphlogistika, Immunsuppressiva (Azathioprin, Cyclophosphamid, Methotrexat)
- **Reduktion der Kollagensynthese:** D-Penicillamin, Gestagene
- **vasoaktive Substanzen** (durchblutungsfördernd): Pentoxifyllin, Calcium-Antagonisten, Nitrate, ACE-Hemmer

unterstützende Maßnahmen

- physikalische Therapie, Wärmeanwendung, Massage, Bäder
- Kälteschutz
- extrakorporale Photophorese
- Plasmapherese

Zirkumskripte Sklerodermie

Synonyme: Morphea, lokalisierte Sklerodermie

Definition
Formen: plaqueförmig · disseminiert · linear
Ätiologie/Pathogenese: Hautsklerose · Borrelia burdorferi
Klinik: erythematöse Plaques · Atrophie · lilac ring
Diagnostik: Histologie
Therapie: lokal · Phototherapie · systemisch · unterstützende Maßnahmen

Definition

Die zirkumskripte Sklerodermie ist eine Erkrankung des Bindegewebes. Sie ist auf die **Haut** beschränkt, eine Beteiligung innerer Organe findet sich nicht.

Epidemiologie

- Alter: **20–40 Jahre**
- Geschlecht: **w > m**

Formen

- plaqueförmiger (herdförmiger) Typ
- disseminierter Typ
- linearer Typ (**en coup de sabre** = Säbelhieb)

Ätiologie / Pathogenese

Die zirkumskripte Sklerodermie manifestiert sich ausschließlich an der Haut, **innere Organe sind nicht betroffen.** Auch hier führt die Überproduktion von Kollagen im Bereich der Dermis zu einer Verhärtung und Schrumpfung der Haut **(Hautsklerose). ANA** können nur selten nachgewiesen werden.
Die genaue Ätiologie ist unklar. In 20% gehen lokale Traumen voraus. Auch eine **Borrelien-Infektion** wird diskutiert (klinische Ähnlichkeit mit der Acrodermatitis chronica atrophicans, ☞ Kap. 6.1)

Klinik

Haut (☞ Tafelteil, Foto 32)

- **erythematöse Plaques**, Ödem (langsame zentrifugale Ausbreitung)
- zentral beginnende **Atrophie** (elfenbeinweißes, verhärtetes Zentrum), livider (aktiver) Randsaum **(lilac ring)**

Symptome

kaum Beschwerden

Verlauf

- **plaqueförmiger Typ:** wenige große Herde, meist am Stamm
- **disseminierter Typ:** viele Herde am gesamten Integument
- **linearer Typ:** bandförmiger Herd (betrifft auch tiefe Faszien), meist an Extremitäten, Kopf, seitliche Stirn (**en coup de sabre** = Säbelhieb)
- Abheilung: Verschwinden des lilac ring, Hyper- und Depigmentation
- **selbstlimitierend** (meist Abheilung nach einigen Jahren), kein Übergang in die systemische Sklerodermie
- Komplikationen: Ulzera, Einschränkung der Beweglichkeit

Diagnostik

Histologie — ☞ systemische Sklerodermie

Therapie

lokal — Glukokortikoide (lokal/intraläsional)

Phototherapie — PUVA (☞ Kap. 5.2)

systemisch

- Antibiotika: Penicillin, Ceftriaxon
- Glukokortikoide
- Immunsuppressiva

unterstützende Maßnahmen — physikalische Therapie

9.2.3 Dermatomyositis

Synonym: Lila-Krankheit

Definition
Ätiologie/Pathogenese: ANA · anti-Jo-1-Antikörper · Malignom · Provokationsfaktoren
Klinik: fliederfarbene Erytheme · Gottron-Papeln · streifenförmige Erytheme · Myositis · Krankheitsgefühl
Diagnostik: Labor · Elektromyogramm · Histologie
Therapie: systemisch · unterstützende Maßnahmen

Definition

Systemerkrankung mit der typischen Trias aus **Dermatitis, Muskelschwäche** und schwerem **Krankheitsgefühl**. Es finden sich antinukleäre Antikörper (**ANA**) sowie häufig eine Assoziation mit **malignen Tumoren.**

Epidemiologie

- Alter: **10 Jahre** (juvenile Form), **30–50 Jahre** (adulte Form)
- Geschlecht: **w > m**

Ätiologie/ Pathogenese

- systemische Autoimmunerkrankung, häufige Assoziation mit der Sklerodermie (20%).
- antinukleäre Antikörper **(ANA),** insbesondere **anti-Jo-1-Antikörper, anti-PM-SCL-Antikörper** und **anti-Mi-2-Antikörper**
- hohe Korrelation mit **HLA**-DR3
- Bildung von Immunkomplexen, die sich an Gefäßwänden anlagern und dadurch zu einer enzündlichen Reaktion führen.
- In ca. 50% findet sich ein **Malignom** (meist Darm-, Bronchial-, Brust- oder Ovarial-Tumore).

Provokationsfaktoren
- **UV-Licht**
- Infektionen
- Medikamente

Klinik

Haut
- **fliederfarbene Erytheme:** symmetrisch periorbital, Wangen, oberer Thorax, proximale Extremitäten (☞ Tafelteil, Foto 33)
- Facies myopathica („**trauriger Gesichtsausdruck**"), Hypomimie
- Finger: **Gottron-Papeln** (rötliche Papeln an den Streckseiten), **streifenförmige Erytheme** (Streckseiten), Teleangiektasien (Nagelpfalz)
- Hyper- und Hypopigmentation
- Calcinosis cutis

Organmanifestation
- **Myositis:** symmetrische Schwäche, muskelkaterartige Schmerzen (Schulter, Beckengürtel)
- Arthralgien
- Dysphagie (30%), Heiserkeit
- Lungenfibrose
- Glomerulonephritis

Symptome
- Allgemeinsymptome: **Krankheitsgefühl**, subfebrile Temperaturen
- Raynaud-Syndrom (☞ Kap. 20.2)

> **Typische Anamnese:** Schwierigkeiten beim Treppensteigen und Heben der Arme über den Kopf (kämmen), der Kopf muss aufgestützt werden.

Verlauf
- Rückbildung meist nach Tumorentfernung
- Letalität: 30% in den ersten 2 Jahren (Tumore, Infekte)

Diagnostik

Labor
- Auto-Antikörper: **ANA** (50%), **anti-Jo-1-Antikörper, anti-PM-SCL-Antikörper, anti-Mi-2-Antikörper**
- CRP ↑, BSG ↑
- Muskelenzyme ↑ (**CK**, GOT, LDH, Aldolase)
- Myoglobin ↑ im Serum/Urin

> Bei Erwachsenen immer an eine **Tumorerkrankung** denken!

Elektromyogramm (EMG)
Potentialverkürzung

Histologie
- Epidermis: Atrophie, Basalzelldegeneration
- Dermis: Ödem, entzündliches Infiltrat
- Muskulatur: Ödem, **herdförmige Degeneration,** Nekrose

Differentialdiagnosen
- Muskeldystrophie
- toxische, endokrine Myopathien
- Trichinose, Toxoplasmose
- Lupus erythematodes, Sklerodermie

Therapie

systemisch
- Glukokortikoide
- Immunsuppressiva: Azathioprin, Methotrexat, Cyclophosphamid

unterstützende Maßnahmen	• Malignomsuche und Malignomtherapie • i.v.-Immunglobuline • entzündlicher Schub: Bettruhe • Krankengymnastik, Atemtherapie • Plasmapherese

9.2.4 Antiphospholipid-Syndrom

Autoimmunerkrankung · jüngere Frauen · Thrombosen · Aborte

Definition

Das Antiphospholipid-Syndrom ist eine Autoimmunerkrankung. Es finden sich Auto-Antikörper gegen **Phospholipide (Cardiolipin)**. Es tritt gehäuft bei **jüngeren Frauen** auf. Häufige Assoziation mit Lupus erythematodes.

Klinik

- rezidivierende venöse und arterielle **Thromben** (ZNS, Herzkranzgefäße, Nierenarterien, tiefe Beinvenenthrombose)
- **Aborte** (Thrombosen in Plazentagefäßen)
- **Livedo racemosa** (☞ Kap. 20.2)
- Raynaud-Syndrom (☞ Kap. 20.2)
- Hautnekrosen
- Arthralgien

9.2.5 Sjögren-Syndrom

Autoimmunerkrankung · Sicca-Syndrom · Vaskulitis

Definition

Das Sjögren-Syndrom ist eine Autoimmunerkrankung. Es finden sich **ANA, anti-Ro(SSA)-** und **anti-La(SSB)-Antikörper.** Es betrifft vorwiegend Frauen nach dem 50. Lebensjahr. Es tritt meist im Rahmen anderer Autoimmunerkrankungen auf (Lupus erythematodes, Sklerodermie, rheumatoide Arthritis, Graft-versus-host-Reaktion).

Klinik

- **Sicca-Syndrom** (Funktionseinschränkung der exokrinen Drüsen): trockene Augen, Mund und Haut
- **kutane nekrotisierende Vaskulitis** (30%): Ulzera, Nekrosen, Raynaud-Syndrom

10 Erythematosquamöse Dermatosen

Leitsymptome

- Rötung
- Schuppung

Differentialdiagnose	Merkmale
Psoriasis vulgaris	typische Lokalisation, Kratzphänomene
Parapsoriasis	Anordnung entlang der Hautspaltlinien
Pityriasis rosea	Beginn mit Mutterplatte, nach 1 – 2 Wochen Exanthem
M. Reiter	typische Trias: Urethritis, Konjunktivitis, Arthritis
Tinea	randständige Schuppung, zentrale Abheilung
verschiedene Ekzemformen	☞ Kap. 8
Lichen ruber	polygonale Papeln, Wickham-Streifung
Lupus erythematodes	lichtexponierte Areale, Atrophie, Vernarbung
Lues II	Antikörper-Nachweis, stadienhafter Verlauf
M. Bowen	Einzelherd, langsames Wachstum
Mycosis fungoides	häufig Juckreiz, langsamer stadienhafter Verlauf

Tab. 10.1: Differentialdiagnosen erythematosquamöser Hauterkrankungen

10.1 Psoriasis

Definition

Die Psoriasis ist eine gutartige, chronisch-rezidivierende Erkrankung der **Haut, Gelenke** und **Nägel.** Es handelt sich um eine T-Zell-vermittelte Autoimmunerkrankung **(TH-1-Zellen).** Auftreten und Verlauf sind sowohl von einer **genetischen Prädisposition** als auch von endogenen und exogenen **Provokationsfaktoren** abhängig.

Formen

- Psoriasis vulgaris
- Psoriasis pustulosa
- Psoriasis arthropathica

10.1.1 Psoriasis vulgaris

Synonym: Schuppenflechte

Definition
Formen: Psoriasis guttata · Psoriasis inversa · Psoriasis erythrodermatica
Ätiologie/Pathogenese: genetische Disposition · TH1-Reaktion · Provokationsfaktoren
Klinik: erythematosquamöse Plaques · Prädilektionsstellen · Köbner-Phänomen · Nagelveränderungen · chronisch-stationär · exanthematisch
Diagnostik: Kratzphänomene · PASI · Histologie
Therapie: lokal · Phototherapie · systemisch · unterstützende Maßnahmen

Definition

Die Psoriasis vulgaris ist eine chronische Erkrankung der gesamten Haut mit Ausbildung erythematosquamöser Plaques in typischer Lokalisation.

Epidemiologie

- Inzidenz: 2–3% (v.a. hellhäutige Rassen) → eine der häufigsten Hautkrankheiten!
- Altersgipfel: **20–30 Jahre**, seltener 50–60 Jahre
- Geschlecht: m = w

Formen

- klinisches Bild:
  - Psoriasis punctata (punktförmig)
  - Psoriasis guttata (tropfenförmig)
  - Psoriasis nummularis (münzförmig)
  - Psoriasis geographica (unregelmäßige, bizarre Begrenzung)
- Psoriasis inversa (Herde außerhalb der typischen Prädilektionsstellen)
- Psoriasis erythrodermatica (Befall des gesamten Integuments)

Ätiologie/Pathogenese

- **Autoimmunerkrankung** der Haut, bei der das auslösende Autoantigen noch nicht identifiziert ist
- **genetische Disposition** mit polygenem Erbgang und variabler Penetranz
- Assoziation zu **HLA-Cw6**, -B13, -B57 und -DR7
- Familienanamnese häufig positiv

Typ 1 (60–70%)	**Typ 2** (30–40%)
< 40 J.	> 40 J.
familiäre Häufung	sporadisches Auftreten
Assoziation mit HLA-Cw6	keine HLA-Assoziation
oft schwerer Verlauf, schlechtes Ansprechen der Therapie	meist leichterer Verlauf

Tab. 10.2: Epidemiologische Einteilung der Psoriasis vulgaris

- Eingewanderte T-Helferzellen (**TH1-Zellen**) produzieren pro-inflammatorische Zytokine (INF-γ, IL-2, TNF-α) und unterdrücken gleichzeitig die Aktivität der TH2-Zellen.
- Auswirkungen: **Entzündung, Hyperproliferation, Differenzierungsstörung der Epidermis,** Immigration von neutrophilen Granulozyten

> **!** Verschiebung des Gleichgewichts von TH1- und TH2-Zellen:
> Psoriasis vulgaris $\rightarrow$ **TH1**-Reaktion $\uparrow$ (INF-γ, IL-2, TNF-α)
> Atopische Dermatitis $\rightarrow$ **TH2**-Reaktion $\uparrow$ (IL-4, IL-10)
> Daher treten diese Erkrankungen **nur selten gleichzeitig** auf!

Provokationsfaktoren

- **Infekte:** Streptokokken (Tonsillitis!), HIV
- **Medikamente:** β-Blocker, Lithium, Chloroquin, Kontrazeptiva, IFN
- Reizung der Epidermis (**Köbner-Phänomen**)
- Alkohol
- psychische Belastung
- Schwangerschaft

> Besserung erfolgt meist im Sommer (UV-Licht, Meeresklima).

Klinik

Effloreszenzen (☞ Tafelteil, Foto 34)

- **erythematöse Papeln**, die zu größeren **Plaques** konfluieren: rund, scharf und unregelmäßig begrenzt, leichte Infiltration, Entzündung
- **Schuppung:** groblamellär, silbrig-weiß, glänzend, locker haftend

Prädilektionsstellen (☞ Abb. 10.1)

- **Kapillitium** (ca. 1–2 cm über die Haargrenze hinaus, kein Haarausfall)
- äußerer Gehörgang, retroaurikulär
- **Streckseiten der Extremitäten**
- periumbilikal
- **Sakralbereich**, Rima ani
- Genitalregion
- **Psoriasis inversa:** Intertrigines, Beugeseiten der Extremitäten

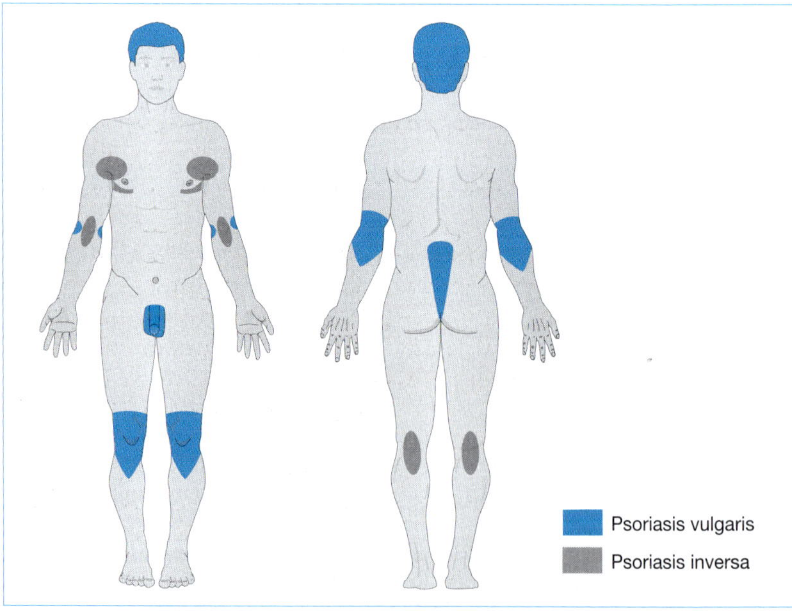

Abb. 10.1: Prädilektionsstellen der Psoriasis vulgaris und Psoriasis inversa [1]

Symptome

- Isomorpher Reizeffekt (**Köbner-Phänomen**):
Durch Reizung (Kratzen, Sonnenbrand, Entzündungen, Narben, Tätowierungen, irritative Lokaltherapie) klinisch gesunder Haut zeigen sich bei ca. 20% der Patienten an betreffender Stelle nach 10–14 Tagen neue Psoriasis-Herde.
→ hierdurch erklären sich z.T. die Prädilektionsstellen (mechanische Belastung an Knie und Ellenbogen)!

> ! Das **Köbner-Phänomen** kann ausgelöst werden bei:
> Psoriasis, Lichen ruber, Pemphigus vulgaris, Vitiligo

- **Nagelveränderungen** (30–50%) (☞ Tafelteil, Foto 35):
  - **Tüpfelnägel:** multiple kleine Grübchen des Nagels (oberflächliche punktförmige Parakeratosen der Nagelplatte)

> ! Mit **Tüpfelnägeln** assoziierte Erkrankungen:
> Psoriasis, Alopecia areata, Ekzeme, auch bei gesunden Nägeln

  - **Ölflecke:** gelblich-bräunliche Verfärbungen (Parakeratosen innerhalb der Nagelplatte)

> ! Mögliche Ursachen von **bräunlichen Verfärbungen des Nagels:**
> Psoriasis, Onychomykose, Hämatom, Melanom

  - **Krümelnägel:** weiß-graue Schuppung unter der Nagelplatte (Psoriasis von Nagelmatrix und Nagelbett)
  - Onycholyse (Psoriasis des Nagelbetts)
- keine Schmerzen

> **Juckreiz** tritt v. a. bei Entstehung, Abheilung und Superinfektion der Herde auf!

- **Psoriasis inversa:** durch das feuchte Milieu in den Hautfalten fehlt meist die typische Schuppung; es imponieren Rötung, Mazeration und Rhagaden
- **Psoriasis erythrodermatica:** Rötung des gesamten Integuments, wenig Schuppung

Verlauf

- **chronisch-stationäre Form (Plaque-Typ)** (90%): schleichender Verlauf, chronische Plaques an den Prädilektionsstellen → meist keine spontane Remission
- **exanthematische Form (Guttata-Typ)** (10%): akutes Auftreten von disseminierten kleinen Herden (v.a. am Stamm), die zu Plaques konfluieren können → häufig nach bakteriellen Infekten (Streptokokken!)

Bei 5–10% der Pat. kommt es nach einigen Jahren zusätzlich zu einer **Gelenkbeteiligung** (☞ Psoriasis arthropathica).
Nach Abheilung der Psoriasis-Herde verbleibt oft ein hypopigmentierter Fleck (**psoriatisches Leukoderm**), der nach einigen Wochen repigmentiert.

Diagnostik

klinisch

- **Kratzphänomene:** beim Kratzen über einen Psoriasisherd zeigen sich nacheinander folgende Phänomene:
  - **Kerzenfleck-Phänomen:** leichtes Ablösen der Schuppen (ähnlich dem Wachs einer Kerze)

- **Phänomen des letzten Häutchens:** es verbleibt eine dünne glänzende Epidermisschicht
- **Auspitz-Phänomen** (Phänomen des blutigen Taus): nach dem Ablösen des letzten Häutchens kommt es zu einer punktförmigen Blutung aus den Kapillaren der vergrößerten Papillen

- **PASI** (**P**soriasis **A**rea and **S**everity **I**ndex): klinische Beurteilung von Schweregrad und Verlauf (0–72 Punkte)
  - quantitative Beurteilung (0–4 Punkte) von Erythem, Infiltration und Schuppung
  - Ausdehnung an Kopf, Stamm, oberen und unteren Extremitäten (in Prozent der Körperoberfläche)

Histologie

Insgesamt ist die Epidermis verbreitert, über den Papillenspitzen jedoch verschmälert.

- Mitosen↑ im Stratum basale (die Epidermopoese ist bis um das 10fache gesteigert):
  - **Hyper-** und **Parakeratose** (klinisch: Schuppung)
  - **Akanthose**
- Einwanderung von Entzündungszellen in die Haut
  - subkorneale Ansammlung neutrophiler Granulozyten (**Munro-Mikroabszesse**) → steril!
  - T-Zell-Infiltrate in Epidermis und Dermis
- **Papillomatose** (Vergrößerung der Papillen)
- Dermis: Ödem, **Vasodilatation** (klinisch: Erythem)

Differentialdiagnosen

- chronisches **Kontaktekzem**
- Kapillitium: **seborrhoisches Ekzem**
- Psoriasis inversa: **Candida-Intertrigo**

☞ Tab. 10.1

Lokaltherapeuthikum	Anwendung	NW
Dithranol	Basistherapie, langsame Steigerung (0,05–2%ig)	Hautirritation, bräunliche Verfärbung, Pseudoleukoderm
Vit.-D_3-Analoga: Calcipotriol, Tacalcitol	leichte bis mittelschwere Form, häufig Kombination mit topischen Steroiden	Hyperkalzämie (Resorption)
Topische Retinoide: Tazaroten	leichte bis mittelschwere Form	Hautreizung
Topische Steroide: Clobetasol	Psoriasis der Kopfhaut, keine Langzeittherapie	Rebound-Effekt, Hautatrophie u.a.
Teer	nur noch selten	Verfärbung, geruchsintensiv, Photosensibilisierung

Tab. 10.3: Lokaltherapie der Psoriasis vulgaris

Therapie

Es existiert keine kausale Therapie! Ziel ist eine Reduktion der überschießenden Proliferation und Entzündungsreaktion der Haut.
Systemische und lokale Therapien sollten immer kombiniert werden (Wirkungssteigerung bei gleichzeitiger Reduktion der Einzeldosen)!

lokal (☞ Tab. 10.3)

> Um die Wirksamkeit der Lokaltherapie zu erhöhen, muss zunächst eine Keratolyse (Entfernung der Schuppen) erfolgen.

Keratolyse:
- Salizylsäure (2–10%ig)
- Harnstoffsalben
- Sole- oder Ölbäder

Phototherapie
- **UV-B-Schmalband (311 nm):**
  - gute antipsoriatische Wirkung (antientzündlich und antiproliferativ)
  - langsame Steigerung der Dosis (ca. 15–20 Sitzungen)
  - Kombination mit Lokaltherapie
- SUP (**S**elektive **U**V-**P**hototherapie): UV-A + UV-B (selten)
- UV-B-Breitspektrum (selten)
- **PUVA:** Kombination des Lichtsensibilisators **P**soralen mit anschließender **UV-A**-Bestrahlung (☞ Kap. 5.2).
  - **systemische PUVA:** Psoralen p.o., UV-A-Bestrahlung nach 1–3 Stunden → anschließender Lichtschutz bis zu 12 Stunden nötig (Schutzbrille!)
  - **lokale PUVA** (Creme-, Bade- oder Dusch-PUVA): UV-A-Bestrahlung nach topischer Applikation des Psoralens → stärkere, aber kurzfristige und lokalisierte Lichtsensibilisierung

systemisch
- Retinoide: Acitretin
- Fumarsäureester
- Immunsuppressiva: Methotrexat, Ciclosporin A
- Biologicals:
  - Fusionsproteine: Alefacept
  - Monoklonale Antikörper: Efalizumab
  - TNF-α-Antagonisten: Infliximab, Etanercept

> Systemische Kortikosteroide möglichst vermeiden! Nach Absetzen kann es zu einem starken **Rebound-Effekt** kommen.

unterstützende Maßnahmen
- Fokussuche und ggf. Sanierung (z. B. Tonsillektomie, Antibiose)
- Klimabehandlung: Meer, Sonne

10.1.2 Psoriasis pustulosa

Definition
Formen: Zumbusch · Barber · Hallopeau
Ätiologie/Pathogenese: genetische Disposition · HLA-B27 · Nikotinkonsum
Klinik: sterile Pusteln · Erythem · Prädilektionsstellen · Schmerzen · chronisch · lebensbedrohlich
Diagnostik: Histologie
Therapie: lokal · systemisch

Definition

Die Psoriasis pustulosa ist gekennzeichnet durch eine massive Einwanderung von neutrophilen Granulozyten in die Haut unter Bildung **steriler subkornealer Pusteln**. Sie kann im Rahmen einer Psoriasis vulgaris oder neu auftreten.

Epidemiologie — 1–3% der Psoriasis-Patienten

Formen

- Psoriasis pustulosa generalisata (Typ **Zumbusch**)
- Psoriasis pustulosa palmoplantaris (Typ **Barber**)
- Acrodermatitis continua suppurativa (**Hallopeau**)

Ätiologie/ Pathogenese

- genetische Disposition
- Assoziation mit **HLA-B27**

Provokationsfaktoren

- **Nikotinkonsum**
- Infekte
- Reizung der Haut (Köbner-Phänomen)
- Hormone: Kontrazeptiva, Schwangerschaft

Klinik

Effloreszenzen (☞ Tafelteil, Foto 36)

- **Pusteln:** multipel, gruppiert, oberflächlich (dünnwandig), oft konfluierend (sog. „Eiterseen")
- **Erythem**

> ! Die Pusteln sind **steril** (ausschließlich neutrophile Granulozyten). Es ist **keine Infektion** der Haut!

Prädilektionsstellen

- Typ Zumbusch: gesamtes Integument
- Typ Barber: Palmae, Plantae
- Hallopeau: Fingerspitzen, subungual

Symptome

- **Schmerzen**
- Generalisierte Form: Fieber (> 40°C), Schüttelfrost, Schwäche, Krankheitsgefühl, Arthralgien
- Nagelveränderungen

> In der Anamnese sind häufig **Psoriasis-vulgaris-Herde** bekannt!

Verlauf

- **generalisierte Form:**
  - schubweises Auftreten von Pusteln
  - häufig Spontanremission und Rezidive
  - vitale Gefährdung
- palmoplantare Form: chronisch, sehr therapieresistent
- **Acrodermatitis continua suppurativa:**
  - langsame proximale Ausbreitung
  - **Nagelverlust**, Versteifung der Fingergelenke

> Die Abheilung der Psoriasis pustulosa erfolgt mit starker Schuppenbildung!

Diagnostik

Histologie

- massive intraepidermale Ansammlung neutrophiler Granulozyten (**sterile subkorneale Pusteln**)
- Spongiose

Therapie

lokal

- topische Steroide (ggf. Okklusion)
- PUVA

systemisch

- Retinoide: Acitretin
- Immunsuppressiva: MTX, Ciclosporin A
- Fumarsäureester

10.1.3 Psoriasis arthropathica

Synonyme: Psoriatische Osteoarthropathie, Psoriasis-Arthritis

Definition
Formen: peripher · axial
Ätiologie / Pathogenese: genetische Disposition · HLA-B27
Klinik: Arthritis · Beteiligung periartikulärer Strukturen · Psoriasis-vulgaris-Herde · Nagelveränderungen · Gelenkdestruktion
Diagnostik: Rheumafaktor negativ · Röntgen
Therapie: lokal · systemisch · unterstützende Maßnahmen

Definition

Die Psoriasis arthropathica ist eine seronegative **Entzündung der Gelenke.** Oft finden sich gleichzeitig **Psoriasis-vulgaris-Herde** und typische **Nagelveränderungen.**

Epidemiologie

5–10% der Psoriasis-Patienten

Formen

- peripherer Typ
- axialer Typ

Ätiologie / Pathogenese

- genetische Disposition
- Assoziation mit **HLA-B27**

Klinik

Prädilektionsstellen

- peripherer Typ: Finger, Zehen
  - **distale Gelenke** (asymmetrische Verteilung)
  - Grund-, Mittel- und Endgelenke: **Befall im Strahl („Wurstfinger / -zehen“)**!
- axialer Typ: **Ileosakralgelenke**, Wirbelsäule
- auch **Monarthritis** großer Gelenke möglich: Knie, Hüftgelenk, Sprunggelenk

Symptome

- **Entzündung der Gelenke:** Schwellung, Rötung, Schmerzen
- **Beteiligung periartikulärer Strukturen:** Schmerzen, Schwellung, Entzündung der Sehnenansätze u. a.
- 10% begleitende Uveitis (meist einseitig)
- häufig **Nagelveränderungen** (☞ Kap. 10.1.1)

Häufig finden sich **Psoriasis-vulgaris-Herde** in der Anamnese! Diese treten meist 10–20 J. vor der Gelenkbeteiligung auf.

Verlauf

- chronisch: schubweise (Monate bis Jahre) mit zwischenzeitlichen Remissionsphasen
- Gelenkwechsel (Mono- / Polyarthritis)
- bei längerem Verlauf:
  - **Gelenkdestruktion**
  - **Mutilation, Ankylose**

Diagnostik

Labor — **Rheumafaktor:** negativ

Röntgen — Knochenabbau und Knochenanbau, Gelenkspaltverschmälerung, Mutilation, Ankylose

Differentialdiagnosen
- **M. Reiter:** typische Trias
- **primär chronische Polyarthritis:** symmetrischer Befall, nur Grund- und Mittelgelenke, Rheumafaktor positiv
- **M. Bechterew:** Versteifung der Wirbelsäule („Bambuswirbelsäule")
- **Gicht:** meist Monarthritis, Harnsäure ↑
- **Arthrose:** keine Entzündungszeichen

Therapie

lokal — intraartikuläre Steroidinjektion

systemisch
- NSAID
- Immunsuppressiva: MTX, Ciclosporin A, Azathioprin
- TNF-α-Antagonisten
- Fumarsäureester
- Retinoide

unterstützende Maßnahmen
- lokale Kältetherapie
- Krankengymnastik
- orthopädische Operationen

10.2 Parapsoriasis en plaque

Synonym: Morbus Brocq

Definition
Formen: kleinfleckig · großfleckig
Ätiologie/Pathogenese: unbekannt
Klinik: hellrot-gelbliche Maculae · kleieförmige Schuppung · Hautspaltlinien · Prädilektionsstellen · Mycosis fungoides
Diagnostik: Histologie
Therapie: lokal · Phototherapie · unterstützende Maßnahmen

Definition

Die Parapsoriasis en plaques ist eine **chronische Entzündung** der Haut unbekannter Ätiologie. Sie ähnelt morphologisch der Psoriasis vulgaris, hat jedoch eine andere Pathophysiologie.

Epidemiologie
- Alter: > **50 Jahre**
- Geschlecht: **m > w**

Formen

- Parapsoriasis en petites plaques (**kleinfleckige Form**)
- Parapsoriasis en grandes plaques (**großfleckige Form**)

Ätiologie/Pathogenese

Ätiologie und Pathogenese sind **unbekannt.**
Die kleinfleckige Form ist benigne. Die großfleckige Form kann in eine **Mycosis fungoides (kutanes T-Zell-Lymphom, ☞ Kap. 16.7)** übergehen.

Klinik

Effloreszenzen (☞ Tafelteil, Foto 37)
- **erythematöse Makulae:** hellrot-gelblich, oval, scharf begrenzt, zigarettenpapierartige Fältelung der Oberfläche (Pseudoatrophie)
  - kleinfleckige Form: kleine, blasse Herde
  - großfleckige Form: größere, bizarr konfluierende Herde, deutliche Rötung, Makulae und Plaques
- **Schuppung:** diskret, feinlamellär, kleieförmig

Prädilektionsstellen
- seitlicher Stamm
- Oberarm- und Oberschenkelinnenseiten

Die Hautveränderungen sind entlang der **Hautspaltlinien** angeordnet!

Symptome
selten Juckreiz

Verlauf
Die Parapsoriasis ist eine **chronisch-rezidivierende** Erkrankung. Die Herde bestehen über Jahre bis Jahrzehnte. Meist zeigt sich im Sommer eine Besserung durch UV-Licht und Sonnenbräune.
- **kleinfleckige Form:** benigne Dermatose
- **großfleckige Form:** 10–45% Übergang in eine **Mycosis fungoides** (kutanes T-Zell-Lymphom). Hier sind engmaschige Kontrollen und eine frühzeitige Therapie wichtig.

Diagnostik

Histologie
- Epidermis: Akanthose, geringe Parakeratose
- Dermis: perivaskuläres lymphozytäres Infiltrat

! Bei der großfleckigen Form müssen mehrere Biopsien im Verlauf erfolgen, um eine Mycosis fungoides auszuschließen (atypische T-Lymphozyten in der Epidermis)!

Differentialdiagnosen
- **Mycosis fungoides**
- Psoriasis vulgaris
- Pityriasis rosea
- seborrhoisches Ekzem
- Hautmykosen

☞ Tab. 10.1

Therapie

lokal
topische Glukokortikoide

Phototherapie
- **PUVA**
- UV-B

unterstützende Maßnahmen
nachfettende Cremes

10.3 Pityriasis rosea

Synonym: Röschenflechte

Definition
Ätiologie/Pathogenese: Herpesvirus 7 · infektallergisch
Klinik: erythematosquamöse Plaques · Collerette · zweiphasiger Verlauf · Primärmedaillon · Prädilektionsstellen · Hautspaltlinien · selbstlimitierend
Diagnostik: klinisch
Therapie: lokal · Phototherapie · systemisch · unterstützende Maßnahmen

Definition

Die Pityriasis rosea ist eine akute entzündliche **selbstlimitierende** Dermatose. Es findet sich zunächst eine größere **Mutterplatte,** gefolgt von multiplen kleinen erythematosquamösen Herden, die entlang der Hautspaltlinien angeordnet sind.

Epidemiologie

- Alter: **10–35 Jahre**
- Geschlecht: **w > m**

Ätiologie/Pathogenese

Die genaue Ursache ist unklar. Diskutiert wird eine **infektiöse** (Herpesvirus 7) oder **infektallergische** Genese. Eine direkte Ansteckung ist nicht möglich.
Die Pityriasis rosea findet sich gehäuft im Frühjahr und Herbst.

Klinik

Effloreszenzen (☞ Tafelteil, Foto 38)

- **erythematöse Plaques:** rund, scharf begrenzt, hellrot, zweiphasiger Verlauf
  - Erstsymptom: solitärer größerer Herd (**Mutterplatte/Primärmedaillon**)
  - nach 1–2 Wochen: multiple kleinere Herde (**Generalisation**)
- **Schuppung:** feinlamellär, kleieförmig, randständiger Schuppensaum (**Collerette**)

Prädilektionsstellen

- **Stamm**
- proximale Extremitäten

Die Hautveränderungen sind entlang der **Hautspaltlinien** angeordnet!

Symptome

selten Juckreiz

Verlauf

- **spontane Abheilung** (1–3 Monate)
- keine Narbenbildung
- Rezidive: nur 2%

Diagnostik

klinisch

- Primärplaque
- multiple Herde entlang der Hautspaltlinien

Differentialdiagnosen

- Tinea corporis, Pityriasis versicolor
- Psoriasis vulgaris
- Parapsoriasis en plaque
- seborrhoisches Ekzem
- Lues II

☞ Tab. 10.1

Therapie

lokal	**Glukokortikoide**
Phototherapie	UV-B
systemisch	Glukokortikoide
unterstützende Maßnahmen	• Hautirritation vermeiden • Ölbäder, nachfettende Cremes

10.4 Morbus Reiter

Synonyme: Reiter-Syndrom, Reiter-Trias

Definition
Ätiologie/Pathogenese: Infektion · molekulares Mimikry · HLA-B27
Klinik: psoriasiforme Hautveränderungen · Balanitis circinata · Urethritis · Konjunktivitis · Arthritis
Diagnostik: Labor · Histologie
Therapie: lokal · systemisch

Definition

Infektallergische Erkrankung mit **Urethritis, Konjunktivitis, Arthritis** und psoriasiformen Hautveränderungen.

Epidemiologie
- Alter: **20–45 Jahre**
- Geschlecht: **m > w**

Ätiologie/ Pathogenese

- Auftreten: 1–4 Wochen nach einer akuten urologischen oder gastrointestinalen **Infektion**, auch im Spätstadium einer HIV-Infektion möglich.
- Ursache: **persistierende Erreger** oder ähnliche körpereigene Antigene (**molekulares Mimikry**), die eine immunologische Reaktion hervorrufen
- genetische Disposition (HLA-B27)

Provokationsfaktoren
- **Enteritis:** Shigellen, Yersinien, Campylobacter, Salmonellen, Clostridien
- **Urethritis:** Chlamydien, Mykoplasmen, Ureaplasmen
- **HIV** (Spätstadium)

Klinik

Haut
- **erythematosquamöse Plaques** (psoriasiform)
- Palmae/Plantae: **Pusteln** (steril, gruppiert), Hyperkeratosen, Nageldystrophie

Genitalschleimhaut
Balanitis circinata: scharf begrenzte, polyzyklische Erytheme, Erosionen, weißlicher Rand

Organmanifestation
- **Urethritis:** Dysurie, schleimiger/eitriger Ausfluss
- **Konjunktivitis:** seröses/eitriges Sekret (bilateral)
- **Arthritis:** akut, Schmerzen, Rötung, Schwellung, Erguss (meist Knie-, Sprung- oder Iliosakralgelenk)

Symptome
- Fieber, Abgeschlagenheit
- Schmerzen

Verlauf
- Dauer: Wochen–Monate
- 30–40% **chronsich-schubweise** über Jahre

Diagnostik

Labor	• CRP ↑, Leukozyten ↑, BSG ↑ • Rheumafaktor negativ • **HLA-B27** positiv (80–90%)
Histologie	ähnlich der Psoriasis (☞ Kap. 10.1)
Differentialdiagnosen	• M. Bechterew • rheumatoide Polyarthritis • Psoriasis

Therapie

lokal	Glukokortikoide
systemisch	• Antibiotika (Doxycyclin) • NSAID • Glukokortikoide • Immunsuppressiva: Methotrexat, Ciclosporin

11 Physikalisch und chemisch bedingte Hautschäden

11.1 Wirkung von UV-Strahlung

Sonnenstrahlung

Die elektromagnetischen Strahlen werden nach ihrer **Wellenlänge** eingeteilt (☞ Abb. 11.1). Je kurzwelliger die Strahlung, desto energiereicher ist sie und desto stärker wird sie absorbiert.

UV-Licht

- **UV-A** (320–400 nm)
- **UV-B** (280–320 nm)
- **UV-C** (40–280 nm)

UV-C-Strahlung wird durch die Ozonschicht aufgehalten. UV-B kann durch Glasscheiben gefiltert werden. Gelangt es direkt auf die Haut, erreichen nur etwa 10% das obere Korium. Bei UV-A gelangen 30–50% in das obere Korium.

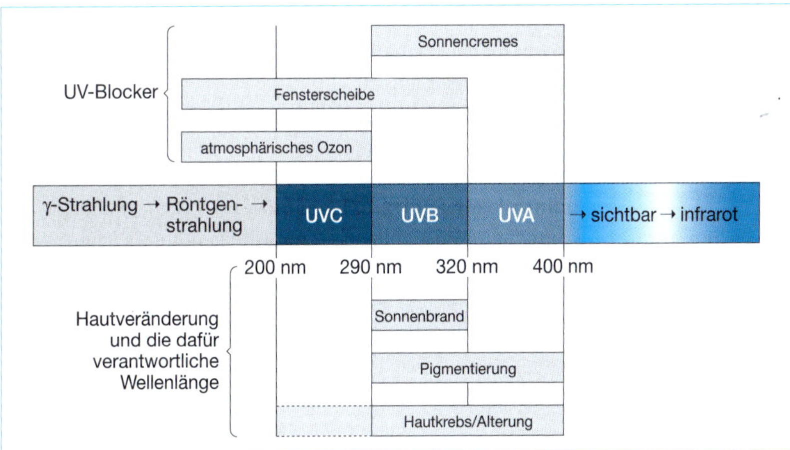

Abb. 11.1: Elektromagnetische Wellen [11]

Wirkung des UV-Lichtes

akuter UV-Schaden

- Dermatitis solaris (Sonnenbrand)
- Pigmentierung

chronischer UV-Schaden

- Hautalterung
- Lichtschwiele
- Karzinogenese

Lichtdermatosen

- phototoxische Dermatitis
- photoallergische Dermatitis
- polymorphe Lichtdermatose

Lichtprovozierbare Dermatosen

Hauterkrankungen, die durch Licht induziert oder verschlechtert werden:

- Xeroderma pigmentosa
- Porphyrien

- Lupus erythematodes
- Pemphigus vulgaris
- Dermatomyositis
- Rosazea
- Lichen ruber

Stoffwechselwirkung
- Vitamin D_3-Synthese
- Immunsuppression

Minimale Erythemdosis (MED)

Die MED gibt die Menge von UV-Licht an, die ein gerade sichtbares flächiges **Erythem** verursacht. Die Dosis ist abhängig vom **Hauttyp** (☞ Kap. 1.1), der Vorbestrahlung und der Wellenlänge des UV-Lichts (UV-B ist 1000-mal energiereicher als UV-A).

Lichtschutz

Physiologischer Lichtschutz
- Stratum corneum: Absorption und Reflektion der Strahlung
- Lichtschwiele: Akanthose und Hyperkeratose der Epidermis
- Melanin
- DNA-Reparatur
- Inaktivierung freier Radikale durch Gluthation, Vitamin C u.a.

Lichtschutzpräparate

Der **Lichtschutzfaktor** (LSF) gibt das Verhältnis der MED mit Lichtschutz zur MED ohne Lichtschutz an. Der LSF 6 besagt z.B., dass es mit diesem Präparat 6-mal länger dauert, bis sich ein Erythem entwickelt. Die MED ist jedoch individuell unterschiedlich.
- **chemischer Lichtschutz:** hierbei wird die UV-Strahlung absorbiert (handelsübliche Präparate)
- **physikalischer Lichtschutz:** das UV-Licht wird durch Pigmente (z.B. Zinkoxid) reflektiert

> **Selbstbräuner** (z.B. Dihydroxyaceton-Präparate) führen zu einer chemischen Einfärbung der Hornschicht und bieten daher keinen Sonnenschutz.

11.1.1 Dermatitis solaris

Synonyme: Sonnenbrand, UV-Erythem, Erythema solare

> **Definition**
> **Ätiologie/Pathogenese:** UV-B · Entzündung · Hauttyp
> **Klinik:** Erythem · lichtexponierte Areale
> **Diagnostik:** Histologie
> **Therapie:** lokal · systemisch · unterstützende Maßnahmen

Definition

Akute Entzündungsreaktion der Haut durch UV-Exposition (vorwiegend **UV-B**). Sie wird vom Hauttyp und von der Expositionsdauer bestimmt.

Ätiologie/ Pathogenese
- Zellsschädigung in der Epidermis und oberen Dermis durch UV-Licht
- UV-A dringt tiefer in die Haut ein, **UV-B** ist energiereicher
- Freisetzung proinflammatorischer Mediatoren, die zu einer **Entzündungsreaktion** führen
- Neigung zu Sonnenbränden hängt vom **Hauttyp** ab (☞ Kap. 1.1)

Klinik

Effloreszenzen
- **Erythem:** scharf begrenzt
- Ödem
- evtl. Blasen (entspricht einer Verbrennung II°, ☞ Tab. 11.2)

Prädilektionsstellen
lichtexponierte Areale (strenge Begrenzung)

Symptome
- Überwärmung
- Juckreiz, Schmerzen
- großflächiger Sonnenbrand: Fieber, Krankheitsgefühl

Verlauf
- Beginn: 6–8 Std. nach UV-Exposition
- **Maximum: 12–24 Std.**
- Abheilung: 1–2 Wochen
- Komplikationen: Hitzschlag, Hypo- oder Hyperpigmentation, Narben

Diagnostik

Histologie
- Epidermis: Apoptose einzelner Keratinozyten („sun burn cells"), evtl. Blasenbildung
- Dermis: Vasodilatation, Ödem, entzündliche Infiltrate

Differentialdiagnosen
- Verbrühung, Verbrennung
- Arzneimittelexanthem
- phototoxische Dermatitis

Therapie

lokal
- Glukokortikoide
- anästhesierende Gele
- Antihistaminika

systemisch
- NSAID: Diclofenac, Ibuprofen, ASS
- Glukokortikoide

unterstützende Maßnahmen
- Kühlung
- UV-Karenz

11.1.2 Chronischer UV-Schaden

Lichtalterung

Durch verstärkte Sonneneinwirkung kommt es zu **degenerativen Veränderungen** der sonnenexponierten Haut („Landmanns-/Seemannshaut"). Die Lichtalterung verstärkt die normale Hautalterung.

Klinik
- **solare Elastose:** schlaffe Haut, grobe Falten
- Cutis rhomboidalis nuchae: Furchungen der Nackenhaut
- senile Komedonen
- Erythrosis interfollicularis colli: diffuses Erythem der Haut, aus der die Follikel als weiße Punkte herausragen
- **Poikilodermie:** Hypo- und Hyperpigmentation, sternartige Pseudonarben

> **Morbus Favre-Racouchot:** Solare Elastose, senile Komedonen und weißliche Follikelzysten an chronisch lichtexponierter Haut (Jochbein, Schläfen, periorbital).

Karzinogenese

- Kumulation der **UV-Dosis**: Präkanzerosen, Basaliome, Plattenepithelkarzinome (☞ Kap. 16)
- Anzahl schwerer **Sonnenbrände**: Maligne Melanome (☞ Kap. 16.1)

11.1.3 Photodermatosen

Synonym: Lichtdermatosen

Definition

Photodermatosen sind abnorme Reaktionen auf **UV-Licht.** Sie werden durch **photosensibilisierende Substanzen** verursacht, welche lokal oder systemisch in die Haut gelangen.

Formen

- phototoxische Dermatitis
- photoallergische Dermatitis
- polymorphe Lichtdermatose

Phototoxische Dermatitis

Synonym: phototoxische Reaktion

> **Definition**
> **Formen:** lokal · systemisch
> **Ätiologie / Pathogenese:** Photosensibilisator · UV-A · Sauerstoffradikale · Erstkontakt
> **Klinik:** Erythem · Kontaktstellen · lichtexponierte Areale · Wiesengräserdermatitis · „Berloque"-Dermatitis
> **Diagnostik:** Histologie
> **Therapie:** lokal · systemisch · unterstützende Maßnahmen

Definition

Die phototoxische Dermatitis wird durch einen lokalen/systemischen obligaten **Photosensibilisator** hervorgerufen, der in Kombination mit **UV-A**-Licht zu einer Gewebeschädigung führt.

Formen

- lokale Reaktion (Photokontaktdermatitis)
- systemische Reaktion

Ätiologie / Pathogenese

- **photosensibilisierende Substanzen** gelangen durch lokalen Kontakt (Photokontaktdermatitis) oder systemische Aufnahme (systemische phototoxische Reaktion) in die Haut
- Bei Lichtkontakt (meist **UV-A**), absorbieren sie die Lichtenergie und geben sie an benachbarte Moleküle weiter. Es entstehen **toxische Produkte** (Sauerstoffradikale u. a.), die die Zellen direkt schädigen.
- Die phototoxische Reaktion tritt bereits bei **Erstkontakt** auf, eine Sensibilisierung ist nicht notwendig.

Provokationsfaktoren

- Furocumarine: **Psoralen** (Pflanzen: Bergamotte, Sellerie)
- Kosmetikprodukte (Bergamotteöl)
- Teer
- **Medikamente**
  - NSAID
  - Antibiotika: Tetrazykline, Sulfonamide

- 8-Methoxypsoralen (PUVA-Therapie)
- Diuretika
- Amiodaron

Klinik

Effloreszenzen
- **Erythem:** scharf begrenzt
- Blasen

Prädilektionsstellen
- Kontaktstellen
- lichtexponierte Hautareale

> Das Erythem ist streng auf die **Kontaktstellen** in **lichtexponierten Hautarealen** begrenzt, es finden sich keine Streuherde!

Symptome
Brennen, Juckreiz

Verlauf
Abheilung: **Hyperpigmentation** (über Monate)

Sonderformen
- **Wiesengräserdermatitis** (Dermatitis pratensis): 24–48 Std. nach Pflanzenkontakt und UV-A-Bestrahlung entsteht ein streifiges Erythem sowie Blasen an der Kontaktstelle (meist Extremitäten, Sitzfläche) (☞ Tafelteil, Foto 39)
- **„Berloque"-Dermatitis** (Photodermatitis pigmentaria): Durch Bergamotteöl („Kölnisch-Wasser" u.a. Kosmetika) entsteht die Photokontaktdermatitis an der Auftragungsstelle sowie an den typischen Abrinnspuren. Meist bleiben Hyperpigmentationen über Jahre bestehen.

Diagnostik

Histologie
☞ Dermatitis solaris

Differentialdiagnosen
- Dermatitis solaris
- Porphyria cutanea tarda
- photoallergische Dermatitis

Therapie

lokal
Glukokortikoide

systemisch
- Glukokortikoide
- Analgetika

unterstützende Maßnahmen
- UV-Karenz
- Absetzen der Medikamente

Photoallergische Dermatitis

Synonym: photoallergische Reaktion, Photokontaktallergie

> **Definition**
> **Ätiologie/Pathogenese:** Photoallergen · UV-A · Typ-IV-Immunreaktion · Sensibilisierung
> **Klinik:** Erythem · Kontaktstellen · lichtexponierte Areale · Streuherde · persistierende Lichtreaktion
> **Diagnostik:** Histologie · Photo-Patch-Test
> **Therapie:** lokal · systemisch · unterstützende Maßnahmen

Definition

Die photoallergische Dermatitis ist eine **Typ-IV-Immunreaktion.** Ein lokaler oder systemischer **Photosensibilisator** führt in Kombination mit **UV-A**-Licht zu einer Sensibilisierung und nachfolgender Entzündungsreaktion der Haut.

Ätiologie / Pathogenese

- Topische oder systemische **Photoallergene** (Haptene) gelangen in die Haut. Unter Licheinfluss (meist **UV-A**) reagieren sie mit Proteinen und werden so zu einem vollwertigen Antigen, das eine **Typ-IV-Immunreaktion** (Allergie vom verzögerten Typ) hervorruft.
- **Sensibilisierungsphase** → photoallergisches Kontaktekzem

Provokationsfaktoren

- **Duftstoffe**
- Desinfektionsmittel
- Sonnenschutzmittel
- **Medikamente:**
  - Antihistaminika
  - Östrogenpräparate
  - Sulfonamide
  - Psychopharmaka

Klinik

Effloreszenzen

- **Erythem:** unscharf begrenzt, Streuherde
- Blasen

Prädilektionsstellen

- Kontaktstellen
- lichtexponierte Hautareale

> Das Erythem ist unscharf auf die **Kontaktfläche** in **sonnenexponierten Hautarealen** begrenzt. In der Umgebung können sich **Streuherde** finden (auch an nicht-lichtexponierten Stellen)!

Symptome

Juckreiz

Verlauf

- wiederholter Allergenkontakt: ausgeprägtere Hautveränderungen
- chronischer Verlauf: Lichenifikation
- Abheilung: geringe Hyperpigmentation
- Komplikation: **persistierende Lichtreaktion** (30%): ausgeprägte Dermitis durch Sonnenlicht, ohne vorausgehende Antigenexposition

Diagnostik

Histologie

entspricht dem allergischem Kontaktekzem (☞ Kap. 8.1)

Photo-Patch-Test

belichteter Epikutantest (☞ Kap. 4.4): Das Testpflaster mit dem Allergen wird für 24 Std. aufgeklebt. Nach Entfernung erfolgt eine kurze Belichtung mit UV-A-Licht. Das Ergebnis wird 24 und 48 Std. nach Belichtung abgelesen. Um ein allergisches Kontaktekzem auszuschließen wird eine zweite symmetrische Reihe aufgetragen, welche nicht belichtet wird („Dunkelreihe“).

Differentialdiagnosen

- phototoxische Dermatitis
- allergisches Kontaktekzem

Therapie

lokal

Glukokortikoide

systemisch

Glukokortikoide

unterstützende Maßnahmen
- Meidung des Photoallergens
- UV-Karenz

Polymorphe Lichtdermatose

Synonym: „Sonnenallergie“

> **Definition**
> **Ätiologie/Pathogenese:** Lichtunverträglichkeit · UV-A · Frühsommer
> **Klinik:** polymorph · individuell monomorph · sonnenexponierte Areale
> **Diagnostik:** Histologie · Photo-Provokationstestung
> **Therapie:** lokal · systemisch · unterstützende Maßnahmen

Definition

Die polymorphe Lichtdermatose tritt meist nach der **ersten intensiven UV-Exposition** im Jahr auf. Das klinische Bild ist variabel.

Epidemiologie
- Alter: **20–40 Jahre**
- Geschlecht: **w > m**

Ätiologie/Pathogenese

Die polymorphe Lichtdermatose ist eine **Lichtunverträglichkeit** unklarer Ätiologie. Sie wird durch UV-Licht (meist **UV-A**) ausgelöst und findet sich während der ersten intensiveren UV-Exposition im Jahr (**Frühsommer**, Urlaubsbeginn).

Klinik

Effloreszenzen

polymorphes Erscheinungsbild: Papeln, Plaques, Vesikel, EEM-artige Hautveränderungen, Hämorrhagien

> Das Erscheinungsbild ist variabel **(polymorph).** Bei den jeweiligen Patienten manifestiert sie sich jedoch morphologisch gleichartig **(monomorph).**

Prädilektionsstellen

sonnenexponierte Areale: Hals, Dekolleté, Arme (Hände und Gesicht können ausgespart sein)

Symptome

Juckreiz

Verlauf
- persistiert Tage–Wochen
- im Winter **narbenfreie Abheilung**

Diagnostik

Histologie

☞ Dermatitis solaris

Differentialdiagnosen
- photoallergische/phototoxische Dermatitis
- Lupus erythematodes
- lichtprovoziertes EEM
- Acne aestivalis (Mallorca-Akne)

Therapie

lokal

Glukokortikoide

systemisch

Antihistaminika

unterstützende Maßnahmen
- UV-Schutz
- prophylaktische Lichtkonditionierung (UV-A und UV-B)

11.2 Schädigung durch Hitze und Kälte

Formen

Hitzeschäden
- akut: Verbrennung
- chronisch: Erythema ab igne (Erythema e calore)

Kälteschäden
- akut: Erfrierung
- chronisch: Perniones (Frostbeulen)

11.2.1 Verbrennungen

Synonym: Combustio

Definition
Ätiologie/Pathogenese: Hitze · Denaturierung von Proteinen · Ausdehnung
Klinik: Schweregrad
Therapie: lokal · systemisch · unterstützende Maßnahmen

Definition

Verbrennungen sind **akute Hitzeschäden** der Haut. Ja nach Ausmaß können sie zu **systemischen Komplikationen** bis hin zum Tode führen.

Ätiologie/Pathogenese

Hitze (> 44 °C) führt zu einer Inaktivierung und Koagulation zellulärer Proteine mit Stoffwechselstörungen, Vasodilatation und Freisetzung von Entzündungsmediatoren. Im ausgeprägten Fall zeigt sich eine Eiweißdenaturierung mit Nekrosen (**Koagulationsnekrose**). Das Ausmaß systemischer Komplikationen hängt von der **Ausdehnung** (☞ Tab. 11.1) und dem **Schweregrad** (☞ Tab. 11.2) der Verbrennung ab.

Bereich	Anteil an der Gesamtkörperfläche
Kopf	9%
Arme	je 9%
Beine	je 18%
Rumpf	36%
Genitalbereich	1%

Tab. 11.1: Aufteilung der Körperoberfläche bei Erwachsenen (Neunerregel nach Wallace)

Klinik

Grad der Verbrennung	Klinik	Verlauf
I	Erythem, Ödem	keine Narbenbildung
II	Erythem, Blasen	starke Schmerzen, meist keine Narbenbildung
III	Nekrosen	vollständige Zerstörung von Epidermis und Dermis, Vernarbung, Kontrakturen, anästhetische Areale

Tab. 11.2: Schweregrad von Verbrennungen

Therapie

lokal — Glukokortikoide

systemisch	• Analgetika • Antibiotika
unterstützende Maßnahmen	• Kühlung • saubere Tücher • Flüssigkeitssubstitution • Blasen: sterile Punktion • Nekrosen: Abtragung, plastische Deckung

11.2.2 Erfrierungen

Synonym: Congelatio

Definition
Ätiologie/Pathogenese: Vasokonstriktion · Sauerstoffmangel · Eiskristalle
Klinik: Schweregrad
Therapie: Aufwärmen

Definition

Erfrierungen sind **akute Kälteschäden** der Haut.

Ätiologie/Pathogenese

Durch Kälte kommt es zu einer peripheren **Vasokonstriktion.** Dies führt zu lokalem Sauerstoffmangel, Thrombosierung sowie Gewebeschädigung. Des Weiteren kann es zur Bildung **intra- und extrazellulärer Eiskristalle** kommen.

Klinik

Grad der Erfrierung	Klinik
I	Erythem, Ödem
II	Erythem, Blasen (oft hämorrhagisch)
III	Nekrosen, Narben

Tab. 11.3: Schweregrad von Erfrierungen

Therapie

- Analgesie
- **langsames** Aufwärmen

11.2.3 Perniones

Synonym: Frostbeulen

Definition
Ätiologie/Pathogenese: chronische Unterkühlung
Klinik: livide Erytheme · Prädilektionsstellen
Therapie: Kälteschutz

Definition

Perniones entstehen bei **längerer Unterkühlung** der Haut.

Ätiologie/Pathogenese

Durch **chronische Unterkühlung** der Haut kommt es zu einer Schädigung des Gewebes. Ein Wiedererwärmen führt zu einer Permeabilitätssteigerung der Gefäße sowie zu einer Mastzelldegranulation.

Klinik

Effloreszenzen	• **livide Erytheme** • teigige Schwellung • Blasen, Ulcera
Prädilektionsstellen	Gesicht, Akren, Unterschenkel
Symptome	Juckreiz, Brennen
Therapie	• Kälteschutz • Zugsalben: Ichthyol-Salben • Calcium-Antagonisten: Nifedipin

11.3 Schädigung durch Säuren und Laugen

Säuren	**Koagulationsnekrose**: Denaturierung von Proteinen durch Hautkontakt mit Säuren Klinisch: weißliche Verfärbung mit Schorfbildung, meist kein tieferes Eindringen der Säure.
Laugen	**Kolliquationsnekrose**: durch Hautkontakt mit Laugen Klinisch: aufgeweichtes Gewebe → weitere Ausbreitung der Lauge, das Ausmaß der Verätzung ist meist größer als bei Säuren.
Therapie	• Spülung mit reichlich Wasser • Analgesie • Nekrosenentfernung, plastische Deckung

11.4 Schädigung durch ionisierende Strahlung

Radiodermatitis acuta	Synonym: akute Strahlenreaktion
Frühstadium (nach 2–3 Tagen)	**flächiges Erythem** (schnelle Rückbildung)
Spätstadium (nach 1–2 Wochen)	• dunkles Erythem • Hyperpigmentation • Haarausfall • evtl. Blasen, Nekrosen
Radiodermatitis chronica	Synonyme: chronische Strahlenreaktion, **Radioderm** Durch die Schädigung der Basalzellen kommt es einige Jahre nach der Bestrahlung zu Spätfolgen: • Atrophie von Haut und Drüsen • Poikilodermie: Hypo- und Hyperpigmentation, Teleangiektasien • chronisches Röntgenulcus (schlechte Heilung) • **Röntgenkeratosen** (Präkanzerosen), **Plattenepithelkarzinome**

12 Akne und akneähnliche Erkrankungen

Leitsymptome
- Komedo
- Papeln und Pusteln

12.1 Akne

Definition

Akne ist eine vorwiegend in der Pubertät bis ins frühe Erwachsenalter auftretende, polymorphe Erkrankung der **talgdrüsenreichen** Haut.

Formen

- **Acne vulgaris**
  - Acne comedonica
  - Acne papulopustulosa
  - Acne conglobata
- **Acne inversa**
- Acne fulminans
- Acne excoriée de jeunes filles
- Acne venenata
- Acne aestivalis
- Acne medicamentosa

12.1.1 Acne vulgaris

Definition
Formen: Acne comedonica · Acne papulopustulosa · Acne conglobata
Ätiologie / Pathogenese: · Retentionshyperkeratose · prädiponierende Faktoren
Klinik: Komedonen · Papeln · Pusteln · Narben · Fisteln · Prädilektionsstellen
Diagnostik: klinisch · Histologie
Therapie: lokal · systemisch

Definition

Androgenabhängige entzündliche **Verhornungsstörung,** vorwiegend der Adoleszenz und des frühen Erwachsenenalters. Sie ist durch ein polymorphes Bild an **Talgdrüsenfollikeln** gekennzeichnet.

Epidemiologie
- Inzidenz: annähernd 100%
- Geschlecht: **m = w**

Formen
- Acne comedonica: vorwiegend **Komedonen**
- Acne papulopustulosa: **Papeln** und **Pusteln**
- Acne conglobata: tiefe entzündliche **Knoten**

Ätiologie / Pathogenese (☞ Abb. 12.1)
- **Retentionshyperkeratose** → Vergrößerung der Talgdrüsenfollikel, intrafollikuläre Hornmassen bilden schließlich den geschlossenen Komedo („Mitesser“)
- Verlauf: offene Komedonen mit typischem schwarzen Mittelpunkt aus Melanin

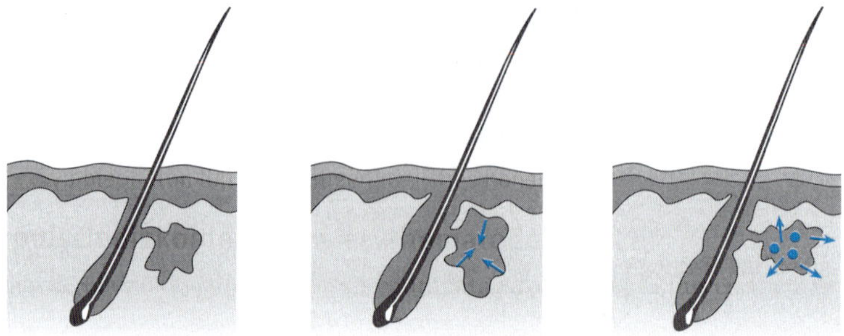

Abb. 12.1: Pathogenese der Acne vulgaris

prädisponierende Faktoren
- genetischen Disposition
- **Seborrhoe:** Steigerung der Lipidsynthese durch **Androgene** (Pubertät ↑)
- Propionibacterium acnes (im Infundibulum)

Es gibt keine Nahrungsmittelfaktoren, die die Akne verschlimmern oder verbessern!

Klinik

Effloreszenzen (☞ Tafelteil, Foto 40)
- Acne comedonica: offene und geschlossene **Komedonen** (etwa 1 : 7)
- Acne papulopustulosa: **Papeln** und **Pusteln** (aus Komedonen entstanden)
- Acne conglobata: fuchsbauartige Fisteln, **Narben**, Keloide

Prädilektionsstellen
- talgdrüsenreiche Haut (**Gesicht,** Dekollete)
- **Acne conglobata:** Rücken, Nacken und Oberarme

Symptome
- Juckreiz
- perifollikuläre Abszesse

Verlauf
- geschlechtsspezifisch: **m > w**
- Fortsetzung ins Erwachsenenalter (selten)
- Narbenbildung (durch Manipulation)

Je früher der Beginn der Erkrankung, desto schwerer meist der Verlauf!

Diagnostik

klinisch
- **klinisch:** Komedonen
- Histologie

Histologie
- Hornzellmassen in Talgdrüseninfundibulae mit großen Bakterienlakunen
- granulozytäre und lymphozytäre Infiltrate
- Narben (Acne conglobata)

Differentialdiagnosen
- Rosazea
- periorale Dermatitis
- Kontaktallergie
- akneiforme Medikamente

Therapie

Die Therapie sollte **stadienadaptiert** und als **Kombinationstherapie** erfolgen.

lokal
- **Benzoylperoxid**
- Antibiotika (Erythromycin)
- Retinoide

systemisch
- Antibiotika (Minozyklin, Doxyzyklin).
- Retinoide (Acne conglobata)

12.1.2 Acne inversa

> **Definition**
> **Ätiologie / Pathogenese:** siehe Acne vulgaris · prädisponierende Faktoren
> **Klinik:** Knoten · Abszesse · Gänge · Prädilektionsstellen
> **Diagnostik:** klinisch
> **Therapie:** systemisch · chirurgisch

Definition

Die Acne inversa geht im Gegensatz zur Acne vulgaris nicht von den Talgdrüsenfollikeln, sondern von den **Terminalhaarfollikeln** aus. Sie befällt vorzugweise die intertriginösen Areale.

Epidemiologie
- höheres Lebensalter als Acne vulgaris
- Geschlecht: **m > w**

Ätiologie / Pathogenese

Bei der Acne inversa sind im Gegensatz zur Acne vulgaris die **Terminalhaarfollikel** betroffen.

prädisponierende Faktoren
- Acne vulgaris
- **Nikotinabusus**

Klinik

Effloreszenzen
- **Knoten**
- **Abszesse** (furunkelartig)
- **Gänge:** fuchsbauartig, putride Sekretion

Prädilektionsstellen

Intertrigines (axillär, inguinal, submammär, Rima ani)

Verlauf
- langjährig
- Übergang in Karzinome (selten, bei langjährigem Bestehen)

Diagnostik

klinisch

Differentialdiagnosen
- Furunkulose
- Pyodermien
- Tuberkulose
- Neoplasien

Therapie

systemisch

Antibiotika

chirurgisch

Exzision

12.1.3 Weitere Akneformen

Acne fulminans

- schwere Verlaufsform der Acne conglobata
- **hämorrhagischer** Verlauf
- Fieber, Abgeschlagenheit, Splenomegalie
- Erythema nodosum
- **Schmerzen** (Iliosakral- und Hüftgelenke)
- **Knochennekrosen** (Sternoklavikulargelenk)
- Therapie: **Glukokortikoide** (systemisch), Antibiotika, Retinoide

Acne excoriée

- junge **Frauen**
- Ulzerationen durch Manipulation und Exkoriation
- Narben (hypo- oder hyperpigmentiert)
- **psychotherapeutische** Mitbetreuung

Acne venenata

- Ätiologie: komedogene **Kosmetika** (Chlor, Öle)
- untypische Stellen
- Therapie: **Absetzen** der Kosmetika

Acne aestivalis

- überwiegend **Frauen** betroffen
- **keine** Komedonen
- ausgelöst durch UV-Strahlung („Mallorca-Akne")
- Gesicht und Dekolleté befallen

Acne medicamentosa

- ausgelöst durch **Medikamente** (Glukokortikoide, Androgene, Antibiotika)
- **keine** Komedonen
- Therapie: **Absetzen** der verdächtigen Medikamente, Retinoide (systemisch)

12.2 Rosazea

Synonym: Kupferfinne

Definition
Ätiologie/Pathogenese: ungeklärt · Provokationsfaktoren
Klinik: Erythem · Teleangiektasien · Papeln · Pusteln · Rhinophym · keine Komedonen
Diagnostik: Klinisch · Prädilektionsstellen
Therapie: lokal · systemisch · unterstützende Maßnahmen

Definition

Die Rosazea ist eine chronisch-entzündliche, **zentrofazial** lokalisierte Erkrankung mit Erythem, Teleangiektasien, Papeln und Pusteln.

Epidemiologie

- Alter: **40–50 Jahre**
- Geschlecht: **w > m**

Ätiologie/Pathogenese

Die genaue Ätiologie der Rosazea ist **ungeklärt**. Diskutiert wird u.a. eine Fehlregulationen der Blutgefäße. Es besteht eine erbliche Disposition.

Provaktionsfaktoren

- **heller Hauttyp** („Fluch der Kelten")
- UV-Licht
- heiße und stark gewürzte Speisen
- Hitze
- Alkohol
- Stress

Klinik

Effloreszenzen (☞ Tafelteil, Foto 41)
- Erytheme
- Teleangiektasien,
- Papeln und Pusteln

> Es finden sich weder geschlossene noch offene Komedonen!

Prädilektionsstellen
zentrofazial (Stirn, Nase, Wangen, Kinn)

Verlauf
chronisch-rezidivierender, stadienhafter Verlauf

Erythemstadium
- **flüchtiges** Erythem,
- Ausbildung von **Teleangiektasien** im Gesicht („Kupferfinne")

Rosazea I
- **persistierendes** Erythem
- Teleangiektasien (unabhängig von Provokationsfaktoren)

Rosazea II
Papeln und **Pusteln:** einzeln, später auch gruppiert

Rosazea III
- **Knoten** und **Plaques**: induriert und einschmelzend
- **Rhinophym** („Knollennase")

> Die Reihenfolge der Stadien ist nicht zwingend, insbesondere das Rhinophym kann auch ohne die vorherigen Stadien auftreten, oder die Erkrankung verbleibt dauerhaft in einem Stadium.

Komplikationen
Ophthalmorosazea: Gefahr der Keratitis und Hornhauttrübung

Diagnostik

- **klinisch:** Fehlen von Komedonen, Prädilektionsstellen
- Ausschluss einer Augenbeteilung

Differentialdiagnosen
- Acne vulgaris
- periorale Dermatitis
- Acne venenata
- Acne medicamentosa
- Lupus erythematodes

Therapie

lokal
Metronidazol (Stadium I)

systemisch
- Antibiotika (**Minozyklin**)
- Retionoide

chirurgisch
operatives Re-modelling, CO_2-Laser-Abtragung (Stadium III)

unterstütze Maßnahmen
- **UV-Schutz**
- Provokatiosnfaktoren ↓

12.3 Periorale Dermatitis

Synonym: Stewardessen-Krankheit

Definition
Ätiologie/Pathogenese: ungeklärt · Provokationsfaktoren
Klinik: Papeln · Pusteln · keine Komedonen · Prädilektionsstellen
Diagnostik: klinisch
Therapie: lokal · systemisch · unterstützende Maßnahmen

Definition

Die periorale Dermatitis ist eine auf das **Gesicht** beschränkte entzündliche Dermatose mit Papeln und Pusteln.

Epidemiologie

- Geschlecht: **w > m**
- Alter: **20–40 Jahre**

Ätiologie/Pathogenese

Die Ätiologie ist **ungeklärt**. Vermutet wird eine Störung der Hautbarierre mit zusätzlicher Superinfektion.

Provokationsfaktoren

- **Glukokortikoide** (lokal)
- Überfeuchtung der Haut (Pflegepräparate)
- mechanische Irriation
- UV-Licht

Klinik

Effloreszenzen (☞ Tafelteil, Foto 42)

- **Papeln:** erythematös, follikulär gebunden, im Verlauf konfluierend
- Vesikulae und Pusteln

> Es finden sich keine Komedonen!

Prädilektionsstellen

- **perioral:** typische **Aussparung** um das Lippenrot
- Nasolabialfalten

Verlauf

Circulus viciosus: immer neue Externa werden als Therapie ausprobiert

Diagnostik

klinisch

klinisch: Fehlen von Komedonen, Prädilektionsstellen

Differentialdiagnosen

- Acne vulgaris
- Rosazea
- atopisches Ekzem
- seborrhoisches Ekzem

Therapie

lokal

Metronidazol

systemisch

Antibiotika (**Minocyclin**, Erythromycin)

unterstützende Maßnahmen

Absetzen aller Pflegeprodukte und lokaler Glukokortikoide

> Das Absetzen der Glukokortikoide führt zur vorübergehenden Exazerbation → ausführliche Aufklärung!

13 Granulomatöse Dermatosen

Definition
Granulomatöse Dermatosen sind Entzündungsreaktionen der Haut, die sich durch die Bildung von **Granulomen** auszeichnen.

Granulome (☞ Abb. 13.1)
Zeichen einer Entzündungsreaktion mit Ansammlung von Makrophagen, Epitheloidzellen, Riesenzellen und Lymphozyten. Man unterscheidet **verkäsende** Granulome mit zentraler Nekrose (Tuberkulose) und **nicht-verkäsende** Granulome (Sarkoidose).

Sondenphänomen
Bei verkäsenden Granulomen bricht die Sondenspitze bei Druck auf das Granulom aufgrund der zentralen Nekrose ein (☞ Kap. 4.2).

Diaskopie
Durch Druck mit einem Glasspatel zeigt sich die grau-gelbe (apfelgeleeartige) Eigenfarbe der Granulome (☞ Kap. 4.2).

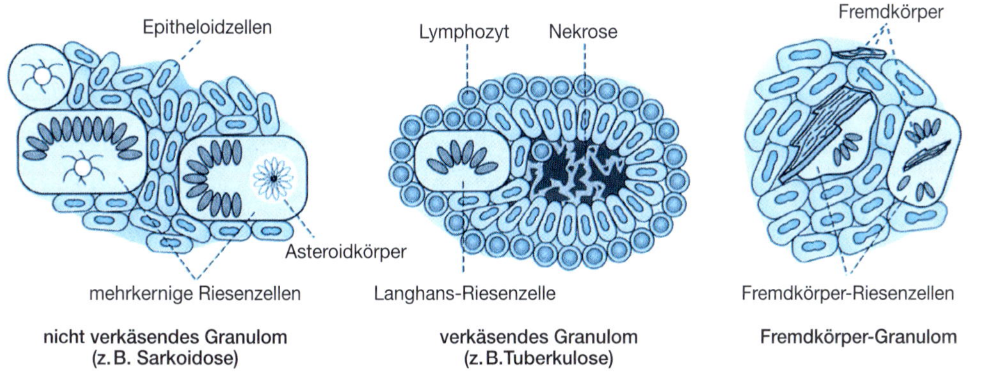

Abb. 13.1: Granulome [9]

Formen

nicht-verkäsende Granulome
- Sarkoidose
- Granuloma anulare
- Melkerson-Rosenthal-Syndrom
- Necrobiosis lipoidica (☞ Kap. 21.1)
- Fremdkörpergranulome

verkäsende Granulome
Tuberkulose (☞ Kap. 6.1)

Differentialdiagnosen	Merkmale
Sarkoidose	Beteiligung von Haut, Lunge und Lymphknoten
Granuloma anulare	ringförmige Anordnung
Necrobiosis lipoidica	Assoziation mit Diabetes mellitus
Fremdkörpergranulom	Inokulation eines schwer resorbierbaren Fremdkörpers
Lupus vulgaris (Tbc)	verkäsende Granulome
CDLE	Hyperästhesie, Tapeziernagel-Phänomen
Lichen ruber	Wickham-Streifung
Tinea	erythematosquamöse Plaques, zentrale Abheilung
Verrucae vulgares	zerklüftete Oberfläche

Tab. 13.1: Differentialdiagnosen granulomatöser Dermatosen

13.1 Sarkoidose

Synonym: Morbus Boeck

Definition
Formen: akut · chronisch
Ätiologie/Pathogenese: Störung des Immunsystems · nicht-verkäsende Granulome
Klinik: Papeln · Knoten · Organmanifestation · Löfgren-Syndrom
Diagnostik: klinisch · Histologie · Röntgen
Therapie: lokal · Phototherapie · systemisch · unterstützende Maßnahmen

Definition

Die Sarkoidose ist eine chronische Systemerkrankung, die sich vorwiegend an Lymphknoten, Lunge und Haut manifestiert. Es werden **nicht-verkäsende Granulome** gebildet.

Epidemiologie

- Alter: **20–40 Jahre**
- Geschlecht: **w > m**

Formen

- akuter Verlauf (5%)
- chronischer Verlauf (95%)

Ätiologie / Pathogenese

- Ätiologie: unklar, infektiöse Genese sowie autoimmune Prozesse werden diskutiert.
- genetische Disposition (**HLA**-B7, -DR5)
- Störung des Immunsystems: **verminderte T-Zell-Aktivität** (fehlende Typ-IV-Reaktion), **erhöhte B-Zell-Aktivität** (Hypergammaglobulinämie)
- **Granulome**, die – im Gegensatz zur Tuberkulose – keine zentrale Verkäsung (Nekrose) aufweisen.

Klinik

Haut (40–50%)

- Papeln/Knoten **(klein- oder großknotige Form):** rot- bis gelbbraun
→ Gesicht, Hals, oberer Stamm, Extremitäten
- **Lupus pernio:** livide knotige Infiltrate (ähnlich Frostbeulen), evtl. Ulzera
→ Nase, Ohren, Finger, Zehen

- **Narbensarkoidose:** entzündliche livide Infiltrate in vorbestehenden Narben
- **sarkoidale Panniculitis:** tiefe derbe Knoten
- **Erythema nodosum** (☞ Kap. 7.7)

Schleimhaut — Konjunktiven, Tonsillen, Nasen- und Rachenschleimhaut

Organmanifestation
- **Lunge** (90%): Bronchitis, bihiläre Adenopathie, Lungenfibrose
- Knochen: Zysten, Arthralgien
- Myopathie
- Augen: Uveitis
- Hepatomegalie und Splenomegalie
- periphere Lymphknotenvergrößerung
- ZNS: Fazialisparese

> **Löfgren-Syndrom** (akute Sarkoidose): Erythema nodosum, bihiläre Lymphadenopatie und Arthralgien (meist junge Frauen)

Symptome — akute Form: Fieber, Schwäche, Krankheitsgefühl, Gewichtsverlust

Verlauf
- akuter Verlauf (Dauer < 2 Jahre): papulöse Hautveränderungen, Löfgren-Syndrom
- chronischer Verlauf (Dauer > 2 Jahre): Plaques, Narbenbeteiligung, Lungenbeteiligung
- Abheilung: Atrophie, Narben
- **Spontanremission:** akute Form 80%, chronische Form 60%

Diagnostik

klinisch
- **Diaskopie:** grau-gelbe (apfelgeleeartige) Eigenfarbe
- **Sondenphänomen:** negativ

Histologie — Dermis/Subkutis: **sarkoidale Granulome** (☞ Abb. 13.1)
- Epitheloidzellen (Makrophagen)
- Langerhans-Riesenzellen (fusionierte Epitheloidzellen)
- Lymphozyten
- keine zentrale Verkäsung

Röntgen
- Lunge: **bihiläre Lymphadenopathie**
- Hände: Knochenzysten

Therapie

lokal — Glukokortikoide (lokal/intraläsional)

Phototherapie
- UV-B
- PUVA

systemisch
- Glukokortikoide
- Immunsuppressiva: Azathioprin, Methotrexat
- Chloroquin

unterstützende Maßnahmen
- Exzision
- Lasertherapie

13.2 Granuloma anulare

Definition
Ätiologie / Pathogenese: nicht-verkäsende Granulome · Nekrobiosis · Provokationsfaktoren
Klinik: Papeln · ringförmige Anordnung · spontane Rückbildung
Diagnostik: Histologie
Therapie: lokal · Phototherapie · systemisch · unterstützende Maßnahmen

Definition

Das Granuloma anulare ist gekennzeichnet durch asymptomatische **ringförmig** angeordnete Papeln.

Epidemiologie

- Alter: < **20 Jahre**
- Geschlecht: **w > m**

Ätiologie / Pathogenese

Es kommt zur Ausbildung **nicht-verkäsender Granulome** in der Dermis sowie Degeneration von Kollagenfasern (**Nekrobiosis**). Die Ätiologie ist unbekannt.

Provokationsfaktoren

- **Trauma**
- Insektenstich
- UV-Licht
- Virusinfektion

Klinik

Effloreszenzen

Papeln: hautfarben bis leicht gerötet, glatte Oberfläche

Periphere Ausbreitung und zentrale Abheilung führen zu **ringförmigen** (anulären) oder **polyzyklischen** Figuren.

Prädilektionsstellen: Streckseiten der Akren, **Extremitäten**

Verlauf: meist **spontane Rückbildung** (nach Monaten bis Jahren)

Diagnostik

Histologie

- Epidermis: unverändert
- Dermis: entzündliche Infiltrate, epitheloidzellige **Granulome** (☞ Abb. 13.1), **Nekrobiose** (Degeneration von Kollagenfasern)

Therapie

lokal: **Glukokortikoide** (lokal / intraläsional)

Phototherapie: PUVA

systemisch

- Glukokortikoide
- Dapson

unterstützende Maßnahmen: Kryotherapie

13.3 Melkersson-Rosenthal-Syndrom

Definition
Ätiologie/Pathogenese: nicht-verkäsende Granulome
Klinik: Cheilitis · Fazialisparese · Lingula plicata
Diagnostik: Histologie
Therapie: lokal · systemisch · unterstützende Maßnahmen

Definition

Das Melkersson-Rosenthal-Syndrom zeichnet sich durch die Trias **Cheilitis, rezidivierende Fazialisparese** und **Lingua plicata** aus.

Ätiologie / Pathogenese

Durch die Bildung von **Granulomen** kommt es zu einer Schwellung des Gewebes (Lippen, Zunge) sowie zu einer passageren Fazialisparese. Die Ätiologie ist unklar. Es besteht eine familiäre Häufung.

Klinik

- **Cheilitis granulomatosa:** rezidivierende Rötung und Schwellung der Lippen, Makrocheilie, Parästhesie
- rezidivierende **periphere Fazialisparese** (meist einseitig)
- **Lingula plicata** (Faltenzunge): Infiltrate, Starrheit, Geschmacksstörungen

Symptome

- Fieber, Krankheitsgefühl
- **neurovegetative Symptome:** migräneartige Kopfschmerzen, Hypakusis, einseitiges Gesichtsschwitzen

Verlauf

chronisch-schubweise

Diagnostik

Histologie

Cheilitis granulomatosa: epitheloidzellige (nicht-verkäsende) **Granulome** (☞ Abb. 13.1) in der Submukosa, Ödem

Differentialdiagnosen

- hereditäres Angioödem
- Herpes simplex
- Erysipel
- Trauma

Therapie

lokal

Glukokortikoide (intraläsional)

sytemisch

- Glukokortokoide
- NSAID, ASS

unterstützende Maßnahmen

operative Reduktion der Makrocheilie

14 Lichenoide Dermatosen

Definition

Lichenoide Dermatosen sind Erkrankungen, die dem Lichen ruber ähneln. Sie zeichnen sich klinisch durch flache Papeln und histologisch durch bandförmige entzündliche Infiltrate in der Dermis aus.

Formen

- Lichen ruber
- Lichen sclerosus et atrophicans

DD	Merkmale
Lichen ruber	polygonale Papeln, Wickham-Streifung
Lichen sclerosus et atrophicans	weiße Papeln, Atrophie
Arzneimittelexanthem	generalisiertes Auftreten
Lues II	hellrote Maculae, Palmae / Plantae
Prurigo	starker Juckreiz
Verrucae planae	verruköse Oberfläche
Chronisches Ekzem	Lichenifikation

Tab. 14.1: Differentialdiagnosen lichenoider Dermatosen

14.1 Lichen ruber

Synonym: Knötchenflechte

Definition
Formen: Lokalisation · Verlauf
Ätiologie / Pathogenese: zelluläre Autoimmunreaktion · Hyperkeratose · Hepatitis · fakultative Präkanzerose · Provokationsfaktoren
Klinik: Papeln · Wickham-Streifung · Prädilektionsstellen · starker Juckreiz
Diagnostik: klinisch · Histologie
Therapie: lokal · Phototherapie · systemisch

Definition

Chronisch-rezidivierende entzündliche Erkrankung der Haut und hautnahen Schleimhaut, die durch polygonale **Papeln, Wickham-Streifung** und **Juckreiz** gekennzeichnet ist.

Epidemiologie

- Alter: **30–60 Jahre**
- Geschlecht: **w > m**

Formen

Lokalisation

- Lichen ruber planus (Haut)
- Lichen ruber mucosae (Schleimhaut)
- Lichen planopilaris (Kopfhaut)

Verlauf
- chronisch-lokalisierter Verlauf
- exanthematischer Verlauf (Erythrodermie)

Ätiologie / Pathogenese
- Ätiologie: unklar
- Assoziation zu Lebererkrankungen (**Hepatitis B und C**, primär biliäre Zirrhose), Stoffwechselerkrankungen (Diabetes mellitus) und Autoimmunerkrankungen (Lupus erythematodes, Pemphigus vulgaris)
- Es zeigt sich eine zelluläre **Autoimmunreaktion** gegen basale Keratinozyten. Diese gehen durch Apoptose zugrunde. Folge ist eine reaktive Hyperkeratose und Bildung der typischen Papeln.

> Der Licher ruber mucosae gilt als **fakultative Präkanzerose** (Plattenepithel-Karzinome).

Provokationsfaktoren
- **Medikamente:** ACE-Hemmer, Diuretika, β-Blocker, Antibiotika, NSAID, Penicillamin
- **Traumata** (Köbner-Phänomen)

Klinik
Effloreszenzen
- **Papeln:** polygonal, abgeflacht, blau-rot, glänzend, herdförmig gruppiert (☞ Tafelteil, Foto 43)
- **Wickham-Streifung:** weißliche netzförmige Streifung auf den Papeln oder der Schleimhaut (☞ Tafelteil, Foto 44)

Prädilektionsstellen
- Haut: **Beugeseiten des Handgelenks und Unterarms**, Vorderseite des Unterschenkels, Knöchel, Sakralbereich
- Schleimhaut: **Wangenschleimhaut**, Zunge, Lippen, Genitalschleimhaut

Symtome
- **starker Juckreiz**
- Nageldystrophie

Verlauf
- herdförmig gruppierte Papeln, teilweise Konfluenz zu Plaques
- meist **spontane Abheilung** (nach 1–2 Jahren)
- 10–20% chronisch-rezidivierend
- **posteruptive Hyperpigmentation**
- Komplikationen (Schleimhaut): Atrophie, Erosionen, Plattenepithel-Karzinom
- Komplikation (Kopfhaut): vernarbende Alopezie

Diagnostik
klinisch
- **Köbner Phänomen** (isomorpher Reizeffekt): durch mechanische Irritation lassen sich neue Papeln induzieren (☞ Kap. 10.1)
- **Wickham-Streifung**

Histologie
- Epidermis: ballonierende Degeneration der Basalzellen, **streifige Hypergranulose** (Stratum granulosum ↑), Hyperkeratose
- Dermis: **supepitheliales bandförmiges lymphozytäres Infiltrat**

> Die **Wickham-Streifung** entsteht durch die streifige Verbreiterung des Stratum granulosum. An der Schleimhaut ist diese direkt sichtbar. Auf den Papeln der Haut kann sie durch Wasser oder Öl sichtbar gemacht werden.

Therapie

lokal	**Glukokortokoide** (lokal/intraläsional)
Phototherapie	PUVA
systemisch	• Glukokortikoide • Retinoide • Immunsuppressiva: Ciclosporin A, Azathioprin, Methotrexat

14.2 Lichen sclerosus et atrophicus

Definition
Ätiologie/Pathogenese: Autoimmunerkrankungen · Borrelien · fakultative Präkanzerose
Klinik: Papeln · Atrophie · Prädilektionsstellen · Juckreiz
Diagnostik: Histologie
Therapie: lokal · Phototherapie · unterstützende Maßnahmen

Definition

Chronische lichenoide Dermatose, die zur **Sklerosierung** führt, meist an der **Genitalschleimhaut** lokalisiert.

Epidemiologie
- Alter: Kindheit, **40–60 Jahre**
- Geschlecht: **w > m**

Ätiologie/Pathogenese

Unbekannte Ätiologie. Vermutet wird eine **Autoimmunerkrankung**, aber auch eine Assoziation mit **Borrelieninfektionen** wird diskutiert.
Es ist eine **fakultative Präkanzerose** (Plattenepithel-Karzinom).

Klinik

Effloreszenzen
- **Papeln:** klein, weißlich, rau, gruppiert
- **Atrophie**

Prädilektionsstellen
- **Genitalschleimhaut:** Vulvae, Präputium, Frenulum
- **Haut** (selten): oberer Rücken, Hals, Sakralbereich

Symtome
Juckreiz

Verlauf
- gruppierte Papeln, oft Konfluenz zu Plaques
- **Atrophie, Sklerosierung** (nach Monaten bis Jahren)
- chronisch-progrediente Ausdehnung
- Komplikationen: Verletzlichkeit ↑, chronische Erosionen, Plattenepithel-Karzinom
- Frauen: Schwund der Schamlippen (**Craurosis vulvae**)
- Männer: Schrumpfung des Präputium und Frenulum, Phimose, Einengung der Urethralöffnung (**Craurosis penis**)

Diagnostik

Histologie
- Epidermis: Hyperkeratose, Atrophie
- Dermis: entzündliches Infiltrat, Reduktion der elastischen Fasern

Differentialdiagnosen
- Morphea
- Leukoplakien
- Soor
- Lichen ruber

Therapie

lokal	• Glukokortikoide • Tacrolimus
Phototherapie	PUVA
unterstützende Maßnahmen	• fettende Salben • lokale Östrogenpräparate • männliches Genitale: Zirkumzision, Frenulumplastik • Exzision (chronische Erosionen)

15 Pigmentstörungen der Haut

15.1 Hypomelanosen

Definition

Hypopigmentierungen, die alterbedingt, autoimmunologisch, oder durch exogene Faktoren (UV-Licht, bleichende Externa) verursacht werden.

15.1.1 Vitiligo

Synonym: Weißfleckenkrankheit

> **Definition**
> **Formen:** Einzelherde · Vitiligo vulgaris · Vitiligo acrofacialis
> **Ätiologie / Pathogenese:** ungeklärt · autoimmunologisch
> **Klinik:** Makulae · Poliosis · Köbner-Phänomen
> **Diagnostik:** klinisch · Histologie · Wood-Licht
> **Therapie:** lokal · systemisch · Phototherapie · chirurgisch · unterstützende Maßnahmen

Definition

Autoimmunerkrankung mit disseminierten oder fokalen Hypo- und Depigmentierungen der Haut **ohne** Struktur- oder Funktionsverlust.

Epidemiologie

- Prävalenz: ca. 0,5% (in Indien teilweise 10–20%)
- Alter: überwiegend in der Adoleszenz
- Geschlecht: **m > w**

Formen

- fokale Einzelherde
- **Vitiligo vulgaris:** disseminiert an Haut und Schleimhäuten
- **Vitiligo acrofacialis:** Befall von Gesicht, Händen und Füßen

Ätiologie / Pathogenese

Die Ätiologie ist **ungeklärt**. Vermutet werden **autoimmunologische** Prozesse (Viren?) die sich vorübergehend oder permanent gegen **Melanozyten** richten. Ähnliche Prozesse finden in den Regressionszonen des Melanoms statt.

> Häufig Assoziation mit anderen **Autoimmunerkrankungen:** Alopecia areata, Hashimoto-Thyreoditis, Diabetes mellitus u.a.

Klinik

Effloreszenzen (☞ Tafelteil, Foto 45)

Makulae: depigmentiert, scharf und unregelmäßig begrenzt

Symptome

- Beginn um **Körperöffnungen** (häufig)
- **Poliosis:** Befall der Haare in den Vitiligoherden
- Repigmentierung: follikulär, vom Randbereich ausgehend

> Die Vitiligo zeigt ein **Köbner-Phänomen** auf mechanische Reize! (☞ Kap. 4.3)

Verlauf
- schubweise, chronisch-progredient
- selten Spontanheilung

Diagnostik
- **klinisch**
- Histologie: Struktur der Haut und Hautanhangsgebilde unauffällig
- Woodlicht: weiße Fluoreszenz (☞ Kap. 4.3)
- Ausschluss anderer Autoimmunerkrankungen

Differentialdiagnosen
- Leukoderm: kongenitales Fehlen von Melanozyten
- Lichtschäden
- Bleichung durch Externa

Therapie

lokal
- Glukokortikoide
- Calcineurin-Inhibitoren
- Vitamin D-Analoga

systemisch
Glukokortikoide (Stoßtherapie)

Phototherapie
- UVB 311 nm
- Excimer-Laser
- PUVA
- KUVA: Khellin-UVA (weniger phototoxisch als Psoralen)

chirurgisch
- Melanozyten-Transplantation (aufwendig)
- Spalthaut-Transplantation

unterstützende Maßnahmen
- **UV-Schutz**
- Camouflage

15.1.2 Leukoderm

> **Definition**
> **Ätiologie / Pathogenese:** Entzündungen · reversibel
> **Klinik:** Beispiele

Definition
Lokalisierte, angeborene oder erworbene hypo- bzw. depigmentierte Hautareale.

Ätiologie / Pathogenese
Die meisten Leukoderme entstehen nach **Entzündungen** der Haut, sie sind in aller Regel **reversibel.**

Klinik

Beispiele
- Ekzeme
- Psoriasis vulgaris: typischerweise im Rahmen einer **Dithranol-Therapie**
- CDLE
- Pityriasis versicolor
- Anwendung bleichender Substanzen
- Chronische UV-Exposition

15.2 Hypermelanosen

Die Mehrzahl der Hypermelanosen sind erworben und durch UV-Exposition entstanden.

> ! Jede Bräunung ist Zeichen einer Hautschädigung! Es gibt keine gesunde Bräune!

15.2.1 Chloasma uterinum

Synonym: Melasma

> **Definition**
> **Ätiologie/Pathogenese:** Schwangerschaft · Kontrazeptiva · UV-Licht
> **Klinik:** Makulae · Prädilektionsstellen
> **Diagnostik:** klinisch
> **Therapie:** Lichtschutz

Definition
Lokalisierte, **erworbene** Hyperpigmentierung im Gesichtsbereich

Ätiologie / Pathogenese
- Schwangerschaft
- Einnahme von Hormonen (Kontrazeptiva)

Provokationsfaktoren
UV-Licht

Klinik

Effloreszenzen
Makulae: hyperpigmentiert, unscharf begrenzt

Prädilektionsstellen
Stirn, Wangen, temporal und perioral

Diagnostik
klinisch

Verlauf
- Abblassen nach Beendigung der Schwangerschaft bzw. Absetzen der Hormonpräparate
- persistierende Varianten sind möglich

Therapie
- Medikamente absetzen
- **Lichtschutz**
- bleichende Externa

15.2.2 Andere Hyperpigmentierungen

Epheliden
„**Sommersprossen**“, insbesondere bei Hauttyp I auftretende hellbraune Makulae im Gesicht- und Dekolletebereich

Dermatitis pigmentaria
Durch verschiedeme **Externa** ausgelöste Hyperpigmentierungen, die durch UV-Strahlung verstärkt werden. Typisches Beispiel ist die **Berloque-Dermatitis** durch lichtsensibilisierende Duftstoffe (z.B. Bergamotte).

Lentigo simplex
Bereits im **Kindesalter** vorhandene, scharf begrenzte Hyperpigmentierungen. Bei disseminierten Befall an internistische Erkrankungen denken (**Peutz-Jeghers-Syndrom**).

Lentigo solares
„**Altersflecken**“, insbesondere an Händen und im Gesicht.

16 Tumoren der Haut

„Tumor" wird in diesem Kapitel als deskriptives Wort benutzt, ohne besondere Assoziation zu malignen Erkrankungen.

16.1 Benigne Tumoren

16.1.1 Naevuszellnaevus

Synonym: Leberflecken, NZN

Definition
Formen: Junktionsnaevus · Compoundnaevus · dermaler Naevus
Klinik: Makulae · dysplastische Naevi · Halo-Naevus · Naevus pigmentosus et pilosus
Diagnostik: klinisch · Dermatoskopie
Therapie: chirurgisch

Definition

Umschriebene, meist scharf begrenzte Hyperpigmentierung, am gesamten Integument und Schleimhäuten möglich. **Naevuszellen** sind Melanozyten, die die typische dendritische Form verloren haben.

Epidemiologie

Prävalenz **100%,** somit die **häufigsten** „Tumoren" der Haut

Formen (☞ Abb. 16.1)

- **Junktionsnaevus:** Naevuszellen am **Grenzbereich** zwischen **Dermis** und **Epidermis**
- **Compoundnaevus:** Naevuszellen in der **Zona junctionalis** und in der **Dermis.** Klinisch sind sie meist **papulöser** als Junktionsnaevi.
- **dermaler Naevus:** Naevuszellen **nur** in der **Dermis,** klinisch: hellere, bräunliche Farbe, oftmals **Haare** in dermalen Naevi

Klinik

Effloreszenzen (☞ Tafelteil, Foto 46)

Makulae: scharf begrenzt, rund bis oval, braun bis schwarz pigmentiert, gelegentlich mit papulösen/nodulären Anteilen

> Im Bereich der Leistenhaut (Hände, Füße) wirken NZN oft ausgefranst und unscharf begrenzt. Dies ist ohne Krankheitswert und durch den Aufbau der Haut verursacht.

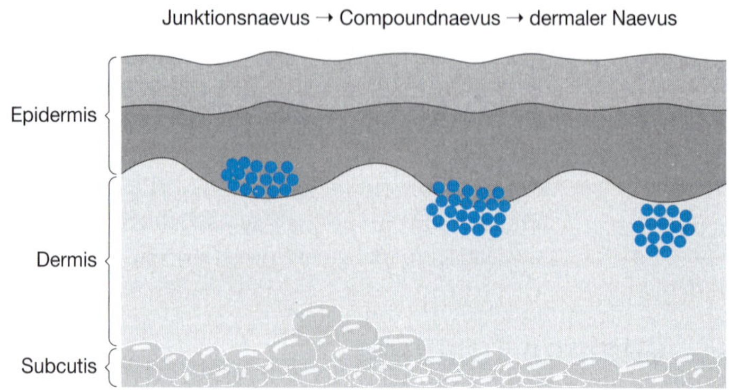

Abb. 16.1: Naevuszellnester

Sonderformen (☞ Tafelteil, Foto 47)

- **dysplastische** NZN: unscharf begrenzte Naevi, oft wie **ausgefranst** wirkend mit **Größenzunahme** und **Asymmetrie**. Histologisch finden sich vermehrt Mitosen und Atypien. Sie können Vorstufen von Melanomen sein.

> Finden sich gehäuft dysplastische NZN, spricht man vom **dysplastischen Naevussyndrom.** Das Risiko eines sich daraus entwickelnden Melanoms beträgt 20–30%.

- **Halo-Naevus:** depigmentierter Hof (= Halo) um einen pigmentierten NZN. Histologisch finden sich im Halo **Regressionsphänomene.** Harmlose Variante.
- **Naevus pigmentosus et pilosus:** kongenitale, oft sehr große Naevi mit dunkler Farbe und **Behaarung.** Erhöhtes **Entartungsrisiko** mit Entwicklung von Melanomen meist vor der Pubertät.

Verlauf

- bei **Geburt:** meist nur wenige NZN sichtbar
- bis späte **Adoleszenz:** Auftreten neuer NZN
- **Regressionsphänomene:** meist ab 30.–40. Lebensjahr

Diagnostik

- klinisch
- Dermatoskopie: bei fraglicher Dignität

Differentialdiagnosen

- malignes Melanom
- seborrhoische Keratosen
- Lentigo maligna
- Epheliden

Therapie

meist nur bei sehr großen oder dysplastischen Naevi nötig

chirurgisch

- komplette Exzision
- Serienexzision (bei großflächigen Naevi)

16.1.2 Epidermaler Naevus

Definition
Klinik: Hyperkeratosen · verrukös · Blaschko-Linien · Naevus verrucosus · ILVEN · Naevus sebaceus
Diagnostik: klinisch
Therapie: chirurgisch

Definition

Hyperkeratotische Verdickung der Epidermis mit Hyperpigmentierung

Epidemiologie

- Prävalenz ca. 1:1000
- Geschlecht: m > w
- **meist schon bei Geburt vorhanden**

Klinik

Effloreszenzen

- **Hyperkeratosen,** scharf begrenzt, oft **verrukös**
- hautfarben über braun bis schwarz
- Anordnung entlang der **Blaschko-Linien**
- Oberfläche kann weich, rau oder zerklüftet wirken

Sonderformen (☞ Tafelteil, Foto 48)

- **Naevus verrucosus:** warzig aussehender epidermaler Naevus
- **ILVEN** (inflammatotischer linearer Naevus verrucosus): seltene Variante mit ausgeprägtem **Juckreiz**, histologisch finden sich typische **Entzündungsreaktionen**
- **Naevus sebaceus:** an der **behaarten Kopfhaut** findet sich zumeist ein einzelner, weicher, scharf begrenzter Naevus mit **zerklüfteter** Oberfläche

> Die Exzision wird empfohlen, da sich aus einem Naevus sebaceus ein Basaliom entwickeln kann.

Verlauf

- gut
- Naevus sebaceus: Möglichkeit der Entwicklung von Basaliomen (☞ Kap. 16.4)

Diagnostik

klinisch

Therapie

chirurgisch

Totalexzision (bei Verdacht auf maligne Entartung)

16.1.3 Seborrhoische Keratose

Synonym: Verruca seborrhoica senilis, Alterswarze

Definition
Ätiologie/Pathogenese: Proliferation basaler Keratinozyten
Klinik: exophytischer Tumor · Aussparung von Händen und Füßen · Blaschko-Linien · Stukko-Keratosen
Diagnostik: klinisch
Therapie: chirurgisch

Definition

Scharf begrenzter, **breitsbasig exophytisch** wachsender Tumor von meist bräunlicher bis schwarzer Farbe des **höheren Lebensalters.** Es findet **keine** maligne Entartung statt.

> ! Der Begriff „seborrhoisch“ leitet sich von der sich fettig anfühlenden Oberfläche der Läsionen ab.

Epidemiologie

- Prävalenz annähernd 100%, Zunahme im Alter
- Geschlecht: m > w

Ätiologie / Pathogenese

Regelhafte, **gutartige** Hautveränderung des Alters ohne Assoziation mit exogenen Noxen. Ursächlich ist eine **Proliferation** der **basalen Keratinozyten.**

Klinik (☞ Tafelteil, Foto 49)

Effloreszenzen: exophytischer Tumor

Symptome

- bräunlich bis schwarze Farbe
- raue, gepunzte bzw. zerklüftete Oberfläche
- am gesamten Intergument unter **Aussparung** von **Händen** und **Füßen**
- meist gehäuft im Verlauf der **Blaschko-Linien**

> Bei flachen, hautfarbenen und wie aufgeklebten seb. Keratosen spricht man auch von **„Stukko-Keratosen“.**

Verlauf: **keine** maligne Entartung

Diagnostik

- klinisch
- Dermatoskopie (typische Hornperlen)

Differentialdiagnosen

- Naevuszellnaevus
- malignes Melanom
- pigmentiertes Basaliom
- Spinaliom
- Verruca vulgaris

Therapie

chirugisch: Exzision: kosmetische Indikation

> Auch bei sicherer klinischer Diagnose immer **histologische** Sicherung anstreben!

16.1.4 Fibroma molle

Synonym: Weiches Fibrom, Fibroma pendulans (gestieltes Fibrom)

> **Definition**
> **Klinik:** gestielter Tumor · Prädilektionsstellen · keine Malignität · Stieldrehung
> **Diagnostik:** klinisch
> **Therapie:** chirurgisch

Definition

Fibrome sind gutartige, weiche, oft gestielte Tumoren des Bindegewebes.

Klinik

Effloreszenzen	hautfarbener, breitbasig, oder häufig **gestielter,** weicher schlaffer Tumor der Haut
Prädilektionsstellen	Halsregion, axillär, seltener inguinal
Verlauf	• **keine** maligne Entartung • hämorrhagische Infarzierung durch **Stieldrehung**
Differentialdiagnosen	• Neurofibrome • papillomatöse NZN

Diagnostik klinisch

Therapie

chirurgisch	Entfernung mittels **Scherenschlag**

16.1.5 Histiozytom

Synonym: Dermatofibrom

> **Definition**
> **Ätiologie / Pathogenese:** Bagatellverletzungen · Insektenstiche
> **Klinik:** Knoten · hyperpigmentierter Rand · Delle bei seitlichem Druck · Juckreiz
> **Diagnostik:** klinisch
> **Therapie:** chirurgisch

Definition Das Histiozytom ist eine umschriebene Bindegewebsreaktion der **Fibroblasten.**

Ätiologie / Pathogenese **Bagatellverletzungen**, meist jedoch durch **Insektenstiche** ausgelöst

Klinik

Effloreszenzen	• **Knoten:** hautfarbend, derb, kreisrund bis oval • im Hautniveau • häufig **hyperpigmentierter Rand**
Symptome	• konkave **Delle** bei **seitlichem Druck** • gelegentlich **Juckreiz**
Prädilektionsstellen	Unterschenkel
Verlauf	maligne Entartung kommt **nicht** vor
Differentialdiagnosen	• Naevuszellnaevi • Melanom • Plattenepithelkarzinom • Hautmetastase

Diagnostik klinisch

Therapie

chirurgisch	Totalexzision: nur bei differentialdiagnostischer Schwierigkeit

16.1.6 Keloid

Definition
Ätiologie/Pathogenese: Verletzung · Narben · genetische Disposition
Klinik: Tumoren · blitzfigurenartig · über den Narbenbereich hinaus · Abblassen
Diagnostik: klinisch
Therapie: chirurgisch · konservativ

Definition Überschießende Narbenbildung durch reaktive **Bindegwebehyperplasie**

Ätiologie Vorausgehend ist immer eine **Verletzung** der Haut. Typischerweise entstehen Keloide aus **Narben.** Es besteht eine **genetische Disposition.**

Klinik

Effloreszenzen (☞ Tafelteil, Foto 50): **Plaques:** rosa-rot, **blitzfigurenartig**, scharf begrenzt

Symptome
- **über** den ursprünglichen **Narbenbereich** hinaus wachsend
- im Verlauf **Abblassen** bis auf Farbniveau der gesunden Haut

Differentialdiagnosen
- Neurofibrome
- papillomatöse NZN

Diagnostik klinisch

Therapie

chirurgisch: Exzision mit anschließenden Druckverbänden

konservativ
- Druckverbände
- postoperative Bestrahlung
- Silikongele
- Kryotherapie
- Unterspritzung mit Glukokortikoiden

> Die Therapie der Keloide ist schwierig und oft unbefriedigend. Die chirurgische Korrektur zeigt häufig erneute Keloide.

16.1.7 Milien

Definition
Formen: primäre Milien · sekundäre Milien
Ätiologie/Pathogenese: spontan · Versprengung/Proliferation von Epithelzellen · Provokationsfaktoren
Klinik: Zysten
Diagnostik: klinisch
Therapie: chirurgisch

Definition Milien sind kleine, **(sub)epidermale Zysten.**

Formen
- primäre Milien
- sekundäre Milien

Ätiologie / Pathogenese
- primäre Milien: entstehen **spontan**
- sekundäre Milien: entstehen durch **Versprengung** und **Proliferation** einzelner **Epithelzellen**

Provokationsfaktoren: für **sekundäre** Milien:
- blasenbildende Dermatosen
- Porphyria cutanea tarda
- Verbrennungen

Klinik

Effloreszenzen: kleine, 1–2 Milimeter große, weiße kugelige **Zysten** in der **Epidermis**

Prädilektionsstellen: Gesicht

Diagnostik: klinisch

Therapie

chirurgisch:
- oberflächliches **Anritzen** und **Exprimierung** des Zysteninhalts
- häufige **Rezidive** durch Verbleib der Zystenwand

> Milien können nicht ohne Eröffnung der Epidermis exprimiert werden! Der Versuch ist schmerzhaft und frustran!

16.1.8 Epidermoidzysten

> **Definition**
> **Ätiologie / Pathogenese:** Proliferation von Haarfollikelepithel · Provokationsfaktoren
> **Klinik:** Knoten · Superinfektion · Prädilektionsstellen
> **Diagnostik:** klinisch
> **Therapie:** chirurgisch

Definition: Epidermoidzysten sind subepidermale Zysten die vom Epithel des Haarfollikels ausgehen.

Ätiologie / Pathogenese: Proliferation von **Haarfollikelepithel** durch Verlegung des Follikelausführungsgangs

Provokationsfaktoren: Acne vulgaris

Klinik

Effloreszenzen: **Knoten:** einige cm groß, oft nicht sichtbarer Verbindung zur Hautoberfläche

Symptome: bakterielle Superinfektion

Prädilektionsstellen: seborrhoische Areale

Therapie

chirurgisch:
- **Inzision** zur Entlastung („ubi pus ibi evacua“) und **Antibiose**
- komplette **Exstirpation** mit Zystenwand im freien Intervall

16.1.9 Trichilemmalzysten

Definition
Klinik: Knoten · Prädilektionsstellen · trichilemmales Karzinom
Diagnostik: klinisch
Therapie: chirurgisch

Definition

Trichilemmalzysten enstehen aus Zellen der äußeren **Haarwurzelscheide.**

Epidemiologie

- **solitäre** Trichilemmalzysten sind **häufig**
- erbliche **Disposition**
- Geschlecht: **w > m**

Klinik

Effloreszenzen

- prall-elastische **Knoten**
- wenige Zentimeter groß

Symptome

bakterielle Infektionen selten

Prädilektionsstellen

ausschließlich an **behaarter Kopfhaut**

Verlauf

> Äußerst selten ist die maligne Entartung zu einem **trichilemmalen Karzinom.**

Diagnostik

klinisch

Therapie

chirurgisch

Exstirpation aus kosmetischer Indikation

16.1.10 Hämangiom

Synonym: Blutschwämmchen

Definition
Ätiologie/Pathogenese: unbekannt
Klinik: Gefäßproliferationen · bei Geburt · Regression bis Pubertät · Blutungen · Nekrosen · Infarzierungen
Diagnostik: klinisch
Therapie: chirurgisch

Definition

Benigne **Gefäßneubildungen bzw.** Gefäßproliferation

Epidemiologie

- häufig
- ca. 1–3% der Neugeborenen
- Geschlecht: **w > m**

Ätiologie

Diskutiert werden autosomal-dominante Vererbungen. Die eigentliche Ätiologie ist **unbekannt.**

Klinik

Effloreszenzen

Gefäßproliferationen („Blutschwämmchen")

Symptome

- Auftreten bei oder kurz nach **Geburt**
- **Ausdrückbarkeit** und sofortiges **Wiederauffüllen**
- **Proliferation** innerhalb des ersten Lebensjahres

- anschließende Regression bis zur vollständigen Abheilung in der **Pubertät**
- gelegentlich **Blutungen**, **Nekrosen** oder **Infarzierungen**.
- lebensbedrohliche Blutungen sind Raritäten

Diagnostik klinisch

Therapie
- **abwartendes** Verhalten (Rückbildungstendenz)
- **chirurgisches** Vorgehen bei Einschränkung von Organfunktionen (Augen/Nase)
- Laserbehandlung

16.1.11 Seniles Angiom

Definition
Klinik: kleine hellrote Tumoren · Prädilektionsstellen
Diagnostik: klinisch
Therapie: chirurgisch

Definition Kleine umschriebene **Gefäßhyperplasien**

Klinik **Hellrote,** scharf begrenzte, meist nur **stecknadelkopf** große makulöse bis papulöse Tumoren

Prädilektionsstellen
- Thorax
- Abdomen

Diagnostik klinisch

Therapie nur aus kosmetischer Indikation

chirurgisch
- Laserverödung
- elektrokauterische Abtragung

16.1.12 Granuloma pyogenicum

Synonym: Eruptives kapilläres Hämangiom, Granuloma teleangiectaticum

Definition
Ätiologie/Pathogenese: unbekannt · Minimaltraumen
Klinik: schnellwachsend · kapillärer Tumor · keine Epidermis · Blutungen · Prädilektionsstellen
Diagnostik: klinisch
Therapie: chirurgisch

Definition Durch **Trauma** ausgelöstes, **schnellwachsendes** kapilläres Hämangiom

Ätiologie/Pathogenese Eruptive Hämangiome entstehen meist 1–2 Wochen nach **Minimaltraumen.** Die eigentliche Ätiologie ist **unbekannt.**

Klinik

Effloreszenzen (☞ Tafelteil, Foto 51) weicher, kugelförmiger, **kapillärer Tumor**

Symptome	• meist **keine** Überkleidung mit Epidermis • 1–2 Wochen nach **Minimaltrauma** • schwer stillbare **Blutungen** bei kleinsten Verletzungen
Prädilektionsstellen	• Finger • Gesicht
Diagnostik	klinisch
Differentialdiagnosen	• akrolentiginöse Melanome • infarziertes Angiom
Therapie	
chirurgisch	• **Exzision** unter Einschluss der **Basis** • ausreichende Blutstillung

16.1.13 Glomustumor

> **Definition**
> **Klinik:** hautfarbener Knoten · druckschmerzhaft · Prädilektionsstellen
> **Diagnostik:** klinisch · ANGEL
> **Therapie:** chirurgisch

Definition	Benigner Tumor der **Glomuszellen** (myovaskuläre Zellen im Bereich von kapillären Anastomosen)
Klinik	
Effloreszenzen	**hautfarbener** bis hellroter, kleiner, unscharf begrenzter **Knoten**
Symptome	ausgeprägte **Druckschmerzhaftigkeit**
Prädilektionsstellen	Akren (Fingerendglieder)
Diagnostik	klinisch
Differentialdiagnosen	

> Schmerzhafte Tumoren der Haut – **ANGEL:**
> **A**ngiolipome
> **N**eurome
> **G**lomustumoren
> **E**kkrine Spiradenome
> **L**eiomyome

Therapie	
chirurgisch	Exzision

16.1.14 Lipom

> **Definition**
> **Klinik:** kugeliger Tumor · subkutan
> **Diagnostik:** klinisch
> **Therapie:** chirurgisch

Definition Subkutane, umschriebene **Fettgewebshyperplasien**

Klinik prall elastischer, oft **kugeliger** Tumor im **subkutanen** Fettgewebe

Diagnostik klinisch

Therapie

chirurgisch Exzision (kosmetische Indikation oder Bewegungseinschränkung)

16.2 Präkanzerosen

Definition Präkanzerosen stellen **Vorläufer** von malignen Entartungen dar, die noch **kein invasives** Wachstum zeigen.

Formen
- **fakultative** Präkanzerose: Läsion, die aufgrund eines chronischen Reizes oder erhöhten Zellumsatzes die **Möglichkeit** der Entartung zeigt
- **obligate** Präkanzerose: Entwickelt sich nach einer unterschiedlich langen Zeitdauer zu **malignen** Neoplasien („tickende Zeitbomben"). Histologisch finden sich typische **Zeichen** der malignen **Entartung** (Kernatypien, Mitosen), die **Basalmembran** ist noch **nicht überschritten** (In-situ-Karzinome).

16.2.1 Aktinische Keratose

Definition
Ätiologie/Pathogenese: UV-Belastung · Provokationsfaktoren
Klinik: Hyperkeratosen · tastbar · jahrelanger Verlauf · Prädilektionsstellen
Diagnostik: klinisch
Therapie: chirurgisch · lokal

Definition **Obligate** Präkanzerose durch chronische Lichtschädigung

Epidemiologie
- **häufigste** Präkanzerose und häufigster Lichtschaden
- Geschlecht: **m > w**
- Alter: > 50. Lebensjahr

Ätiologie/Pathogenese Durch chronische **UV-Belastung** kommt es zur malignen Entartung.

Provokationsfaktoren
- chronische Immunsuppression
- Xeroderma pigmentosum

Klinik

Effloreszenzen (☞ Tafelteil, Foto 52) weißlich-graue **Hyperkeratosen**

Symptome
- oft eher **tastbar** als fühlbar
- raue Oberfläche (wie Sandpapier)
- **Jahre** bis Jahrzehnte nach andauernder UV-Exposition

Prädilektionsstellen konvexe Bereiche im Gesicht (Stirn, Wangen, Nase) und der Extremitäten (v.a. Handrücken)

> Röntgenstrahlen, Teer und Arsen können bei langjähriger Exposition ähnliche Veränderungen erzeugen. Arsen ist zusätzlich ein potentes Onkogen bei der Bildung von Basaliomen.

Diagnostik klinisch

Differentialdiagnosen
- seborrhoische Keratosen
- Plattenepithel-Karzinome
- Verrucae

Therapie

chirurgisch: Probe- oder **Totalexzisionen** zur histologischen Sicherung

lokal
- Externa: 5-FU, Imiquimod
- Kryotherapie (bei flachen Keratosen)
- photodynamische Therapie (bei isolierten und flachen Keratosen)

16.2.2 Morbus Bowen

> **Definition**
> **Ätiologie/Pathogenese:** Noxen · Provokationsfaktoren
> **Klinik:** Plaque · Hyperkeratosen · langsames Wachstum · Prädilektionsstellen
> **Diagnostik:** klinisch
> **Therapie:** chirurgisch · lokal

Definition **Obligate** Präkanzerose durch verschiedene chronische Reize

Ätiologie/Pathogenese Die Erkrankung wird durch verschiedene **Noxen** ausgelöst.

Provokationsfaktoren
- humane Papillomaviren
- UV-Licht
- Kanzerogene

Klinik

Effloreszenzen
- erythematosquamöser **Plaque**
- meist isoliert, rund, scharf aber unregelmäßig begrenzt

Symptome
- deutliche **Hyperkeratosen**
- langsames Wachstum (Jahre)

Prädilektionsstellen
- Thorax
- Extremitäten (v. a. Unterschenkel)

Diagnostik klinisch

Differentialdiagnosen
- **Psoriasis vulgaris**
- **Tinea corporis**
- **Rumpfhautbasaliom**
- extramammärer M. Paget (seidene Oberfläche)
- Bowen-Karzinom

Therapie

chirurgisch	Totalexzision
lokal	• Externa: 5-FU, Imiquimod • photodynamische Therapie (bei oberflächlichen Läsionen)

16.2.3 Erythroplasie Queyrat

> **Definiton**
> **Ätiologie / Pathogenese:** humane Papillomviren
> **Klinik:** Makulae · jahrelanges Wachstum · Prädilektionsstellen
> **Diagnostik:** klinisch · Biopsie
> **Therapie:** chirurgisch

Definition	Entsprechend M. Bowen an **anogenitalem** Epithel
Ätiologie / Pathogenese	Diskutiert werden **Papillomaviren** als ursächliche Auslöser.
Klinik	
Effloreszenzen	• hochrote **Makulae** mit manchmal papulösen Anteilen • scharf und unregelmäßig begrenzt
Symptome	• **jahrelanges** Wachstum • ausgeprägter **Gegensatz** von klinischem Befund und subjektiven Beschwerden
Prädilektionsstellen	• Glans penis • Labia majora et minora
Diagnostik	• klinisch • unbedingt **Biopsie** zur Sicherung
Differentialdiagnosen	• bakterielle Balanitis • Candida-Infektion
Therapie	
chirurgisch	**Exzision** mit zusätzlicher Zirkumzision

16.2.4 Leukoplakie

> **Definition**
> **Ätiologie / Pathogenese:** mechanisch · chemisch · entzündlich
> **Klinik:** nicht abwischbar · makulös · exophytisch · Prädilektionsstellen
> **Diagnostik:** klinisch · Biopsie
> **Therapie:** chirurgisch · unterstützende Maßnahmen

Definition	Präkanzeröse Hyperkeratose an **Schleimhäuten** mit möglichem Übergang in ein Plattenepithelkarzinom

Ätiologie / Pathogenese

unterschiedliche Auslöser:
- **mechanisch:** Reizungen durch schlecht sitzende Prothesen etc.
- **chemisch:** Rauchen
- **entzündlich:** Lichen ruber, Lichen sklerosus et atrophicus, Candida-Infektionen

Klinik

- weißliche, meist scharf begrenzte, **nicht abwischbare** Veränderungen der Schleimhäute
- am häufigsten **makulös** (Leukoplakia simplex), aber auch **exophytische** Varianten (Leukoplakia verrucosa) möglich

> ! Die Entartungswahrscheinlichkeit steigt beim Übergang in papulöses/verruköses Wachstum.

Prädilektionsstellen: Mund- und Genitalschleimhaut

Diagnostik

- klinisch
- **Biopsie** zur Sicherung!

Differentialdiagnosen: Candida-Infektion

> Candida-Beläge lassen sich differentialdiagnostisch immer abwischen!

Therapie

chirurgisch: Exzision, ggf. unter Beteilung von Mund-Kiefer-Gesichtschirurgen

unterstützende Maßnahmen: Vermeiden der auslösenden Triggerfaktoren

16.2.5 Lentigo maligna

> **Definition**
> **Ätiologie/Pathogenese:** UV-Licht · DNA-Reparaturdefekte
> **Klinik:** makulöse Hyperpigmentierungen · Prädilektionsstellen
> **Diagnostik:** klinisch · Dermatoskopie · Biopsie
> **Therapie:** chirurgisch

Definition: In-situ Melanom **ohne invasives** Wachstum

Epidemiologie: Alter: 70.–90. Lebensjahr

Ätiologie / Pathogenese: Chronische **UV-Exposition** und **DNA-Reparaturdefekte** wie Xeroderma pigmentosum

Klinik

Effloreszenzen
- flache **makulöse Hyperpigmentierungen**
- scharf aber polyzyklisch begrenzt

Symptome
- unterschiedliche Färbungen
- jahre- bis jahrzehntelanges Wachstum

Prädilektionsstellen: UV-exponierte Areale (Gesicht, Handrücken)

Diagnostik

- klinisch
- Dermatoskopie
- **Biopsie** zur histologischen Sicherung

Histologie

- Zeichen der Malignität (Kernatypien, erhöhte Mitosenrate)
- **Basalmembran** ist stets **intakt**
- Wachstum an Adnexstrukturen in tiefere Schichten

Differentialdiagnosen

- **malignes Melanom**
- Lentigo seniles

Therapie

chirurgisch

- Exzision
- Kryotherapie (bei Kontraindikation)

16.2.6 Cornu cutaneum

Definition
Ätiologie/Pathogenese: Provokationsfaktoren
Klinik: Hyperkeratose
Diagnostik: klinisch · Biopsie
Therapie: chirurgisch

Definition

Cornu cutaneum ist ein Sammelbegriff für **hornartig** wachsende **Hyperkeratosen** (lat. cornu = das Horn).

Ätiologie/Pathogenese

unterschiedliche Auslöser:

Provokationsfaktoren

- chronische **UV-Exposition**
- humane **Papillomaviren**
- chronische **Entzündungsreize**

Klinik

Meist solitäre **Hyperkeratose,** die deutlich **über** das **Hautniveau** herauswächst

! Cornu cutaneum ist ein rein deskriptiver Begriff für unterschiedliche Entitäten ☞ Differentialdiagnosen.

Histologie

häufig invasives Wachstum im Sinne eines **Plattenepithelkarzinoms**

Diagnostik

- klinisch
- **Biopsie:** Ausschluss invasiven Wachstums

Differentialdiagnosen

- seborrhoische Keratose
- Verruca vulgaris
- aktinische Keratose
- M. Bowen
- **Basaliom**
- **Plattenepithelkarzinom**

Therapie

chirurgisch

Totalexzision

16.3 Pseudokanzerosen

Definition Pseudokanzerosen sind benigne Tumoren, welche klinisch und zum Teil histologisch nur schwer von malignen Prozessen zu unterscheiden sind.

16.3.1 Keratoakanthom

Definition
Ätiologie/Pathogenese: Haarmatrix · Haarfollikel · Provokationsfaktoren
Klinik: Tumor · zentraler Hornpfopf · schnelles Wachstum · Abheilung · Prädilektionsstellen
Diagnostik: klinisch · histologisch
Therapie: chirugsich · lokal

Definition Tumor ausgehend von den Zellen des **Haarfollikels** bzw. der **Haarmatrix.** Einige Autoren zählen es bereits als Plattenepithelca carzinoma in situ.

Epidemiologie
- **häufigste** Pseudokanzerose
- Alter: ab **50.–60. Lebensjahr**
- Geschlecht: **m > w**

! Die Geschlechterverteilung lässt sich durch typisch männliche Berufe bzw. Hobbys erklären.

Ätiologie/Pathogenese Durch unterschiedliche Einflüsse kommt es zur **Proliferation** von Zellen der **Haarmatrix** bzw. des Haarfollikels.

Provokationsfaktoren
- **UV-Licht**
- **Karzinogene** (Teer, Arsen, Radiatio)

Röntgenstrahlen, Teer und Arsen können bei langjähriger Exposition sehr ähnliche Veränderungen erzeugen. Arsen ist zusätzlich ein potentes Onkogen bei der Bildung von Basaliomen.

Klinik

Effloreszenzen (☞ Tafelteil, Foto 53) scharf begrenzter, halbkugeliger, derber und meist erythematöser **Tumor**

Symptome
- zentraler **Hornpfropf** in kraterartiger Vertiefung
- **schnelles** Wachstum (Wochen/Monate)
- anschließend **Abheilung** innerhalb weniger Monate (im Verlauf eines Haarzyklus)

Prädilektionsstellen UV-exponierte Bereiche (Gesicht, Handrücken, Unterarme)

Verlauf

Ein Übergang in ein Plattenepithelkarzinom mit Metastasierung ist möglich!

Diagnostik **histologische Sicherung des** komplett entfernten **Tumors,** die Schnittebene muss dabei durch die Mitte des Tumors gelegt werden

> Klinisch lässt sich die Diagnose meist durch die typische Anamnese des schnellen Wachstums äußern.

Differentialdiagnosen
- **Plattenepithelkarzinom**
- Basaliom
- malignes Melanom (amelanotisch)
- Verrucae

Therapie

chirurgisch — **Totalexzisionen** zur histologischen Sicherung

lokal — Externa: 5-FU, Imiquimod

16.3.2 Bowenoide Papulose

☞ 6.2.3

16.4 Maligne Tumoren

16.4.1 Basaliom

Synonym: Basalzellkarzinom, basozelluläres Karzinom

> **Definition**
> **Formen:** noduläres Basaliom · nodulär-zystisches Basaliom · Rumpfhautbasaliom · sklerodermiformes Basaliom · ulzerierendes Basaliom · pigmentiertes Basaliom
> **Ätiologie/Pathogenese:** Zellen der Basalschicht · Provokationsfaktoren
> **Klinik:** Plaques · perlschnurartiger Randsaum · Teleangiektasien · Ulkus · Prädilektionsstellen
> **Diagnostik:** klinisch · Biopsie
> **Therapie:** chirurgisch · lokal

Definition

Das Basaliom gilt als **semimaligner** Tumor mit nur geringer Neigung zur Metastasierung.

Epidemiologie
- **häufigster** nicht-benigner Hauttumor
- Prävalenz steigend ab **45.–50.** Lebensjahr
- Alter: **60–70** Lebensjahre
- Geschlecht: **m** > **w** (v.a. bei typischen Berufen)

Formen
- noduläres Basaliom
- nodulär-zystisches Basaliom
- Rumpfhautbasaliom
- sklerodermiformes Basaliom
- ulzerierendes Basaliom
- pigmentiertes Basaliom

Ätiologie/ Pathogenese

Das Basaliom geht von den Zellen der **Basalschicht** aus, die sich zu **Haarfollikeln** entwickeln können.

Provokationsfaktoren	• **UV-Licht** • **Narben** • Arsen (vor allem im Weinbau, früher in Psoriasispräparaten) • erbliche Disposition (**Gorlin-Goltz-Syndrom**) • gelegentlich Entstehung aus **Naevus sebaceus**

Klinik

Effloreszenzen (☞ Tafelteil, Foto 54)	runder oder polygonaler **erythematöser Plaque**
Symptome	• später **Ulcus** mit unscharfer Begrenzung • **perlschnurartig** aufgereihte Basaliomknötchen im Randbereich • **Teleangiektasien.** • selten Hyperkeratosen • langsames Wachstum (Monate bis Jahre)
Prädilektionsstellen:	• UV-exponierte Bereiche v.a. im **Gesicht** (Stirn, Wangen, Nase) • nur an **haarfollikel**-tragender Haut

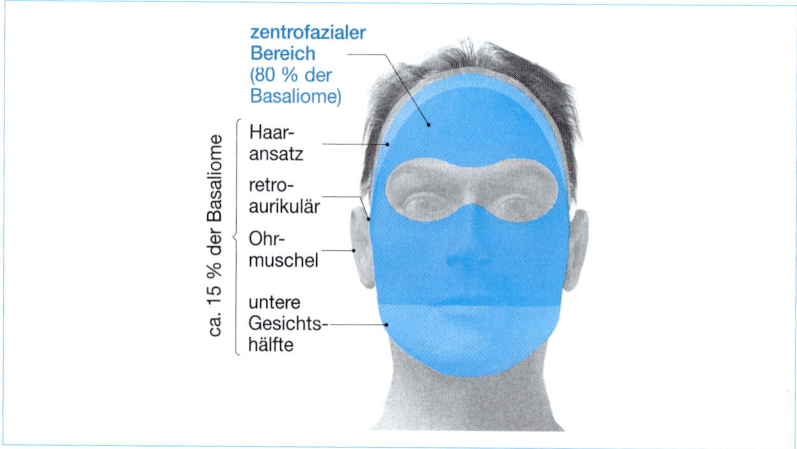

Abb. 16.2: Prädilektionsstellen des Basalioms (modifiziert nach [2])

noduläres Basaliom	• **häufigste** Form mit typischer Morphologie • meist **zentrofazial**
nodulär-zystisches Basaliom	**wachsartiges**, durchscheinendes Knötchen
Rumpfhautbasaliom	• **erythematosquamöser** Plaque • **keine** charakteristischen **Basaliomzeichen** • **Stamm** und häufig an den **Unterschenkeln** • langsames Wachstum
sklerodermiformes Basaliom	• in der **Dermis** wachsend • keine ausgeprägte epidermale Beteiligung • **Tumorgrenzen** klinisch **nicht definierbar** • oft ohne typische Basaliomzeichen
ulzerierendes Basaliom	• im Verlauf ulzerieren alle Basaliome • meist schmerzlos • zwei Unterformen werden unterschieden:

- **Ulcus rodens: flaches** Wachstum („Waldrodung")
- **Ulcus terebrans:** Ulzerationen in die **Tiefe** mit Arrosion von Knochenstrukturen etc.

pigmentiertes Basaliom

Dezente Pigmentationen lassen sich häufig in Basaliomen finden, gelegentlich sind sie jedoch vollständig pigmentiert.

Verlauf

- nach vollständiger Exzision gilt der Tumor als **geheilt**
- **Rezidive** in 15–20% (meist nicht vollständig entfernte Basaliome)
- Metastasierungswahrscheinlichkeit: **0,1–1%** (meist metaplastische Tumoren mit Übergang in Plattenepithelkarzinome)

Diagnostik

- klinisch
- Biopsie

> Leitsymptome des Basalioms: perlschnurartiger Randsaum, Teleangiektasien, langsames Wachstum

Histologie

- **palisaden**-förmig angeordnete Tumorstränge
- typisch, aber nicht beweisend sind **Rissartefakte** durch Herauslösen des umhüllenden Muzins

Differentialdiagnosen

- aktinische Keratosen
- Milien
- Zysten
- Plattenepithelkarzinom
- **malignes Melanom:** bei **pigmentierten** Basaliomen
- **Psoriasis** und **M. Bowen:** bei **Rumpfhautbasaliomen**
- Hidrozystiom: Bei zytischen Basaliomen, insbesondere im Bereich der Augenlider

Therapie

chirurgisch

mikrographisch kontrollierte Exzision: Randkontrolle in allen Ebenen anhand Fadenmarkierung (meist 12 Uhr nach kranial)

lokal

Insbesondere bei **flachen** Basaliomen:

- **photodynamische Therapie**
- Kryotherapie
- Imiquimod
- 5-FU

> Da bei diesen Methoden keine Aussage bezüglich der vollständigen Entfernung getroffen werden kann, ist eine engmaschige Nachsorge wichtig!

16.4.2 Plattenepithelkarzinom

Synonym: Spinaliom, spinozelluläres Karzinom

Definition
Ätiologie/Pathogenese: Provokationsfaktoren
Klinik: Hyperkeratosen · exophytisch/endophytisch · schmerzlos · Metastasierung · Prädilektionsstellen
Diagnostik: klinisch · Biopsie
Therapie: chirurgisch · systemisch · lokal

Definition

Von **Keratinozyten** der Epidermis ausgehender, maligner Tumor

Epidemiologie

- Prävalenz: Mittelstellung zwischen Basaliom und Melanom
- Inzidenz: ca. 15–20:100.000 pro Jahr
- Erkrankungsgipfel: **60–80** Lebensjahr
- Geschlecht: **m** > **w** (berufsbedingte UV-Exposition!)

Ätiologie/Pathogenese

Provokationsfaktoren

- **UV-Licht**
- **Karzinogene:** Arsen, Teer, Röntgenstrahlen, Tabakrauch (Lippenkarzinome!)
- humane **Papillomaviren** ("high-risk"-Typen)
- **aktinische Keratosen** (Präkanzerose)
- chronische **Entzündungen:** Ulcus cruris, Lupus vulgaris, Lichen sklerosus et atrophicus

Klinik

Effloreszenzen (☞ Tafelteil, Foto 55)

initial zumeist hautfarbene, fest haftende **Hyperkeratosen**

Symptome

- erhöhte Verletzbarkeit
- im Verlauf **exophytisches/endophytisches** Wachstum
- gelegentlich Ausbildung eines **Cornu cutaneum**
- **schmerzloses**, langsames Wachstum
- beschleunigte Progredienz bei Übergang in invasives Wachstum
- **Metastasierung** in die lokoregionalen Lymphknoten

Prädilektionsstellen

- **UV-exponierte** Areale (häufig auf aktinischen Vorschädigungen)
- am **gesamten** Integument möglich

Verlauf

Die Prognose ist abhängig von

- **Tumordicke:** bei Tumordicke >5 mm steigt das Metastasenrisiko bis auf 35–50%.
- **Lokalisation:** An **Übergangsepithel** ist die Metastasierungswahrscheinlichkeit schneller und größer.
- **Genese:** Spinaliome, die aus aktinischen Präkanzerosen entstehen, metastasieren deutlich seltener.
- **Differenzierung**

Diagnostik

- klinisch
- beweisend ist die **Biopsie**

Histologie

- Verhornungstendenzen
- charakteristische zwiebelschalenartige **Hornperlen** (vom Differenzierungsgrad abhängig)
- zahlreiche Kernatypien und Mitosen
- verschobene Kern-Zytoplasma-Relationen

Differentialdiagnosen	• **Keratoakanthom:** schnelleres Wachstum, zentraler Hornpfropf • **aktinische Keratose** • Basaliom: perlschnurartiger Randsaum, Teleangiektasien • M. Bowen • seborrhoische Keratose: gepunzte Oberfläche • Verruca vulgaris • (amelanotisches) Melanom • Hautmetastasen
Therapie	
chirurgisch	**Exzision** (mit ausreichendem Sicherheitsabstand)
systemisch	Chemotherapie: bei inoperablen Tumoren, gegebenenfalls als Radio-Chemotherapie
lokal	Radiotherapie (große Tumoren und/oder Lymphknotenbefall)

16.4.3 Malignes Melanom

Definition
Formen: superfiziell spreitendes Melanom · noduläres Melanom · akrolentiginöses Melanom · Lentigo maligna Melanom · andere
Ätiologie/Pathogenese: ungeklärt · Provokationsfaktoren
Klinik: pigmentierter Tumor · Größenzunahme · Juckreiz · Blutung · Prädilektionsstellen
Diagnostik: klinisch · Labor · Tumoreindringtiefe · ABCDE-Regel · Staging · Stadieneinteilung
Therapie: Primärtumor · Metastasen · chirugisch · andere · Nachsorge

Definition	Von den **Melanozyten** ausgehender, **aggressiver** maligner Tumor mit **frühzeitiger lymphogener** und **hämatogener Metastasierung**
Epidemiologie	Inzidenz in Europa ca. **15/100.000** (Australien 50/100.000), **ansteigend**
Formen	• superfiziell spreitendes Melanom (SSM) • noduläres Melanom (NMM) • akrolentiginöses Melanom (ALM) • Lentigo maligna Melanom (LMM) • andere
Ätiologie/ Pathogenese	• wichtigster Triggerfaktor: **UV-Strahlung**, weniger in kumulativer, als in **kurzer, hoher** Dosis • schwere **Sonnenbrände** (insbesondere im **Kindesalter**) begünstigen das Entstehen von Melanomen nach Jahren bis Jahrzehnten. • Der genaue genetische Mutationsablauf ist größtenteils noch **ungeklärt**.
Provokationsfaktoren	• heller Hauttyp • **Immunsuppression** • Xeroderma pigmentosum • postive Familienanamnese • hohe Anzahl von NZN (> **30**) • **kongenitale** NZN • **dysplastische** NZN

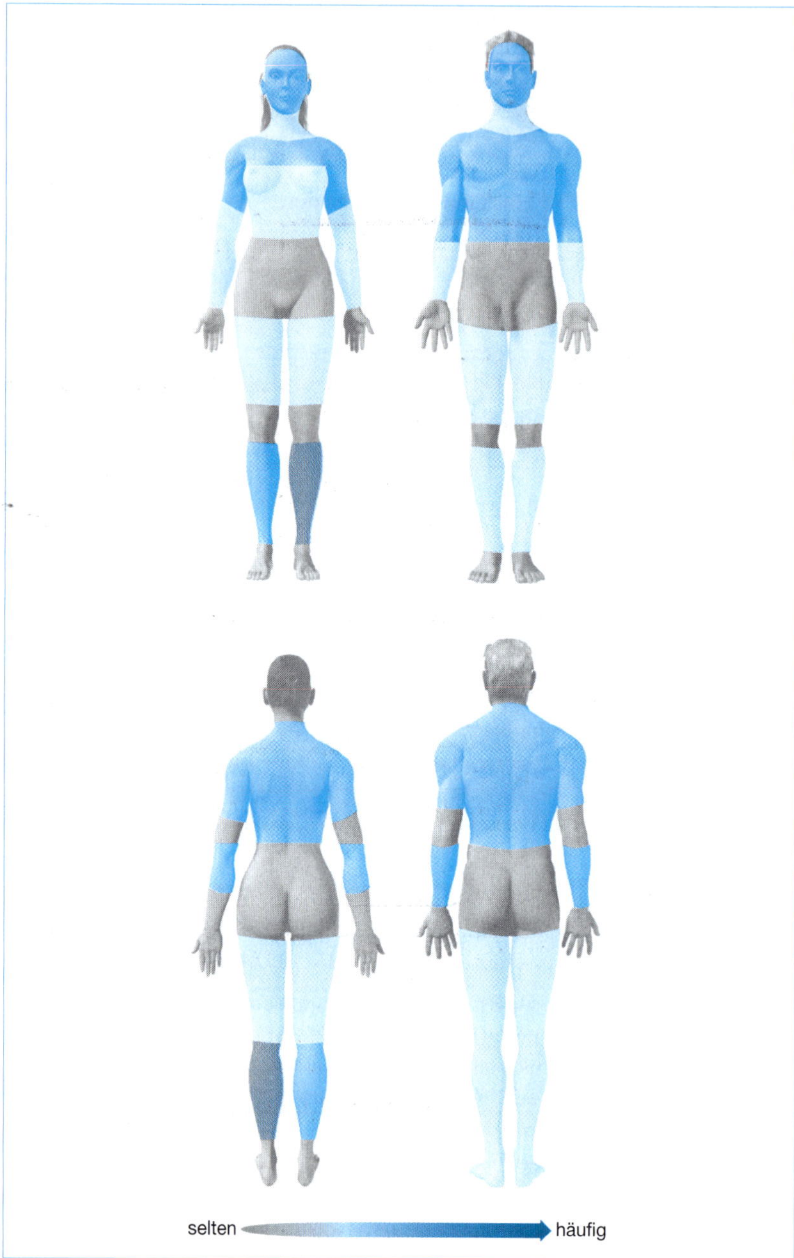

Abb. 16.3: Prädilektionsstellen des malignen Melanoms (modifiziert nach [2])

Klinik

Effloreszenzen

pigmentierter **Tumor**, je nach Typ makulöser, knotiger bis polyzklischer Aufbau

Symptome

- unterschiedlicher Farbgebung
- meist **Größenzunahme**
- oft ausgeprägter **Juckreiz**
- gelegentlich Sekretion und **Blutung**

Prädilektionsstellen
- **UV-exponierte** Areale
- am **gesamten** Integument möglich

superfiziell spreitendes Melanom (SSM) (☞ Tafelteil, Foto 56)
- **häufigster** Typ (ca. 60%)
- Altersgipfel **50.–60.** Lebensjahr
- **jahrelanges horizontales** Wachstum
- Übergang in **vertikales** Wachstum, dann häufig mit **nodulären** Anteilen
- multiple **Farbschattierungen** innerhalb eines Tumors
- häufig amelanotische **Regressionszonen**

noduläres Melanom (NMM)
- ca. 25% der Melanome
- Altersgipfel in etwa wie SSM
- meist **de novo** entstehend
- **knotiges** Wachstum mit schnellem Wachstum in die **Tiefe**
- **Erosionen** und **Ulzerationen**
- häufiger amelanotische Varianten
- prognostisch **ungünstigster** Typ (späte Diagnose)

akrolentiginöses Melanom (ALM) (☞ Tafelteil, Foto 57)
- selten (5%)
- Altersgipfel um 60. Lebensjahr
- Lokalisation an den Akren (prinzipiell kein eigenständiger Melanomtyp)
- lange horizontale Wachstumsphase
- meist Übergang in NMM

Lentigo-maligna-Melanom (LMM)
- **selten** (5%)
- Erkrankung des höheren Alters (**70.–90. Lebensjahr**)
- auf dem Boden einer **Lentigo maligna** im Bereich stark lichtgeschädigter Haut
- **langsamer**, protrahierter Verlauf
- ausgedehnte **horizontale** Wachstumsphase
- später Übergang in **knotiges** Wachstum

amelanotische Melanome, unklassifizierbare Melanome
- vollständig amelanotische Melanome sind äußerst **selten**
- meist noduläre maligne Melanome
- Lokalisation an melanozytenhaltigen Epithelien (Retina, Schleimhaut)
- oft **Zufallsbefund**, daher meist **fortgeschritten**

Verlauf

stadienabhängig, abhängig von:
- Tumordicke nach **Breslow**
- **Ulzerationen**
- Lokalisation: Kopf und Stamm schlechter
- Metastasen: Mikrometastasen beeinflussen den Verlauf weniger als **Fernmetastasen**

Diagnostik

klinisch
- Probeexzision oder besser **Totalexzision:** histologische Sicherung
- **Dermatoskop** (stark abhängig von Erfahrung des Untersuchers)
- **20 MHz-Sonographie:** Bestimmung der Eindringtiefe

Labor

Tumormarker: **LDH** ↑ und **S100** ↑ (Verlauf und Nachsorge)

> Bei Diagnosesicherung durch Probeexzision sollte innerhalb von 4 Wochen die endgültige Versorgung erfolgen, da sich danach die Tumorparameter (Tumordicke etc.) ändern können.

Tumoreindringtiefe

- Tumordicke nach **Breslow:** von der tiefstgelegenen Melanomzelle bis zum **Stratum granulosum**, gemessen in Millimetern
- Eindringtiefe nach Clark (**Clark-Level**): unter Beachtung des unterschiedlichen **anatomischen Aufbaus** der Haut in unterschiedlicher **Lokalisation**

Clark-Level	Hautebene
I	In-situ-Melanom ohne Durchbrechen der Basalmembran
II	Einbruch bis in obere papilläre Dermis
III	gesamte papilläre Dermis befallen
IV	Befall der retikulären Dermis
V	Einbruch in das subkutane Fettgewebe

Tab. 16.1: Clark-Level

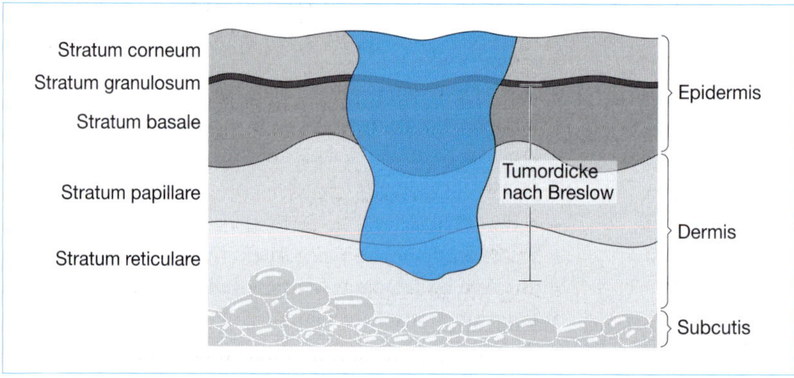

Abb. 16.4: Tumordicke nach Breslow [1]

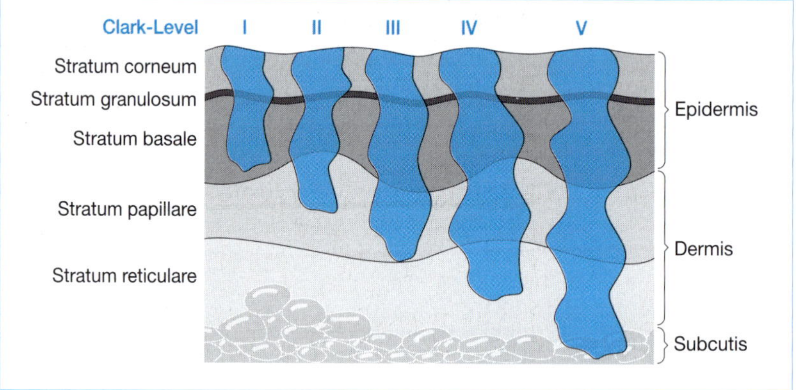

Abb. 16.5: Tumoreindringtiefe nach Clark [1]

ABCDE-Regel

Grobe **Selbstuntersuchung** bei Risikopatienten, mehr als **zwei** Symptome sollten weitere Untersuchungen nach sich ziehen.

- **A – Asymmetrie:** Es lässt sich keine Symmetrie- bzw. Spieglebene im Tumor finden.
- **B – Begrenzung:** Melanome sind meist unscharf und polyzyklisch begrenzt.

- **C – Color:** Die Färbung ist nur selten einheitlich, meist finden sich schwarze und bräunliche Areale unterschiedlichster Schattierungen, oft auch unpigmentierte **Regressionszonen.**
- **D – Durchmesser:** Pigmentflecke > **5 mm** Durchmesser sind auffällig.
- **E – Enlargement/Erhabenheit:** Pigmentläsionen mit **Größenprogredienz** oder neuem knotigen Anteil sind verdächtig.

Differentialdiagnosen
- **Naevuszellnaevus**
- **seborrhoische Keratose**
- Granuloma pyogenicum
- Basaliom
- Plattenepithelkarzinom

Staging

SLNB
- **Sentinel-lymphnode-Biopsy** (Schildwächter-Lymphknoten-Exstirpation)
- bei Tumordicke nach Breslow ≥ 1 mm
- intrakutane Gabe eines schwach radioaktiven **Tracers** im (ehemaligen) Tumorgebiet
- Anreicherung im **ersten Lymphknoten** des Abstromgebietes
- Dokumentation mittels **Gamma-Kamera**
- **intraoperativ** peritumorale Injektion von Patentblau
- **Befall** des SLN zieht **radikale Lymphadenektomie** nach sich

LK-Sonographie
- Untersuchung aller Lymphknotenstationen (zervikal, axillär, inguinal)
- zusätzlich **In-Transit-Strecke** (vom Tumor zu den Lymphknoten)
- Metastasen: echoarme, runde Raumforderungen mit Verlust des Binnenmusters

Röntgen-Thorax: Ausschluss von melanom-verdächtigen Rundherden

Abdomen-Sonographie: Ausschluss von Metastasen, insbesondere der **Leber**

MRT-Schädel: bei Tumordicke ≥ **1,5 mm** (nach Breslow)

Stadieneinteilung
- Grundvoraussetzung für eine optimale **therapeutische Versorgung**
- Einteilung des American Joint Committee on Cancer (AJCC) (berücksichtigt neben der TNM-Klassifikation auch **Regressions-** und **Ulzerationsphänomene**)

Tumordicke (Breslow) [T]		
T1	≤ 1,0 mm	a – ohne Ulzeration, b – mit Ulzeration oder Clark-Level ≥ IV
T2	1,01–2,0 mm	a – ohne Ulzeration, b – mit Ulzeration
T3	2,01–4,0 mm	a – ohne Ulzeration, b – mit Ulzeration
T4	> 4,0 mm	a – ohne Ulzeration, b – mit Ulzeration

Lymphknoten [N]	
N1a	Mikrometastasierung in einem LK
N1b	Makrometastasierung in einem LK
N2a	2–3 LK mit Mikrometastasierung
N2b	2–3 LK mit Makrometastasierung
N2c	Satelliten / In-tansit-Metastase ohne LK-Befall
N3	≥4 LK-Metastasen, oder Satelliten- / In-transit-Metastase mit LK-Befall, oder jedes Primum mit Ulzeration und LK-Metastase
Fernmetastasen [M]	
M1	Metastasen in Haut, Subkutis, LK bei normwertiger LDH
M2	Lungenmetastasen mit normweriger LDH
M3	jeder anderer Organbefall, oder M1-M2 mit erhöhter LDH
Mikrometastase: nur histologisch nachweisbar, ohne Kapseldurchbruch Makrometastase: bereits klinisch nachweisbar	

Tab 16.2: TNM-Klassifikation des malignen Melanoms

Stadium	**TNM**	
0	Tis N0 M0	In-situ-Melanom
IA	T1a N0 M0	TD ≤1,0 mm, ohne Ulzeration
IB	T1b N0 M0	TD ≤1,0 mm, mit Ulzeration, oder CL ≥IV, oder
	T2a N0 M0	TD 1,01–2,0 mm ohne Ulzeration
IIA	T2b N0 M0	TD 1,01–2,0 mm mit Ulzeration, oder
	T3a N0 M0	TD 2,01–4,0 mm ohne Ulzeration
IIB	T3b N0 M0	TD 2,01–4,0 mm mit Ulzeration, oder
	T4a N0 M0	TD > 4,01 mm ohne Ulzeration
IIC	T4b N0 M0	TD > 4,01 mm mit Ulzeration
IIIA	T1–4a N1a M0	jedes T1–4a und 1 LK mit Mikrometastasierung
	T1–4a N2a M0	jedes T1–4a und 2–3 LK mit Mikrometastasierung
IIIB	T1–4a N1b M0	jedes T1–4a und 1 LK mit Makrometastasierung
	T1–4a N2b M0	jedes T1–4a und 2–3 LK mit Makrometastasierung
	T1–4b N1a M0	jedes T1–4b und 1 LK mit Mikrometastasierung
	T1–4b N2a M0	jedes T1–4a und 2–3 LK mit Mikrometastasierung
	T1–4a / b N2c M0	jede TD mit / ohne Ulzeration mit Satelliten- / In-transit Filiae ohne LK-Befall
IIIC	T1–4b N1–2b M0	jede TD mit Ulzeration und 1 LK mit Makometastasierung, oder jede TD mit Ulzeration und 2–3 LK mit Makrometastasierung
	Tx N3 M0	jede TD mit > 4 LK-Metastasen, oder jede TD mit Ulzeration und makroskop. LK-Befall oder LK-Befall mit In-transit-Metastasen
IV	Tx Nx M1–3	Fernmetastasen

Tab. 16.3: AJCC-Stadieneinteilung des malignen Melanoms

Therapie

Primärtumor

Die definitive Therapie des Melanoms sollte stets durch **Exzision** des Tumors mit entsprechendem **Sicherheitsabstand** erfolgen.

- **In-situ-Melanome: 0,5 cm**
- Tumordicke ≤ **2 mm** (Breslow): **1 cm**
- Tumordicke > **2 mm** (Breslow): **2 cm**

> Der Sicherheitsabstand gilt in allen Ebenen bzw. bis zur Muskelfaszie!

Metastasen

- **Satellitenmetastasen:** im Bereich von **2 cm** im Umkreis des Primums
- **In-Transit-Metastasen:** auf dem Weg zur **nächsten Lymphknotenstation**
- **Fernmetastasen**

chirurgisch

Exzision: Therapie der Wahl

andere

- hypertherme Extremitätenperfusion: massiver Befall oder Inoperabilität der Extremitäten
- **Kryotherapie**
- Chemotherapie: Dacarbazin **(DTIC)**, bei Fernmetastasen
- **Radiotherapie**
- **Interferon** α/β: **adjuvante Immuntherapie** bei Primärtumoren über **1,5 mm** Tumordicke
- Vakzin-Therapie

Nachsorge

- mindestens **10 Jahre**
- regelmäßiges Staging in 3–6 monatigen Abständen
- **Selbstuntersuchung** des gesamten Integuments (ABCDE-Regel)

16.5 Kutane Metastasen

16.5.1 Hautmetastase

Synonym: Filia

> **Definition**
> **Ätiologie/Pathogenese:** hämatogen · lymphogen · per continutatem
> **Klinik:** subkutane Metastasen · kutane Metastasen · Erysipelas carcinomatosum
> **Diagnostik:** klinisch · Biopsie
> **Therapie:** chirurgisch · andere

Definition

Manifestation von Filiae maligner Malignome an Haut und Unterhaut

Epidemiologie

- ca. **10%** aller primär extrakutaner Tumoren zeigen im Verlauf Hautmetastasen
- nicht selten **Erstsymptom** eines Malignoms

Ätiologie/Pathogenese

Absprengung von Tumorzellen und meist **hämatogene** Verschleppung mit Ansiedlung in der Haut

Lymphogene Verbreitung und Wachstum **per continutatem** sind ebenfalls möglich.

Klinik

abhängig vom Ort der Entstehung

subkutane Metastasen	• **häufigster** Typ • prall-elastische, oft kugelförmige Tumoren • meist **nicht** auf der Oberfläche **verschiebar** • initial immer **schmerzlos** • häufig **Exulzerationen** • Gefahr der **Superinfektion**
kutane Metastasen	• **multiple,** hautfarbene bis erythematöse, schnell wachsende, schmerzlose Knoten • eher **lymphogen** entstehend • Exulzerationen seltener
Erysipelas carcinomatosum	• Metastasierung in den **Lymphspalten** der Haut • scharf aber polyzyklisch begrenztes **Erythem** • wenig bis mäßige Überwärmung • **derbe Konsistenz** • **Cancer en cuirasse:** panzerartige Ummauerung
Diagnostik	• klinisch • Biopsie
Histologie	Metastasen zeigen die Histologie des Primärtumors, abhängig vom **Differenzierungsgrad.**
Therapie	
chirurgisch	solitärer Befall: **Exzision**
andere	gegebenfalls **Chemotherapie, Kryotherapie** etc.

> Bei unbekanntem Tumor: ausführliche Diagnostik!

16.6 Paraneoplasien

Definition

Erkrankungen, die im Rahmen von malignen Erkrankungen bzw. bereits im Vorfeld auftreten können. Es handelt sich um **immunologische** Phänomene. Diskutiert werden Kreuzreaktionen auf bestimmte Tumorantigene.

Formen

- **obligate Paraneoplasien**: Symptome die **definitiv** mit Neoplasien assoziiert sind
- **fakultative Paraneoplasien**: Die Symptome kommen **auch ohne Neoplasie** vor.

> Oft verschwinden Paraneoplasien bei Therapie des Tumors.

16.6.1 Acanthosis nigricans

Definition
Klinik: hyperpigmentierte Areale · Papillomatose · Fibrome · symmetrisch · Prädilektionsstellen
Diagnostik: klinisch · Tumorsuche
Therapie: Therapie des Malignoms · symptomatisch

Definition	**Obligate** Paraneoplasie, typischerweise mit (Adeno-) **Karzinomen** des **Gastrointestinaltrakts** (Magen) assoziiert
Epidemiologie	Geschlecht: **w > m**
Klinik	
Symptome	• dunkle, **hyperpigmentierte** Areale • ausgeprägte **Papillomatose** • weiche **Fibrome** • epidermale Komponente: im Verlauf immer prominenter • **symmetrisch** verteilt
	Die ausgeprägte Verlaufsform gleicht einer „Baumrinde".
Prädilektionsstellen	• fast immer im **Nacken** • Intertrigines
Diagnostik	klinisch
	Bei fehlendem Malignom in der Anamnese ausführliche **Tumorsuche** erforderlich!
Therapie	• **Therapie** des **Malignoms** im Vordergrund • meistens darunter deutliche Besserung bis komplette Remission • symptomatisch

16.6.2 Fakultative Paraneoplasien

Dermatomyositis (☞ Kap. 9.2)	häufig mit Tumoren von **Brust,** Lunge, Ovarien, GIT assoziiert
Bullöses Pemphigoid (☞ Kap. 9.1)	Paraneoplastisches Auftreten wird diskutiert. Eventuell nur **kombiniertes** Auftreten in **hohem Lebensalter.**
Erythrodermie (☞ Kap. 3.1)	Symptom einer Mycosis fungoides / **Sézary-Syndrom**
Herpes zoster generalisatus (☞ Kap. 6.2)	diskutiert, eventuell nur **Koinzidenz** in hohem Lebensalter
Porphyria cutanea tarda (☞ Kap. 21.4)	Oft mit **Leberschäden** verbunden. Auch bei **hepato-zellulärem Karzinom** möglich.

16.7 Kutane Lymphome

Definition	• maligne Proliferationen von **Lymphozyten** der B- und T-Zell-Reihe, die aus **allen Reifestufen** entstehen können • Hautlymphome gehören zu den **Non-Hodgkin-Lymphome** (NHL) (☞Lehrbücher der inneren Medizin).

Formen

- **primär kutane Lymphome:** Erkrankung bleibt mindestens **6 Monate** auf die Haut beschränkt
- **sekundär kuntane Lymphome: Hautmanifestationen** von Lymphomen anderer Organe, oder von Leukämien

16.7.1 Mycosis fungoides

> **Definition**
> **Ätiologie/Pathogenese:** ungeklärt · genetische Disposition · HTLV-1
> **Klinik:** stadienhaft · Juckreiz · B-Symptomatik · Ekzemstadium · Plaquestadium · Tumorstadium · Prädilektionsstellen · Verlauf
> **Diagnostik:** klinisch · Biopsie · PCR · Sézary-Zellen
> **Therapie:** chirurgisch · Phototherapie · lokal · systemisch

Definition

in **Stadien** verlaufendes, primär kutanes Lymphom der **T-Zell-Reihe**

> ! Die Bezeichnung ist historisch durch die pilzartigen Läsionen des Tumorstadiums bestimmt.

Epidemiologie

- **häufigstes** kutanes Lymphom
- **Alter:** Auftreten ab **50.** Lebensjahr, aber auch früher möglich
- Geschlecht: **m : w = 2–3 : 1**

Ätiolögie/ Pathogenese

Die eigentliche Ätiologie ist **ungeklärt.** Eine **genetische Disposition** wird neben der Beteilung des humanen T-Zell-Lymphom-Virus-1 (**HTLV-1**) vermutet. Das Virus spielt in Europa jedoch kaum eine Rolle, häufiger findet es sich in Asien.

Klinik (☞Tafelteil, Foto 58)

Symptome

- chronischer, **stadienhafter** Verlauf
- Stadien **nebeneinander,** namensgebend ist die fortgeschrittenste Läsion
- Leitsymptom: starker **Juckreiz**
- **B-Symptomatik** (Nachtschweiß, Fieber, Gewichtsverlust >10 % des KG)
- Übergreifen auf Knochenmark, Lymphknoten und seltener der inneren Organe möglich, häufiger jedoch in den fortgeschrittenen Stadien
- Spontanheilung möglich

Ekzemstadium

- **Makulae:** große, bräunlich-erythematös
- atrophische Haut und leichte Schuppung

Plaquestadium

- zunehmende **Infiltration** der Makulae
- **epidermale** Beteiligung mit ausgeprägterer **Schuppung** und schärferer Begrenzung

> Innerhalb der Makulae und Plaques finden sich häufig Inseln unbefallender Haut: **„nappes claires“**

Tumorstadium

- ulzerierende **Knoten,** schnell wachsend
- nach jahrelangem Verlauf

> Die großflächige Form der Parapsoriasis en plaques gilt als mögliche Übergangsform zur MF.

Prädilektionsstellen
- seitliche **Stammpartien**
- Innenseiten von Oberarmen und Oberschenkel
- Intertrigines (seltener)

Verlauf
- in den frühen Stadien gut (5-JÜR fast 90%).
- bei Übergang ins **Tumorstadium** schnelle **Progression** möglich
- **Tod** durch Knochenmarkbefall und Immunsuppression

Diagnostik
- **klinisch:** therapieresistenter Verlauf
- **Biopsie**
- **PCR:** Klonalitätsnachweis
- Knochenmarkpunktion: Ausschluss einer Beteiligung
- LK-Sonographie: ggf. mit Punktion
- Labor: Diff-BB mit Nachweis von **Sézary-Zellen**

Histologie
- bandförmiges subepidermales Infiltrat
- monomorphe **T-Lymphozyten** mit „cerebriformen" Kernen
- Aufstieg in die Epidermis und Ausbildung von **„Pautrier"-Mikroabszessen**
- Immunhistologie: **CD4-positive** (auch CD3+, CD8-,CD30-) Zellen (Memory-Zellen vom T-Zell-Typ)

> Oft sind **multiple** Biopsien zur Sicherung der Diagnose nötig.

Differentialdiagnosen
- **Ekzemstadium:** mikrobielles Ekzem und andere, Tinea corporis, Parapsoriais en plaques petite
- **Plaquestadium:** Psoriasis vulgaris, Lupus erythematodes (subakut-kutan)
- **Tumorstadium:** Hautmetastasen, andere Lymphomformen, Pseudolymphom

Therapie

chirurgisch

Solitäre Knoten können komplett **exzidiert** werden. Alternativ Radiotherapie.

Phototherapie
- **PUVA**
- extracorporale Photopherese: Blut wird extracorporal bestrahlt, dabei soll der Untergang der Lymphozyten induziert werden

lokal
- **Glukokortikoide**
- Retinoide

systemisch
- Retinoide
- **Interferon** α**:** auch in Kombination mit PUVA
- Antikörper: rekombinante, chimäre Antikörper
- Chemotherapie

16.7.2 Sézary-Syndrom

Definition
Ätiologie/Pathogenese: wie Mycosis fungoides
Klinik: Erythrodermie · Lympadenopathie · Sézary-Zellen
Diagnostik: klinisch · Sézary-Zellen · CD4/CD8-Quotient · PCR
Therapie: systemisch · wie Mycosis fungoides

Definition Beim Sézary-Syndrom finden sich **maligne,** lymphomatoide Zellen der T-Zell-Reihe im **peripheren** Blut (**Sézary-Zellen**). Die Zugehörigkeit zur **Mycosis fungoides** ist umstritten.

Ätiologie/ Pathogenese ☞ Mycosis fungoides

Klinik

- Trias: **Erythrodermie,** generalisierte **Lymphadenopathie, T-Lymphozyten-Nachweis** im peripheren Blut
- Xerosis cutis mit Exkoriationen
- starker **Juckreiz**
- Lichenifikation im Verlauf
- Nagel- und Haarwachstumsstörungen im fortgeschrittenen Stadium
- **B-Symptomatik**, AZ ↓

Verlauf

- **schlechter** als bei der MF
- 5-JÜR < 10%

Diagnostik

klinisch **Histologie**: Veränderungen ähnlich der MF, die epidermale Beteilung fehlt jedoch oft

Blut

- Nachweis von **Sézary-Zellen** im peripheren Blut und Knochenmark (große, zytoplasmaarme T-Lymphozyten mit prominentem Kern).
- **CD4/CD8**-Quotient **über 10**
- **PCR:** Nachweis der **Klonalität**

Differentialdiagnosen andere Erythrodermien (☞ Kap. 3.1)

Therapie **analog** der **MF**

systemisch

- Methotrexat
- Antihistaminika
- Glukokortikoide

16.7.3 Lymphomatoide Papulose

Definition
Ätiologie/Pathogenese: wie Mycosis fungoides
Klinik: Papeln · Knoten · Juckreiz · Prädilektionsstellen · Verlauf
Diagnostik: klinisch · Biopsie
Therapie: Phototherapie · systemisch

Definition chronisches kutanes T-Zell-Lymphom mit schubweisem Verlauf und **Selbstheilungstendenz**

Ätiologie/ Pathogenese ☞ Mycosis fungoides

Klinik

Effloreszenzen **papulöse** und **noduläre** Läsionen

Symptome

- starker **Juckreiz**
- nekrotisierende Herde innerhalb einiger Wochen
- Abheilung unter hyperpigmentierten Narben

Prädilektionsstellen — Stammbereich

Verlauf
- Spontanheilungen nach teilweise jahrelangem Verlauf sind nicht selten
- in 5–10% **Übergang** in andere Lymphomformen, die dann **prognosebestimmend** sind

Diagnostik
- klinisch
- Biopsie

Histologie
- lymphozytäres Infiltrat
- häufig mit **CD30-positiven T-Zellen**
- Bild kann einer MF ähneln
- Nachweis von **klonalen** T-Zellen mittels PCR der Haut

> Auch hier sind manchmal multiple Biopsien bis zur Diagnosesicherung nötig.

Therapie

Phototherapie — **PUVA**

systemisch
- Glukokortikoide
- Methotrexat

16.7.4 Großzelliges CD30-positives kutanes T-Zell-Lymphom

> **Definition**
> **Ätiologie/Pathogenese:** unbekannt
> **Klinik:** livide-erythematöse Knoten · Epidermotropismus · Ulzeration
> **Diagnostik:** klinisch · Biopsie · PCR
> **Therapie:** chirurgisch · Phototherapie · lokal

Definition — **niedrigmalignes** kutanes T-Zell-Lymphom mit Beteiligung CD30-postiver T-Lymphozyten

Ätiologie / Pathogenese — Die Ätiologie ist **unbekannt**.

Klinik

Effloreszenzen — livide-erythematöse **noduläre** Läsionen

Symptome
- meist solitär
- ausgeprägte epidermale Komponente (**Epidermotropismus**)
- Neigung zur **Ulzeration**

> Die Dissemination und der Befall innerer Organe sind äußerst selten.

Verlauf
- gut
- spontane Regression möglich
- keine Verschlechterung bei Lymphknotenbefall

> Bei den selteneren CD30-negativen T-Zell-Lymphomen ist die Prognose ungünstig (5-JÜR 10–15%).

Diagnostik	• klinisch • Biopsie
Histologie	• polymorphes lymphozytäres Infiltrat • Immunhistologie: Nachweis von **CD30- und CD4-positiven** Zellen
Molekularbiologie	**PCR:** Nachweis **klonaler** Zellen in der Haut
Therapie	
chirurgisch	Exzision
Phototherapie	**PUVA** in Kombination mit **Interferon** α
lokal	Radiotherapie

16.7.5 Keimzentrums-Lymphom / Mantelzell-Lymphom

Synonym: Follikelzenterzell-Lymphom

> **Definition**
> **Ätiologie/Pathogenese:** unbekannt
> **Klinik:** Makulae · Knoten · disseminierter Befall · weniger Juckreiz · Pradilektionsstellen
> **Diagnostik:** klinisch · Biopsie · PCR
> **Therapie:** chirurgisch · systemisch · lokal

Definition	**niedrigmalignes** primär kutanes **B-Zell** Lymphom der Keimzentren bzw. Marginalzonenzellen und Plasmazellen
Ätiologie/ Pathogenese	Die Ätiologie ist unbekannt.
Klinik	
Effloreszenzen	erythematös-livide **Makulae,** Plaques und **Knoten**
Symptome	• polymorphes Bild • **keine** epidermale Beteiligung • häufig **disseminierter** Befall des Integuments • **Juckreiz** weniger ausgeprägt als bei T-Zell-Lymphomen
Prädilektionsstellen	oberer Stamm
Verlauf	• 5-JÜR > **90%.** • selten Befall der Lymphknoten und inneren Organe
Diagnostik	• klinisch • Biopsie
Histologie	• follikuläre Infiltrate **ohne** Epidermotropismus • Nachweis von Zentrozyten und Zentroblasten • immunhistlogische Marker von **CD20** und **CD79a** • Verschiebung der Leichtketten **lambda** > **kappa**
Molekularbiologie	**PCR:** Nachweis eines **B-Zell-Klons** in der Haut
Therapie	
chirurgisch	Exzision (solitäre Herde)

systemisch	Immuntherapie: rekombinante Anti-CD20-Antikörper, Interferon α
lokal	Radiotherapie

16.7.6 Großzelliges B-Zell-Lymphom (der unteren Extremität)

Definition
Ätiologie / Pathogenese: unbekannt
Klinik: Knoten und Plaques · Größenprogredienz · Prädilektionsstellen
Diagnostik: klinisch · Biopsie · PCR
Therapie: lokal · systemisch · chirurgisch

Definition primär kutanes B-Zell-Lymphom mit **hoher** Malignität

Epidemiologie
- Alter: höheres Lebensalter
- Geschlecht: **w > m**

Ätiologie / Pathogenese Die Ätiologie ist **unbekannt.**

Klinik

Effloreszenzen: **Knoten** und **Plaques:** erythematös-livide

Symptome
- rascher **Größenprogredienz**
- Epidermotropismus nur selten und schwach ausgeprägt

Prädilektionsstellen: untere Extremität

Verlauf: 5-JÜR um **50%**

Diagnostik
- klinisch
- Biopsie

Histologie
- diffuses, **blastenbetontes** Infiltrat
- kein Epidermotropismus
- Zellen sind **CD20** und **CD79a** positiv

Molekularbiologie: **PCR:** Nachweis eines **B-Zell-Klons** in der Haut

Therapie Als hochmalignes Lymphom ist eine **frühzeitige** und aggressive **Therapie** angezeigt.

lokal	Radiotherapie
systemisch	Chemotherapie
chirurgisch	Exzision (solitäre Herde)

16.8 Pseudolymphome

Definition Pseudolymphome sind relativ häufige, gutartige Lymphozyteninfiltrate der Haut. **Klinisch** und **histologisch** lassen sie sich oft nicht von malignen Lymphomen unterscheiden.

16.8.1 Lymphadenosis cutis benigna

Synonym: Lymphozytom

Definition
Ätiologie/Pathogenese: Borrelien · Insektenstiche
Klinik: Tumor · Juckreiz · dermopathische Lymphknoten · Prädilektionsstellen
Diagnostik: klinisch · Biopsie · Labor
Therapie: systemisch

Definition

Keimzentrum-Lymphom imitierende, benigne Lymphozytenproliferation mit Rückbildungstendenz

Ätiologie/Pathogenese

fast immer durch **Borrelien** ausgelöst nach Zeckenbiss, aber auch **Insektenstiche** und Traumata wie Akupunktur

Klinik

Effloreszenzen

- singulärer, prallelastischer **Tumor**
- erythematös, manchmal livide, relativ scharf begrenzt

Symptome

- gelegentlich **Juckreiz**
- **dermopathisch** vergrößerte **Lymphknoten**
- **keine** B-Symptomatik

Prädilektionsstellen

- Ohrläppchen
- Mamillen und Areolen
- Axillae
- Skrotum

Diagnostik

- klinisch
- **Biopsie**

Meist keine Erinnerung an den Zeckenbiss!

Labor

- **Borrelien-Antikörper:** nicht immer postiv
- **Lymphozytose:** fakultativ

Histologie

- noduläres Lymphozyteninfiltrat des **Koriums,** zur Tiefe abnehmend
- Ausbildung von **Keimzentren**

Molekularbiologie

PCR: **keine** Klonalität

Differentialdiagnosen

- maligne Lymphome
- Lupus vulgaris
- M. Paget: Mamillenregion

Therapie

systemisch

- **Doxycyclin**
- Amoxicillin: Kinder, Schwangere

Therapie auch bei negativer Borrelien-Serologie!

16.8.2 Lymphozytic infiltration (Jessner-Kanof)

Definition
Ätiologie / Pathogenese: unbekannt
Klinik: figurierte Infiltrationen · symmetrisch · kein Juckreiz · Prädilektionsstellen
Diagnostik: klinisch · Biopsie
Therapie: lokal · systemisch · unterstützende Maßnahmen

Definition
benignes lymphozytäres Infiltrat der Haut

Ätiologie / Pathogenese
Die Ätiologie ist **unbekannt.** Die Existenz als eigenständige Entität ist umstritten.

Klinik

Effloreszenzen
figurierte, erythematöse, plaqueartige **Infiltrationen** der Haut

Symptome
- **symmetrisch** angeordnet
- meist keine epidermale Komponente
- **kein Juckreiz**

Prädilektionsstellen
lichtexponierte Areale (Wangenbereich, Stirn, Nacken, oberer Stamm)

Diagnostik
- klinisch
- **Biopsie**

Histologie
perivaskuläres Lymphozyteninfiltrat aus **CD4-postiven** T-Zellen

Therapie
gelegentlich sehr **therapieresistent**

lokal
- Glukokortikoide
- Kryotherapie (Therapieversuch)

systemisch
- Glukokortikoide
- Antimalaria-Mittel: Chloroquin und Hydroxychloroquin

unterstützende Maßnahmen
UV-Schutz

16.8.3 Aktinisches Retikuloid

Definition
Ätiologie / Pathogenese: chronische photoallergische Reaktion
Klinik: Papeln · Plaques · Juckreiz · Streuherde · Facies leontina · Prädilektionsstellen
Diagnostik: klinisch · Biopsie
Therapie: lokal · Phototherapie · unterstützende Maßnahmen

Definition
als **Pseudolymphom** verlaufende **Lichtreaktion**

Ätiologie / Pathogenese
Das aktinische Retikuloid entsteht aufgrund einer **chronischen** persistierende **photoallergischen** Reaktion.

Klinik

Effloreszenzen
erythematöse, schuppende **Papeln** und **Plaques**

Symptome
- chronisches, lichenifiziertes Ekzem
- starker **Juckreiz**
- **Streuherde** auch an bedeckten Körperstellen
- gelegentlich Erythrodermie
- Entwicklung einer **Facies leontina** möglich

Prädilektionsstellen: lichtexponierte Areale

Diagnostik
- klinisch
- **Biopsie**

Histologie
- dichtes Infiltrat CD8-positiver T-Lymphozyten
- einige Eosinophile und Plasmazellen
- kann das Bild einer Mycosis fungoides imitieren

Molekularbiologie: PCR: keine Klonalität

> ! Die PCR ist der sicherste differentialdiagnostische Ausschluss einer Mycosis fungoides.

Therapie

lokal: Glukokortikoide

Phototherapie
- **PUVA** (niedrig dosiert)
- UV-Hardening

unterstützende Maßnahmen: Lichtschutz

16.9 Histiozytosen

Definition

Erkrankungen die durch **Proliferation** von **Langerhans-Zellen** oder **Histiozyten** (Makrophagen) gekennzeichnet sind.

Formen
- Klasse I: Langerhans-Zell-Histiozytosen
- Klasse II: Nicht-Langerhans-Zell-Histiozytosen
- Klasse III: Mischform aus Klasse I + II
- Klasse IV: Leukämien und Lymphome der Makrophagen-Monozyten-Reihe

16.9.1 Langerhans-Zell-Histiozytosen

Synonym: Histiozytosis X

> **Definition**
> **Formen:** Hand-Schüller-Christian-Krankheit · eosinophile Granulome · Abt-Letterer-Siwe-Krankheit
> **Ätiologie/Pathogenese:** unbekannt
> **Diagnostik:** klinisch · Biopsie · PCR
> **Therapie:** lokal · Phototherapie · systemisch · chirurgisch · andere

Definition

Langerhans-Zellen befinden sich in den tiefen Schichten der Epidermis und haben **antigen-präsentierende** Funktionen.

Formen

- Hand-Schüller-Christian-Krankheit
- eosinophile Granulome
- Abt-Letterer-Siwe-Krankheit

Ätiologie / Pathogenese

Die Ätiologie ist **unbekannt.**

Klinik

Hand-Schüller-Christian-Krankheit

- chronische Form
- Beginn im **Kindesalter,** seltener im Erwachsenenalter
- bräunlich-erythematösen **Makulae,** gelbliche **Papeln** mit Schuppung
- schmerzhafte **Ulzerationen** an Haut und Schleimhaut (besonders Mundschleimhaut und Nasennebenhöhlen)
- häufiger **Superinfektion**
- Prädilektionsstellen: seborrhoische Areale, Axillae und anogenital

> **Typische Trias:** Osteolytische Herde der Kalotte (eosinophile Knochengranulome), Diabetes insipidus (Befall der Sella turcica) und seltener Exophthalmus (retrobulbäre Granulome).

eosinophile Granulome

- **häufigste** Form
- relativ gutartiger Verlauf
- höchste Prävalenz im **Kleinkindalter**
- **osteolytische** Defekte, histologisch Granulome und Histiozyten, Lymphozyten und Eosinophile
- gleichartige Veränderungen, gelegentlich mit Ulzerationen, an Haut und Schleimhäuten, Lymphknoten und Lungen möglich

Abt-Letterer-Siwe-Krankheit

- überwiegend **Säuglinge** und Kleinkinder
- **gelblich-braune**, schuppende und **juckende Papeln**
- Neigung zur **Konfluenz** und **Ulzeration**
- Befall von **Lymphknoten**, inneren **Organen** (ZNS, Leber, Milz, Lungen, GIT, Knochenmark) und **Knochen**
- rasch **progredienter** Verlauf mit **sepsis-artigen** Schüben
- **Hepatosplenomegalie**
- generalisierte **Lymphadenopathie**
- **letaler** Verlauf innerhalb weniger Jahre

Verlauf

Abhängig von der **Verlaufsform:**

- **Hand-Schüller-Christian**: 10-JÜR ca. **30%,** Prognose bei höherem Erkrankungsalter besser
- **eosinophile Granulome**: Bei solitärem Befall **gut**, bei multifokalem Befall etwas schlechter
- **Abt-Letterer-Siwe**: **Unbehandelt** schneller **letaler** Verlauf, bei rechtzeitiger **Therapie** komplette **Remission** in ca. **50%** möglich

Diagnostik

- klinisch
- **Biopsie**

Histologie

- Proliferation **CD1a-postiver** Langerhans-Zellen mit **Verlust** der charakteristischen **dendritischen** Form

- nierenförmige Zellkerne
- elektromikroskopischer Nachweis von **Birbeck-Granula** (im Zellkern)

Molekularbiologie
PCR: Klonalität der Tumorzellen

Differentialdiagnosen
- **Nicht-Langerhans-Zell-Histiozytosen**
- seborrhoisches Ekzem
- atopisches Ekzem
- Morbus Darier: besonders Hand-Schüller-Christian-Krankheit
- Lues prima

Therapie

lokal
- **Glukokortikoide**
- Radiotherapie (insbesondere bei Knochenbefall)

Phototherapie
PUVA

systemisch
- **Immunsuppresiva** (Glukokortikoide, MTX, Cyclophosphamid)
- Thalidomid: **strengste** Indikationsstellung (Contergan®)

chirurgisch
Exzision bei soltären Läsionen

andere
Knochenmarktransplantation (akute, progrediente Formen)

16.9.2 Juveniles Xanthogranulom

Definition
Ätiologie/Pathogenese: fettspeichernde Makrophagen · unbekannt
Klinik: Papeln · Tumoren · Prädilektionsstellen · Verlauf
Diagnostik: klinisch
Therapie: meist nicht nötig · chirurgisch

Definition

Das juvenile Xanthogranulom ist ein **Nicht-Langerhans-Zell-Histiozytom** des Kindesalters.

Ätiologie/ Pathogenese

Histiozytom aus **fettspeichernden** Makrophagen. Die eigentliche Ätiologie ist unbekannt.

Klinik

Effloreszenzen
initial kleine erythematöse **Papeln**

Symptome
- schnelle Umwandlung zu **gelb-orangen,** bis zu mehrere Zentimeter großen prall elastischen, aber scharfbegrenzten **Tumoren**
- keine epidermalen Auffälligkeiten

Prädilektionsstellen
Kopf und Stamm

Es findet sich eine gehäufte Assoziation zu den Neurofibromatosen.

Verlauf
Rückbildung bis zum Schulalter

Diagnostik

- klinisch
- Biopsie: selten erforderlich

Histologie
Infiltrat aus Histiozyten, Schaumzellen, Eosinophilen, und Touton-Riesenzellen.

> **!** Langerhans-Zellen lassen sich nicht nachweisen!

Differentialdiagnosen
- **Langerhans-Zell-Histiozytome**
- Lymphome
- Pseudolymphome

Therapie

chirurgisch — gegebenenfalls Exzision von verbleibenden Hautsäcken

16.10 Mastozytosen

Definition — Mastzellproliferationen, die sich lokalisiert (**Mastozytom**) oder disseminiert (**Urtikaria pigmentosa**) in der Haut befinden. Der Übergang in maligne Mastzell-Leukämien ist möglich, aber äußerst selten.

Formen
- Mastozytom
- Urtikaria pigmentosa

16.10.1 Mastozytom

> **Definition**
> **Ätiologie / Pathogenese:** unbekannt
> **Klinik:** bräunliche Knoten · Darier-Zeichen · Spontanregression
> **Diagnostik:** klinisch
> **Therapie:** systemisch

Definition — umschriebene Proliferation **unreifer** Mastzellen

Epidemiologie
- selten
- bereits neonatal vorhanden oder Auftreten innerhalb der ersten Lebensmonate

Ätiologie / Pathogenese — Die Ätiologie ist **unbekannt.**

Klinik
- relativ scharf begrenzter, **bräunlich-roter Knoten**
- **Darier-Zeichen: Reiben** führt zum urtikariellen **Anschwellen** des Knotens (Freisetzung von **Histamin**)

Verlauf — **Spontanregression** innerhalb weniger Monate bis Jahre

Diagnostik — klinisch: Darier-Zeichen

Histologie — monomorphe, **unreife** Mastzellen

> In Routinefärbungen Verwechslung mit dermalen melanozytären Naevi möglich!

Therapie

systemisch — **Antihistaminika** (symptomatisch)

16.10.2 Urtikaria pigmentosa

Definition
Formen: juvenile Urtikaria pigmentosa · adulte Urtikaria pigmentosa
Ätiologie / Pathogenese: unbekannt · c-Kit-Rezeptor
Klinik: disseminierte Makulae · Darier-Zeichen
Diagnostik: klinisch · Biopsie
Therapie: lokal · Phototherapie · systemisch

Definition

Die Urtikaria pigmentosa ist eine **exanthematische** kutane Proliferation **reifer** Mastzellen.

Epidemiologie

- **häufiger** als Mastozytom
- Geschlecht: **m = w**

Formen

- **juvenile Urtikaria pigmentosa:** Auftreten bis zum **Kleinkindalter,** selten systemische Beteiligung, **Regression** in der Pubertät
- **adulte Urtikaria pigmentosa:** Auftreten in der **Adoleszenz**, häufiger **systemische** Beteilung, **persitierend**

Ätiologie / Pathogenese

Die Ätiologie ist **unbekannt,** vermutet werden aktivierende Mutationen im **c-Kit-Rezeptor.**

Klinik

- **disseminierte,** kleine, unscharf begrenzte, bräunliche **Makulae**
- ähnlich wie **Mastozytome**
- am gesamten Integument
- **Darier-Zeichen:** Anschwellen zu **urtikariellen Papeln**

Komplikatinen

massive **Histaminfreisetzung** durch **physikalische** Reizung (Wärme, Kälte, Anstrengung) bis zum **anaphylaktischen Schock**

Diagnostik

- klinisch
- Biopsie

Histologie

perivaskuläre Infiltrate **reifer** Mastzellen

Differentialdiagnosen

- Lentiginose
- Lues secunda
- Histiozytosen
- Lymphome

Therapie

lokal

Glukokortikoide

Phototherapie

PUVA

systemisch

- **Antihistaminika** (symptomatisch)
- **Cromoglicinsäure** (mastzellstabilisierend)

17 Erbkrankheiten der Haut

17.1 Phakomatosen

- Neurofibromatose
- Tuberöse Sklerose
- Von-Hippel-Lindau-Syndrom
- Sturge-Weber-Syndrom

> Der Begriff setzt sich aus griechischen Wortstämmen zusammen und bedeutet Krankheit der linsenförmigen Tumoren. Insbesondere bei der tuberösen Sklerose lassen sich in der Netzhaut solche Tumoren finden. Synonyme Begriffe sind **neurokutanen Erkrankungen** und **Genodermatosen.**

17.1.1 Neurofibromatosis generalisata Typ 1

Synonym: Morbus (von) Recklinghausen, periphere Neurofibromatose

> **Definition**
> **Ätiologie/Pathogenese:** autosomal-dominant · NF1-Gen
> **Klinik:** Café-au-lait-Flecken · Neurofibrome · Freckling · Lisch-Harmatome
> **Diagnostik:** klinisch
> **Therapie:** interdisziplinär · chirurgisch

Definition

Die Neurofibromatose ist eine systemische **Erbkrankheit** mit Ausbildung multipler **Neurofibromen** an der Haut.

Epidemiologie

- häufigste Neurofibromatose **(80%)**
- Inzidenz: ca. 1:3000–5000 (50% Neumutationen)
- Geschlecht: **m = w**

Ätiologie/ Pathogenese

Autosomal-dominant vererbt, Mutation im Tumorsuppressor-Gen **NF1** auf Chromosom 17

Klinik (☞ Tafelteil, Foto 59)

Café-au-lait-Flecken

- scharf begrenzt, milchkaffee-farben
- am gesamten Integument (**Aussparung** von Palmae, Plantae, Genitalbereich)
- meist bei **Geburt** vorhanden, auch später möglich

Neurofibrome

- weiche Tumoren (**Schwannzellen**, endoneurales Bindegwebe)
- Auftreten meist in der Pubertät
- maligne Entartung (**Neurofibrosarkome**) möglich

Freckling (Crowe-Zeichen)

sommersprossenartige Hyperpigmentierungen (axillär und inguinal)

Lisch-Harmatome
- pigmentierte Knötchen der Iris
- meist asymptomatisch
- **pathognomonisch**

andere
- Knochenschäden (Makrozephalie, Kyphoskoliosen)
- Optikusgliome
- neurologische Auffälligkeiten (Lernbehinderungen, mentale Retardierung)

> **Zeitlicher Verlauf:** Café-au-lait-Flecken (Geburt) → Freckling → Lisch-Hamartome → Knochenveränderungen → Optikusgliome

Diagnostik

klinisch

Mindestens **zwei** der folgenden Kriterien müssen zur Diagnosesicherung vorliegen:
- **Café-au-lait-Flecken:** ≥ 6 Flecken über 5 mm (präpubertär) bzw. 15 mm (postpubertär)
- **Neurofibrome:** ≥ 2, oder 1 subkutanes Neurofibrom (plexiformes Fibrom)
- **Freckling**
- **Lisch-Knötchen:** ≥ 2 (Spaltlampe)
- **Optikusgliome** (MRT)
- **Knochenveränderungen:** Kyphoskoliose, Kortexverschmählerung, Dysplasien des Os sphenoidale
- positive **Familienanamnese** (ersten Grades)

pränatale Diagnostik: Mutationsnachweis (NF1-Gen)

Therapie: **interdisziplinäres** Vorgehen aufgrund des multiplen Organbefalls

chirurgisch: Exzision (Neurofibrome, z.A. Neurofibrosarkome)

17.1.2 Neurofibromatosis generalisata Typ 2

> **Definition**
> **Ätiologie/Pathogenese:** NF2-Gen
> **Klinik:** Akustikusneurinome · Schwannome
> **Diagnostik:** klinisch
> **Therapie:** chirurgisch

Definition: Klinisch differente Form der Neurofibromatose mit geringerer Symptomatik. Neurofibrome finden sich nur selten. Die Erkrankung ist prädispositionierend für multiple **ZNS-Tumoren.**

Epidemiologie: 20% der Neurofibromatosen

Ätiologie/Pathogenese: Mutation im Tumorsuppressor-Gen **NF2-Gen** auf Chromosom 22

Klinik
- bilaterale **Akustikusneurinome** (Hör- und Gleichgewichtseinschränkungen)
- andere Hirntumoren: Astrozytom, Meningeom
- Befall des Kleinhirnbrückenwinkels (Hirnnervenausfälle N. trigeminus und N. fazialis)

- flache, subkutane Tumoren (**Schwannome**)
- Neurofibrome: selten

Diagnostik

klinisch

Zur Diagnosesicherung reicht eines der folgenden Symptome:
- bilaterale **Akustikusneurinome** (MRT, CT)
- positive Familienanamnese (1. Grades) **plus** Akustikusneurinom oder Hirntumor (Meningeom, Schwannom, Gliom) **plus** Trübung der Augenlinse

Therapie

chirurgisch

Exzision der Akustikusneurinomen

17.1.3 Tuberöse Hirnsklerose

Synonym: Morbus Bourneville-Pringle

Definition
Ätiologie/Pathogenese: autosomal-dominant · TSC-1-Gen · TSC-2-Gen
Klinik: Eschenlaubflecken · white spots · Adenoma sebaceum · Koenen-Tumoren · Chagrin-Patch · Epilepsie
Diagnostik: klinisch · radiologisch
Therapie: chirurgisch · neurologisch

Definition

Phakomatose mit charakteristischen Hautveränderungen und **neurologischer** Symptomatik

Epidemiologie

- Prävalenz ca. 1 : 10.000
- über 80% Neumutationen

Ätiologie/Pathogenese

autosomal-dominant vererbt mit Schwankungen der Expressivität, Mutationen im **TSC-1-Gen** (Chromosom 9), oder im **TSC-2-Gen** (Chromosom 16)

Klinik

Eschenlaubflecken

Makulae: hypopigmentiert, **blattartig** gezackter Rand

White spots

- 1–2 cm große hypopigmentierte Flecken
- bei **Geburt** vorhanden

Adenoma sebaceum

- Makulae: erythematös-bräunlich, zentrofazial
- Papeln und Knoten: schmutziges Aussehen, im Verlauf entstehend
- asymptomatisch
- Histologie: Angiofibrome

Koenen-Tumoren

- Fibrome des Nagelfalz
- **pathognomonisch**
- ähnlich auch an Zahnfleisch und inneren Organen
- maligne Entartung möglich (Fibrosarkome)

Bindegewebs-Nävi

- Plaques: hautfarbend, zerklüftete Oberfläche, lederartige Konsistenz
- insbesondere sakral
- Synonym: **Chagrin-Patch**

neurologische Symptome

Epilepsie, Lernbehinderungen, geistige Retardierung

Diagnostik

- klinisch
- radiologisch: Befall innerer Organe (CT, MRT)

Therapie

chirurgisch: Exzision (Adenoma sebaceum, Koenen-Tumoren)

neurologisch:
- Im Vordergrund der Therapie steht die Behandlung der Epilepsie.

17.2 Xeroderma pigmentosum

Definition
Formen: Typ A-G · Varianten-Typ
Ätiologie / Pathogenese: autosomal-reszessiv · UV-B-Licht · Thymin-Dimere
Klinik: Kindesalter · solare Dermatitiden · Tumoren · De-Sanctis-Cacchione-Syndrom · neurologische Symptome
Diagnostik: klinisch
Therapie: symptomatisch · lokal · systemisch · unterstützende Maßnahmen

Definition

Xeroderma pigmentosum ist eine Erbkrankheit mit Defekten der **DNA-Reparatur-Mechanismen.**

Epidemiologie

- selten (1:1.000.000 Geburten), in Asien ca. 20-mal häufiger
- Geschlecht: **m = w**

Formen

- Typen A-G
- Varianten-Typ

Ätiologie / Pathogenese

autosomal-rezessiv vererbt

Eine Bestrahlung mit **UV-B-Licht** der Wellenlängen 290–340 nm führt zu **Thymin-Dimeren** der DNA, der Doppelstrang kann sich so nicht mehr teilen. Physiologisch werden diese Dimere durch Exzisionsmechanismen entfernt. Bei den **Varianten A-G** sind diese defekt, die Dimere bleiben bestehen, oder werden durch alternative, jedoch nicht fehlerfreie Mechanismen entfernt. Die dadurch auftretenden Mutationen führen zu unterschiedlichen **Tumoren** (Spinaliome, Basaliome, Melanome). Beim sogenannten **Varianten-Typ** ist der Reparaturmechanismus nach der DNA-Replikation defekt, er führt zu ähnlicher klinischer Symtomatik.

Klinik

Haut

- Hautschäden bereits im **Kindesalter**
- **solare Dermatitiden** nach geringster UV-Expositionen
- Lentigines solares nach wenigen Lebensmonaten
- Risiko für **Tumoren** mehr als 1000fach erhöht:
  - aktinische Keratosen
  - Basaliome
  - Plattenepithelkarzinome
  - Melanome
- solare Poikilodermie: Pigmentierungsschäden, Teleangiektasien, erythematöse Flecken

Andere
- **neurologische Symptome** (Ataxie, mentale Retardierung)
- vorderer Augenabschnitt: häufig gleichartige Veränderungen wie an der Haut

> **De-Sanctis-Cacchione-Syndrom:** Xeroderma pigmentosum mit schweren Ataxien.

Verlauf
Der Verlauf ist durch die Entstehung der **Malignome** bestimmt. Die Patienten erreichen meist nur ein mittleres Lebensalter.

Diagnostik
- **klinisch:** frühe solare Hautschäden
- pränataler Mutationsnachweis

Therapie
- **symptomatisch**
- regelmäßige Kontrolluntersuchungen

systemisch
Retinoide: Onkoprotektion

chirurgisch
Exzision von Neoplasien (lebenslang erforderlich)

unterstützende Maßnahmen
Lichtschutz: topisch und textil

17.3 Ichthyosen

Synonym: Fischschuppenkrankheit (Ichthys = griech. Fisch).

Definition
Ichthyosen sind **Verhornungsstörungen** der Haut mit vermehrter Schuppung.

Formen
- **hereditäre Ichthyosen:** Symptome entstehen während des Lebens
- **kongenitale Ichthyosen:** Symptome bereits bei Geburt vorhanden

17.3.1 Ichthyosis vulgaris

> **Definition**
> **Ätiologie / Pathogenese:** autosomal-dominant
> **Klinik:** Schuppen · Prädilektionsstellen · Gelenkbeugen · follikuläre Hyperkeratosen · atopische Dermatitis
> **Diagnostik:** klinisch · Histologie
> **Therapie:** lokal

Definition
Die Ichthyosis vulgaris ist die **häufigste** Form der Ichthyosen. Sie wird **autosomal-dominant** vererbt.

Epidemiologie
- Inzidenz ca. 1 : 500–1000.
- Geschlecht: **m > w**

Ätiologie / Pathogenese
autosomal-dominant vererbt, der defekte Genlocus befindet sich auf Chromosom 1, das genaue Gen ist noch unbekannt

Klinik

Effloreszenzen (☞ Tafelteil, Foto 60)
Schuppen: groß, polygonal, fest anhaftend

Prädilektionsstellen
- Extremitäten: Streckseiten
- Gesicht, Hals
- Palmae, Plantae: **vergröbertes Linienmuster,** sehr weiche Haut

Symptome
- große **Gelenkbeugen** frei
- disseminierte **follikuläre Hyperkeratosen**
- Besserung in warmer, feuchter Umgebung

Überdurchschnittlich häufig findet sich eine **atopische Dermatitis.**

Verlauf

kontinuierliche Zunahme bis zur Pubertät, konstant bei Erreichen der Adoleszenz

Diagnostik
- **klinisch**
- Familienanamnese
- Histologie

Histologie
- follikuläre Hyperkeratosen
- Verdickung des Stratum corneum
- **Stratum granulosum** ist verschmälert oder fehlend

Therapie

lokal
- Keratinolytika
- häufige Rückfettung
- Retinoide

17.3.2 X-chromosomale rezessive Ichthyose

Synonym: Steroidsulfatasemangel-Syndrom

Definition
Ätiologie/Pathogenese: ungeklärt · X-chromosomal-rezessiv
Klinik: Schuppen · Prädilektionsstellen ·
Diagnostik: klinisch · Verteilungsmuster
Therapie: lokal

Definition

Die X-chromosomal rezessive Ichthyose ist die **zweithäufigste** Form der Ichthyose. Es erkranken fast nur **männliche** Erbträger.

Epidemiologie
- Inzidenz: ca. 1 : 3000–6000
- Geschlecht: fast ausschließlich **Männer**

Ätiologie/Pathogenese

Die genaue Ätiologie ist noch **ungeklärt.** Der vermutete Defekt ist auf dem X-Chromosom und kodiert eine Steroidsulfatase, welche an der Ausbildung von Membranen um die Zellen des Stratum corneum beteiligt ist. Die Vererbung ist **X-chromosomal-rezessiv.**

Klinik

Effloreszenzen

Schuppen: rhomboid, gröber als bei Ichthyosis vulgaris

Prädilektionsstellen
- **Extremitäten:** Streckseiten und Beugeseiten
- Nackenbereich: „**dirty neck**", Schuppung und Hyperpigmentierung

Symptome
- bei Geburt **ausbleibende** Wehen
- Schuppung

- **keine** Ichthyosishand
- **Hornhauttrübungen**: 25–50%, auch weibliche Konduktorinnen
- gehäufte Aborte (Konduktorinnen)

Verlauf
- Beginn in den ersten Lebenswochen
- keine Besserung im Erwachsenenalter

Diagnostik
- **klinisch**
- Familienanamnese
- Histologie

Labor
- Steroidsulfatase ↓ (in Leukozyten und Fibroblasten)
- Serumelektrophorese: schnelle Wanderung der LDL-Fraktion
- PCR

Histologie
- **verbreitertes** Stratum granulosum
- Orthohyperkeratose und Parakeratose

Therapie

lokal
- Keratinolytika
- häufige Rückfettung
- Retinoide

17.3.3 Lamelläre Ichthyose

Definition
Ätiologie / Pathogenese: autosomal-rezessiv · Transglutaminase 1
Klinik: Schuppung · Kollodium-Baby · Ektropium · Alopezie
Diagnostik: klinisch
Therapie: lokal · systemisch

Definition

Die lamelläre Ichthyose gehört zu den **kongenitalen** Formen und ist schon bei Geburt symptomatisch.

Ätiologie / Pathogenese

Autosomal-rezessiv vererbter Defekt des für die **Transglutaminase 1**-kodierenden Gens auf Chromsom 14. Einzelne Kasuistiken einer autosomal-dominaten Form sind beschrieben.

Klinik

Effloreszenzen: **Schuppung:** polygonal, groblamellär

Prädilektionsstellen: untere Extremität

Symptome
- **Kollodium-Baby:** Neugeborenes von pergamentartiger Hülle eingehüllt
- Erythrodermie: nach Ablösung der Hülle
- Schuppung
- **Ektropium**
- vernarbende **Alopezie**

Diagnostik

klinisch
- **klinisch**
- Histologie

Labor: Transglutaminase-1↓ (Keratinozyten)

Histologie
- Akanthose
- epidermale Proliferation
- uncharakteristisch

Therapie

lokal
- Keratinolytika
- häufige Rückfettung
- Retinoide

systemisch: Retinoide (schwerer Krankheitsverlauf)

17.4 Hyperkeratosen

17.4.1 Keratosis follicularis

Definition
Ätiologie / Pathogenese: X-chromosomal
Klinik: Hyperkeratosen · Prädilektionsstellen · atopische Diathese · Ichthyosen
Diagnostik: klinisch
Therapie: lokal

Definition: Harmlose Verhornungsstörung der Follikel.

Epidemiologie
- Prävalenz: bis zu 50%
- Geschlecht: **w > m**

Ätiologie / Pathogenese: **X-chromosomal-dominant** vererbt

Klinik

Effloreszenzen: **Papeln:** hyperkeratotisch, follikulär gebunden, halbkugelig, spitz

Prädilektionsstellen
- Oberarmstreckseiten
- Oberschenkel: Streck- und Außenseiten

Symptome: Sandpapiereffekt beim Darüberstreichen

Häufige Assoziation mit **atopischer Hautdiathese** und **Ichthyosen.**

Diagnostik: klinisch

Therapie: Eine intensive Therapie ist meist nicht nötig.

lokal
- Keratinolytika
- häufige Rückfettung
- Retinoide

17.4.2 Dyskeratosis follicularis

Synonym: **Morbus Darier**

Definition
Ätiologie / Pathogenese: autosomal-dominant · Desmosomendefekt · Calciumionenpumpe · Provokationsfaktoren
Klinik: Papel · Prädilektionsstellen · Juckreiz · Foetor · Pits · Nagelveränderungen
Diagnostik: klinisch · Foetor · Pits
Therapie: lokal · Phototherapie · systemisch · unterstützende Maßnahmen

Definition

Der Morbus Darier (Dyskeratosis follicularis) ist eine **autosomal-dominant** vererbte Keratinisierungsstörung der Haut und Schleimhäute.

Epidemiologie

- selten
- Geschlecht: **m > w**
- Alter: Auftreten bis zum 3. Lebensjahrzehnt

Ätiologie / Pathogenese

Autosomal-dominant vererbter **Desmosomendefekt**, der zu verminderter Zelladhäsion führt. Das defekte Gen befindet sich auf Chromosom 12 und kodiert eine **Calciumionenpumpe** im sarkoendoplasmatischen Retikulum.

Provokationsfaktoren

UV-Licht

Klinik

Effloreszenzen

- **Papel:** rötlich-bräunlich, klein, nicht ausschließlich follikulär gebunden, zentrale Hornmasse
- Konfluenz möglich

Prädilektionsstellen

- Intertrigines
- seborrhoische Areale
- Halsregion und Capillitium

Symptome

- schmutzig und rau wirkende Haut
- ausgeprägter **Juckreiz**
- charakteristischer **Foetor**
- Krusten (Gesicht, Capillitium)
- **Pits:** Leistenunterbrechungen der Papillarlinien an Fingern und Zehen
- **Nagelveränderungen:** Längsrisse, erythematöse Längsbänder, erhöhte Brüchigkeit, Verdickung
- Handrücken: warzenähnliche Hyperkeratosen
- zystische Knochenveränderungen
- psychiatrische Auffälligkeiten

Histologie

Akanthose, Hyperkeratosen, Dyskeratosen und Einzelverhornungen prägen das Bild.

Diagnostik

- klinisch
- **Foetor:** charakteristisch
- Fingerabdruck: Unterbrechung der Papillarlinien („**Pits**“)
- Histologie
- Photoprovokation

Therapie

lokal	• Keratinolytika • Retinoide • Vitamin D-Derivate
Phototherapie	PUVA
systemisch	Retinoide (schwerer Krankheitsverlauf)
unterstützende Maßnahmen	• antiseptische Maßnahmen • Dermabrasio

17.4.3 Pemphigus chronicus benignus familiaris

Synonym: **Morbus Hailey-Hailey**

Definition
Ätiologie/Pathogenese: autosomal-dominant · Calcium-ATPase · Provokationsfaktoren
Klinik: Bläschen · Erosionen · Prädilektionsstellen · Fissuren · Rhagarden
Diagnostik: klinisch
Therapie: lokal · systemisch · unterstützende Maßnahmen

Definition

Der Morbus Hailey-Hailey ist eine **Genodermatose** und wird oft zu den blasenbildenen Dermatosen gezählt, hat aber keinen Bezug zu den Autoimmunerkrankungen.

Ätiologie / Pathogenese

- **autosomal-dominant** vererbter Gendefekt einer **Calcium-ATPase,** Mutation auf Chromosom 3
- Assoziation zu **HLA**-B8
- Auftreten im frühen Erwachsenenalter

Provokationsfaktoren

- UV-Licht
- Schwitzen
- scheuernde Kleidung

Klinik

Effloreszenzen

- **Bläschen:** klein, auf erythematösem Grund, solitär oder konfluierend
- **Erosionen:** nässend, schmierig, nach Aufplatzen der Bläschen, Verkrustung

Prädilektionsstellen

Intertrigines (Axillen, Leisten, submammär, seltener Nacken)

Symptome

- starker **Juckreiz**
- foetider Geruch (Superinfektion)
- **Fissuren** und **Rhagaden**
- Auftreten neuer Stellen in Umgebung alter Herde

Diagnostik

- **klinisch:** Nikolski-Phänomen I und II postiv (☞ Kap. 4.3)
- Familienanamese
- Histologie

Histologie

- Akantholyse (in der suprabasalen Epidermis)
- dyskeratotische Umwandlung akantholytischer Zellen

Differentialdiagnosen	• **Candida-Intertrigo** • Psoriasis inversa • intertriginöses Ekzem

Therapie

lokal	• Keratinolytika • Retinoide • Glukokortikoide
systemisch	• Retinoide: niedrig dosiert • Glukokortikoide: im akuten Stadium • Antibiose: bei Superinfektion • Antimykotika: bei postivem Pilznachweis • Dapson
unterstützende Maßnahmen	• Provokationsfaktoren ↓ • Antiseptika • Dermabrasio • Laser

17.5 Hereditäre Epidermolysen

Definition	Vererbte Neigung der Haut auf bereits leichte **mechanische Reizung** mit Blasenbildung zu reagieren.
Epidemiologie	selten (1 : 150.000)
Ätiologie / Pathogenese	meist **autosomal-dominanter** Erbgang

Klinik

Epidermolysis bullosa simplex	• Blasen an **Händen** und **Füßen** • Spaltebene in der **Basalschicht** der Epidermis • Mutationen in den Genen des **Keratin 5,** gelegentlich auch Keratin 14 • keine Narbenbildung
Epidermolysis bullosa junctionalis	• Erosionen an **Stamm, Kopf** und **Extremitäten** • Spaltebene in der **Lamina lucida** • Defekt im **Laminin 5** • **autosomal-rezessiv** • bereits bei Geburt vorhanden • Haut und Schleimhaut befallen • Nagelbefall • eingeschränkte Lebenserwartung (wenige Jahre) • keine Narbenbildung
Epidermolysis bullosa dystrophica	• Erosionen • **dermolytische Blasenbildung** • **autosomal-rezessiv** • Mutationen im **Kollagen-VII** • schwerer Befall von Haut, Schleimhäuten, Nägeln und Zahnschmelz • Synechien der Finger, Ösophagusstenosen, Beugekontrakturen

- Milien und **Narbenbildung**
- Entwicklung von **Plattenepithelkarzinomen** möglich

Diagnostik

- **klinisch** (keine Differenzierung der unterschiedlichen Entitäten möglich)
- Elektronenmikroskopie: Nachweis der Spaltebene
- molekulargenetischer Nachweis der Mutationen

Therapie

Im Vordergrund steht die symptomatische Therapie.

unterstützende Maßnahmen

- Vermeiden mechanischer Belastungen
- Hautpflege
- steriles Punktieren der Blasen
- Antiseptika

17.6 Ehlers-Danlos-Syndrom

Definition
Ätiologie / Pathogenese: autosomal-dominant · Kollagensynthese
Klinik: Blutungen · Überstreckbarkeit der Gelenke · Elastose · Wundheilungsstörungen
Diagnostik: klinisch · molekulargenetisch
Therapie: nicht möglich

Definition

autosomal-dominante **Strukturstörungen** des **Bindegewebes** von Haut und Gefäßen

Ätiologie / Pathogenese

Unterschieden werden ca. 10 Entitäten mit unterschiedlichen Gendefekten, die meisten werden **autosomal-dominant** vererbt. Die **Kollagensynthese** ist vermindert oder qualitativ verändert.

Klinik

- **Blutungen:** Brüchigkeit der Haut und Gefäßwände (lebensbedrohlich)
- **Überstreckbarkeit** der Gelenke
- **Elastose:** stark dehnbare Haut (Hals, Extremitäten)
- Wundränder schwer adaptierbar → **Wundheilungsstörungen**

Diagnostik

- **klinisch** (Überstreckbarkeit von Gelenken, Hautelastose)
- molekulargenetisch: bei einigen Entitäten möglich

Therapie

- **nicht möglich**
- Aufklärung über Blutungsgefahr (Verletzungen, Schwangerschaften)

18 Erkrankungen der Haare

Haartypen

- Lanugohaar (Fetus)
- **Velushaar** (Kindheit): dünn, pigmentarm, marklos
- **Terminalhaar** (Erwachsenenalter): dicker, pigmentiert, markhaltig

Haarfollikel
(☞ Abb. 18.1)

- **Haarwurzel:** dermale Haarpapille, Haarbulbus, Haarmatrix (durch Zelldifferenzierung entsteht das Haar, eingelagerte Melanozyten geben Pigment an das Haar ab)
- **Haarschaft:** Medulla (Mark), Kortex (Wurzelrinde), Kutikula (Oberhäutchen)
- **Wurzelscheide:** innere, äußere
- M. arrector pili
- Talgdrüsen
- evtl. apokrine Drüse (☞ Kap. 1.1)

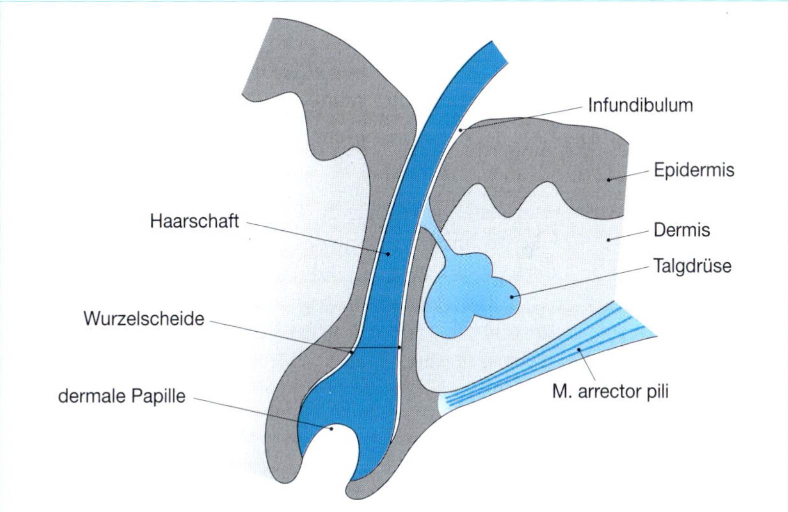

Abb. 18.1: Haarfollikel

Haarzyklus
(☞ Abb. 18.2)

- **Anagenphase** (80–90%): Wachstumsphase (2–6 Jahre)
- **Katagenphase** (0–5%): Übergangsphase (2–5 Wochen)
- **Telogenphase** (10–20%): Ruhephase (3–5 Monate), anschließend Ausfall des Haares

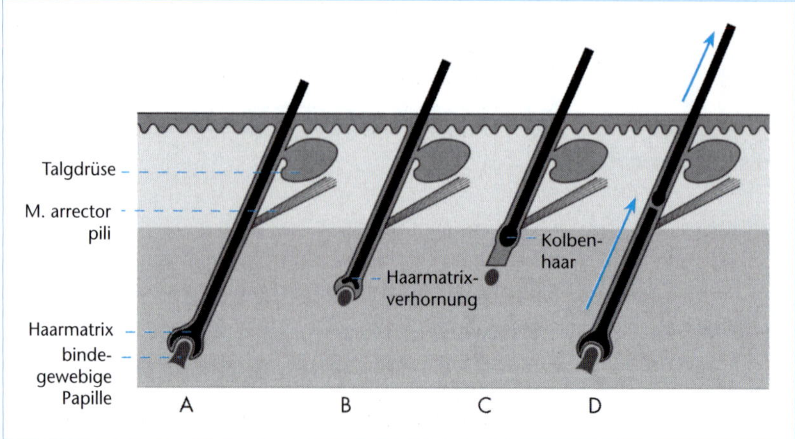

Abb. 18.2: Haarzyklus: Anagenphase (A), Katagenphase (B), Telogenphase (C), neue Anagenphase (D) (modifiziert nach [4])

Trichogramm

In einem Trichogramm werden Wachstum der Haare (Anteil der Haare in den einzelnen **Haarzyklusphasen**), Haarschaft und **Haarwurzel** beurteilt. Dabei werden 50–70 Haare okzipital und frontal epiliert und mikroskopisch untersucht. Zuvor darf 5 Tage keine Haarwäsche erfolgen.

18.1 Alopezie

Definition

Haarausfall = Verlust von mehr als 100 Haaren pro Tag
- **Effluvium** = Vorgang des Haarausfalls
- **Alopezie** = Endzustand der Haarlosigkeit

Formen

Haarausfall	diffus	umschrieben
nicht-vernarbend	Telogeneffluvium (symptomatisch) Androgenetische Alopezie	Alopecia areata Lues II (Alopecia areolaris specifica) mechanisch (Traktion, Mütze, Aufliegen) Trichotillomanie
vernarbend	Morbus Darier	Pseudopelade Traumata tiefe Entzündungen Tumore

Tab. 18.1: Formen des Haarausfalls

symptomatischer diffuser Haarausfall

Ein diffuser nicht-vernarbender Haarausfall kann Symptom einer gesundheitlichen Störung sein (**Telogeneffluvium**). Bei Ausschaltung der Noxe ist er reversibel.
- Infektion: Grippe, Syphilis
- Konsumierende Erkrankung
- OP, Trauma
- Schilddrüsenfunktionsstörung
- Östrogene ↓: Entbindung, ab- oder umgesetzte orale Kontrazeption

- Mangelernährung: Eisen, Zink, Proteine, Vitamine
- Medikamente: Retinoide, Zytostatika, β-Blocker, Antikoagulanzien

Pseudopelade

Die **Pseudopelade** ist eine umschriebene vernarbende Alopezie bei bekannter Grunderkrankung:
- chronisch discoider Lupus erythematodes
- Lichen ruber
- Sklerodermie, Morphea
- vernarbendes Pemphigoid
- Sarkoidose
- Tumore
- Trauma, Verbrennungen
- Röntgenstrahlung
- Infektionen

Die **Pseudopelade Brocq** beschreibt eine vernarbende Alopezie, ohne bekannte Ursache (Ausschlussdiagnose).

18.1.1 Androgenetische Alopezie

Synonyme: Alopecia androgenetica, Androgeneffluvium

Definition
Formen: male pattern · female pattern
Ätiologie/Pathogenese: genetische Disposition · 5-α-Reduktase · Miniaturisierung
Klinik: nicht-vernarbende Alopezie · diffus · Prädilektionsstellen ·
Diagnostik: Trichogramm
Therapie: lokal · systemisch · unterstützende Maßnahmen

Definition

Die androgenetische Alopezie (AGA) beschreibt einen irreversiblen **diffusen nicht-vernarbenden** Haarausfall. Sie ist genetisch determiniert und wird durch die Androgen-Empfindlichkeit der Haarfollikel beeinflusst.

Epidemiologie

- Alter: > **20 Jahre**
- Geschlecht: **m > w**

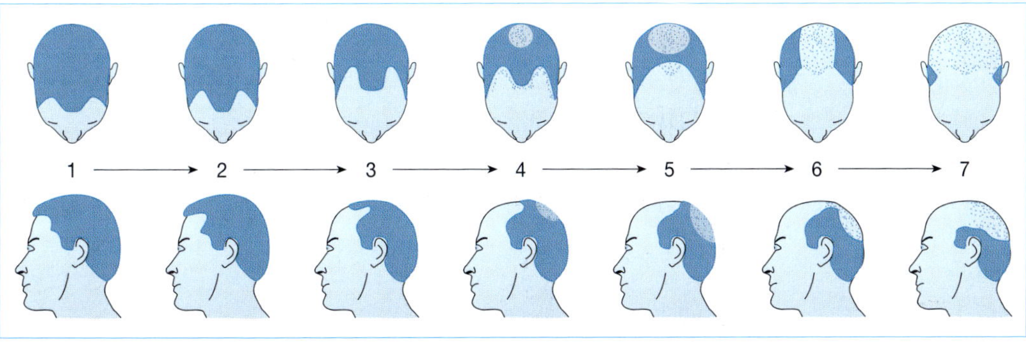

Abb. 18.3a: Androgenetische Alopezie beim Mann (Einteilung nach Hamilton) [3]

Formen

- **male** pattern (Hamilton I–VII) (☞ Abb. 18.3a)
- **female** pattern (Ludwig I–III) (☞ Abb. 18.3b)

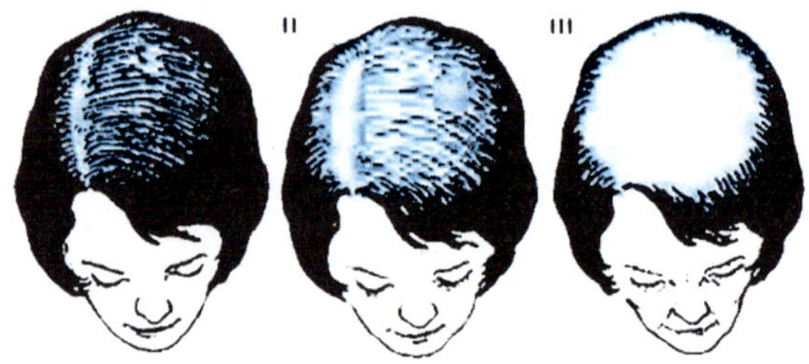

Abb. 18.3b: Androgenetische Alopezie bei der Frau (Einteilung nach Ludwig) [3]

Ätiologie / Pathogenese

- Einflussfaktoren: **genetische Determinierung** (autosomal-dominant mit unregelmäßiger Penetranz), Alter , Androgene
- Frauen: Androgen-produzierende Tumoren (polyzystische Ovarien, Nebennierenrinde), adrenogenitales Syndrom, Medikamente (hormonelle Kontrazeptiva)
- Bei jedem Haarzyklus werden die Haare dünner und die Haarfollikel kleiner („**Miniaturisierung**"). Die Terminalhaare werden wieder zu Vellushaaren und verschwinden schließlich völlig.
- Eine gleichzeitig bestehende Entzündung der Kopfhaut (z.B. **seborrhoisches Ekzem**) beschleunigt den Haarausfall.

> Ursächlich ist nicht die Androgenkonzentration im Blut, sondern eine vermehrte Aktivität der **5-α-Reduktase** in den Haarfollikeln. Hierdurch wird Testosteron verstärkt in seine aktiven Metabolite (Dihydrotestosteron) umgewandelt. Der Haarfollikel zeigt eine erhöhte Empfindlichkeit bei normalem Androgenspiegel.

Klinik

Effloreszenzen: **Alopezie:** diffus, nicht-vernarbend, irreversibel

Prädilektionsstellen:
- Männer: seitliche Stirn, Scheitelplatte
- Frauen: Scheitelplatte

Symptome: Seborrhoe

Verlauf:
- Männer: Hamilton I–VII (☞ Abb. 18.3a)
- Frauen: Ludwig I–III (☞ Abb. 18.3b)

Diagnostik

Trichogramm: Telogenhaare ↑

Therapie

lokal:
- östrogenhaltige Haarwasser
- **Minoxidil** (Verlängerung der Anagenphase, antiapoptotisch)

systemisch	• Männer: **Finasterid** (Inhibitor der 5-α-Reduktase) • Frauen: Antiandrogene
unterstützende Maßnahmen	• Perücke • Haartransplantation

18.1.2 Alopecia areata

Synonyme: Pelade, kreisrunder Haarausfall

Definition
Formen: AA circumscripta · AA totalis · AA universalis · Ophiasis
Ätiologie/Pathogenese: Autoimmunerkrankung · assoziierte Erkrankungen · genetische Disposition
Klinik: nicht-vernarbende Alopezie · umschrieben · Ausrufungszeichenhaare · Kadaverhaare · Prädilektionsstellen · Nagelveränderungen
Diagnostik: klinisch · Trichogramm · Histologie
Therapie: lokal · Phototherapie · systemisch · unterstützende Maßnahmen

Definition

Die Alopecia areata (AA) ist eine Autoimmunerkrankung. Sie zeichnet sich durch eine plötzlich auftretende, **umschriebene, nicht-vernarbende** Alopezie aus.

Epidemiologie
- Alter: **Kinder, frühes Erwachsenenalter**
- Geschlecht: **m > w**

Formen
- Alopecia areata **circumscripta** (runde/ovale Herde)
- Alopecia areata **totalis** (gesamtes Kapillitium)
- Alopecia areata **universalis** (Ausfall aller Körperhaare)
- **Ophiasis** (bandförmig am Hinterkopf: Nacken bis Schläfen)

Ätiologie/Pathogenese
- **Autoimmunerkrankung**
- **Assoziation** zu anderen Autoimmunerkrankungen (Vitiligo, Thyreoiditis, perniziöse Anämie, Diabetes mellitus Typ I), atopischer Dermatitis und dem Down-Syndrom.
- Eine **genetische Disposition** (HLA-DQ3, -DR11) wird angenommen.
- Zytotoxische Lymphozyten richten sich gegen Bestandteile des Haarfollikels (diskutiert werden u.a. Bestandteile der Melanozyten). Hierdurch wird die Keratinproduktion gestört und das Haar bricht ab. Pigmentierte Haare sind stärker betroffen als pigmentlose (weiße) Haare.

Provokationsfaktoren
- bakterielle Infektion (Streptokokken)
- OP
- Stress

Klinik

Effloreszenzen (☞ Tafelteil, Foto 61)	**Alopezie:** runde/ovale Herde, nicht-vernarbend, plötzlich auftretend, zentrifugale Ausbreitung
Prädilektionsstellen	• Kapillitium: Okzipital-, Temporalregion • seltener: Bartregion, Augenbrauen, Wimpern, Körperbehaarung
Symptome	• keine subjektiven Beschwerden • evtl. **LK-Schwellung** • **Nagelveränderungen** (20%): Tüpfelnägel, Längsrillen

Verlauf	• Herde: zu Beginn leichte follikuläre Entzündung, dann elfenbeinfarbend, keine Atrophie • Progression: leichte Epilierung randständiger Haare, Ausrufungszeichenhaare • **chronisch-rezidivierend** • Spontanheilung möglich (im ersten Jahr) • **schlechte Prognose:** viele Herde, Ophiasis, frühe Erstmanifestation, häufige Rezidive, positive Familienanamnese, assoziierte Erkrankungen, Nagelveränderungen

Diagnostik

klinisch	• **Ausrufungszeichenhaare** (Kolbenhaare): kurze, abgebrochene Haare am Rand des Herdes • **Kadaverhaare:** pigmentierte Haarreste im Follikel • Nagelveränderungen
Trichogramm	Telogenhaare ↑, dystrophe Haarwurzeln
Histologie	Haarfollikel: **dichtes peribulbäres lymphozytäres Infiltrat,** Verkleinerung

Therapie

lokal	• Glukokortikoide (lokal / intraläsional) • Minoxidil • **Irritantien:** Ditranol (Minutentherapie), DCP (Diphencypron)

> Durch lokal applizierte Irritantien wird ein mildes Ekzem hervorgerufen. Hierdurch soll die Reaktion des Immunsystems umgelenkt werden.

Phototherapie	PUVA (☞ Kap. 5.2)
systemisch	Glukokortikoide
unterstützende Maßnahmen	• Zinksubstitution • Perücke

18.2 Hypertrichose

Definition	Hypertrichose = **Zunahme der Körperbehaarung** (keine Beteiligung der Sexualbehaarung) durch eine Umwandlung der Vellushaare in Terminalhaare

Ätiologie

lokalisierte Hypertrichose	• nävoide Hypertrichose: Nävus pigmentosus et pilosus, Becker-Naevus • lokale mechanische Belastung, Entzündung, Verletzung, Anwendung von Glukokortikoiden
diffuse Hypertrichosen	• kongenital • paraneoplastisch • Anorexie, Akromegalie, Hypothyreose, Porphyrien • Medikamente: Minoxidil, Psoralen, Penicillamin, Glukokortikoide

18.3 Hirsutismus

Definition

Hirsutismus = **Zunahme der Körper- und Sexualbehaarung** der Frau (männlicher Behaarungstyp).
Es kann mit einer gleichzeitigen **Virilisierung** (Klitorishypertrophie, Libido ↑, Amenorrhoe, Stimmveränderung) einhergehen.

Ätiologie

- idiopathisch (90%)
- Androgen-produzierender Tumor (Ovarien, Nebennieren)
- Cushing-Syndrom, adrenogenitales Syndrom
- Medikamente: Androgene, Anabolika, ACTH, Steroide

19 Erkrankungen der Nägel

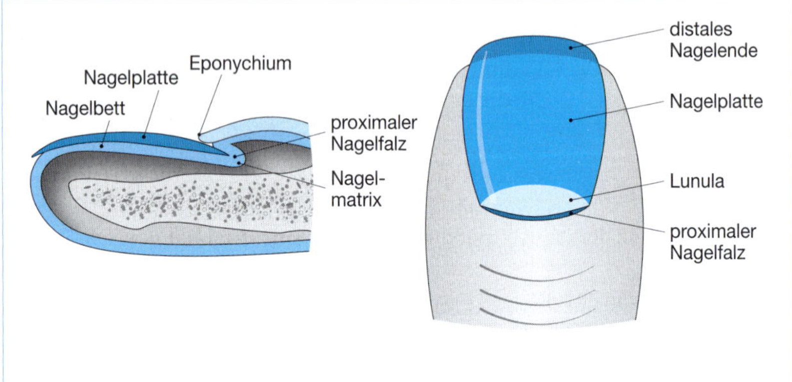

Abb. 19.1: Aufbau der Nägel

19.1 Onychodystrophien

Definition Sammelbegriff für Veränderungen der Nägel bezüglich Form, Farbe, Integrität.

Uhrglasnägel: Wölbung in Längs- und Querrichtung · Sauerstoffunterversorgung
Löffelnägel: konkave Wölbung · Eisenmangel
Röhrennägel: Querkrümmung · unbekannte Ätiologie
Beau-Reil-Nägel: quer verlaufende Furchen · Schädigung der Nagelmatrix
Grübchennägel: Parakeratosen der Nagelplatte

19.1.1 Uhrglasnägel

Definition Verstärkte **Wölbung** der Nägel in **Längs-** und **Querrichtung**. Meist mit Trommelschlegelfingern (aufgetriebene Endglieder) auftretend.

Ätiologie / Pathogenese **Sauerstoffunterversorgung,** typisch bei chronischen Herz-/Lungenerkrankungen (Rechts-Links-Shunts, Lungenemphysem, COPD)

19.1.2 Löffelnägel (Koilonychie)

Definition **konkave** Wölbung der Nägel

Ätiologie / Pathogenese Annähernd pathognomonisch für chronischen **Eisenmangel**

19.1.3 Röhrenägel

Definition
Ausgeprägte **Querkrümmung** der Nägel. Oft mit Einwachsen der Nägel. Sehr schmerzhaft.

Ätiologie/Pathogenese
unbekannt

19.1.4 Beau-Reil-Nägel

Definition
Quer verlaufende **Furchen** der Nagelplatte.

Ätiologie/Pathogenese
Vorübergehende Schädigung der **Nagelmatrix** mit Veränderung des Wachstums. Bei schweren Nagelverletzungen, Vergiftungen, konsumierenden Erkrankungen.

> Ähnlich der Jahresringe an Bäumen lassen sich an den Furchen Anzahl und Zeitraum der Schädigungen ablesen.

19.1.5 Grübchennägel

Definition
kleine, schüsselförmige Grübchen der Nagelplatte

Ätiologie/Pathogenese
lokalisierte **Parakeratosen** der Nagelplatte

> Typisch bei Psoriasis, Alopecia areata, aber auch bei vielen gesunden Personen!

19.2 Verfärbungen der Nägel

> **Leukonychie:** weiße Verfärbung · umschrieben · quer verlaufend · längs verlaufend · vollständig · Mees-Streifen
> **Gelbe Nägel:** Pigmente · Lymphabflussstörungen
> **Dunkle Verfärbungen:** Hämatom · Melanom · Schimmelpilzbefall · Endokarditis · Hutchinson-Zeichen

19.2.1 Leukonychie

Definition
weiße Verfärbung der Nägel.

Ätiologie/Pathogenese
unterschiedlich, je nach zugrunde liegende Erkrankung
- umschrieben: z. B. bei Psoriais (Tüpfelnägel), nach Traumata
- quer verlaufend: typisch für zu hohe Druckbelastung (Sport, Schuhwerk)

> Bei Befall aller Nägel: **Mees-Streifen** als Hinweis für Arsen-Vergiftung !

- längsverlaufend: Hinweis für M. Darier
- vollständig: schwere Allgemeinerkrankungen wie Herzinsuffizienz, Leberzirrhose, aber auch Pilzbefall der Nagelplatte.

19.2.2 Gelbe Nägel

Definition gelb-bräunliche Verfärbung der Nägel.

Ätiologie/Pathogenese

- Ablagerungen durch exogene Pigmente
- verlangsamtes Wachstum und damit Verdickung der Nagelplatte
- häufig bei **Lymphabflussstörungen,** schweren Lungenerkrankungen, Malignomen

19.2.3 Dunkle Verfärbungen

Definition Hyperpigmentierungen von blau über braun bis schwarz

Ätiologie/Pathogenese unterschiedlich, je nach zugrunde liegende Erkrankung

- umschriebener Fleck:
  - Trauma: Subunguales **Hämatom**
  - **Melanom,** Nävuszellnävus
  - Schimmelpilzbefall

> Unabdingbar ist die genaue zeitliche Anamnese! Im Zweifelsfall immer Probebiopsie!

- kleine strichförmige Blutungen: Hinweis für eine bakterielle Endokarditis
- **Längsstreifen:** Melanom, idiopathisch bei dunkelhäutigen, Nävuszellnävus, Ablagerung exogener Pigmente

> **Hutchinson-Zeichen:** Pigmentierung der proximalen Nagelfalz: Hinweis für Melanom → Biopsie!

19.3 Nagelwachstumsstörungen

Onychogrypose: krallenartiges Wachstum · Onychodysplasie · Fehlbelastung · Alter
Onycholyse: Ablösen der Nagelplatte · Entzündungen · Tumoren · exogene Noxen
Onychorrhexis: Brüchigkeit in Längsrichtung · Mangelernährung
Onychoschisis: quere Aufsplitterung · mechanische Belastung

19.3.1 Onychogrypose

Definition **krallenartiges** Wachstum der Nägel, immer mit Onychodysplasie vergesellschaftet

Ätiologie/Pathogenese

- Alterserkrankung
- häufig bei zu engem Schuhwerk oder anderer mechanischer **Fehlbelastung**

19.3.2 Onycholyse

Definition
Ablösen der Nagelplatte vom Nagelbett

Ätiologie/ Pathogenese
- Entzündungen des Nagelbetts
- Tumoren des Nagelbetts
- exogene Noxen (allergisch Reaktion, Lösungsmittel)

19.3.3 Onychorrhexis

Definition
Brüchige Nägel mit Aufsplittern in **Längsrichtung**

Ätiologie/ Pathogenese
- Lichen ruber
- **M. Darier**

19.3.4 Onychoschisis

Definition
Querverlaufende Aufsplitterung der Nagelplatte

Ätiologie/ Pathogenese
mechanische **Belastung**

19.4 Andere Nagelerkrankungen

Ungus incarnatus: Einwachsen · medialer Nagelfalz · Paronychie · Großzehen · mechanische Belastung · falsche Fußpflege
Paronychie: Entzündung des Nagelfalz · akut · chronisch · exogene Noxen
Onychorrhexis: Brüchigkeit in Längsrichtung · Mangelernährung
Onychoschisis: quere Aufsplitterung · mechanische Belastung · Prädispositionsfaktoren

19.4.1 Ungus incarnatus

Definition
Einwachsen des Nagels, meist in den medialen Nagelfalz. Immer mir **Paronychie** assoziiert. Großzehen am häufigsten betroffen.

Ätiologie/ Pathogenese
- mechanische **Belastung** durch zu enge Schuhe
- falsche Fußpflege: Nägel werden zu rund geschnitten

19.4.2 Paronychie

Definition
Entzündung der Nagelfalz

Ätiologie/ Pathogenese
- **akut:** Infektion mit Streptokokken oder Staphylokokken, häufig durch **Bagatellverletzungen**
- **chronisch:** Neben den obengenannten finden sich hier auch häufig **Pilzeinfektionen.**
- prädisponierend: Diabetes mellitus, pAVK, eingewachsene Nägel

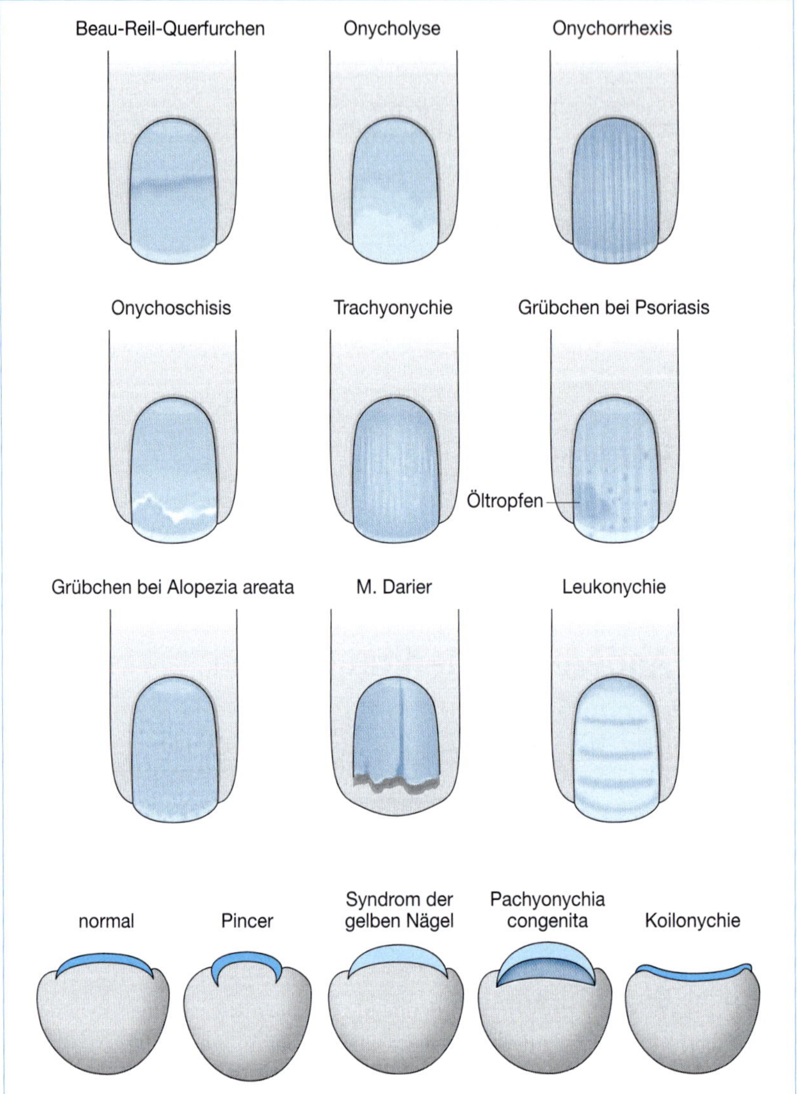

Abb. 19.2: Nagelveränderungen [3]

20 Erkrankungen der Gefäße

20.1 Erkrankungen der Venen

> **!** Phlebologie = Lehre der Venenerkrankungen! Venerologie = Lehre der Geschlechtskrankheiten (Venus = Göttin der Liebe).

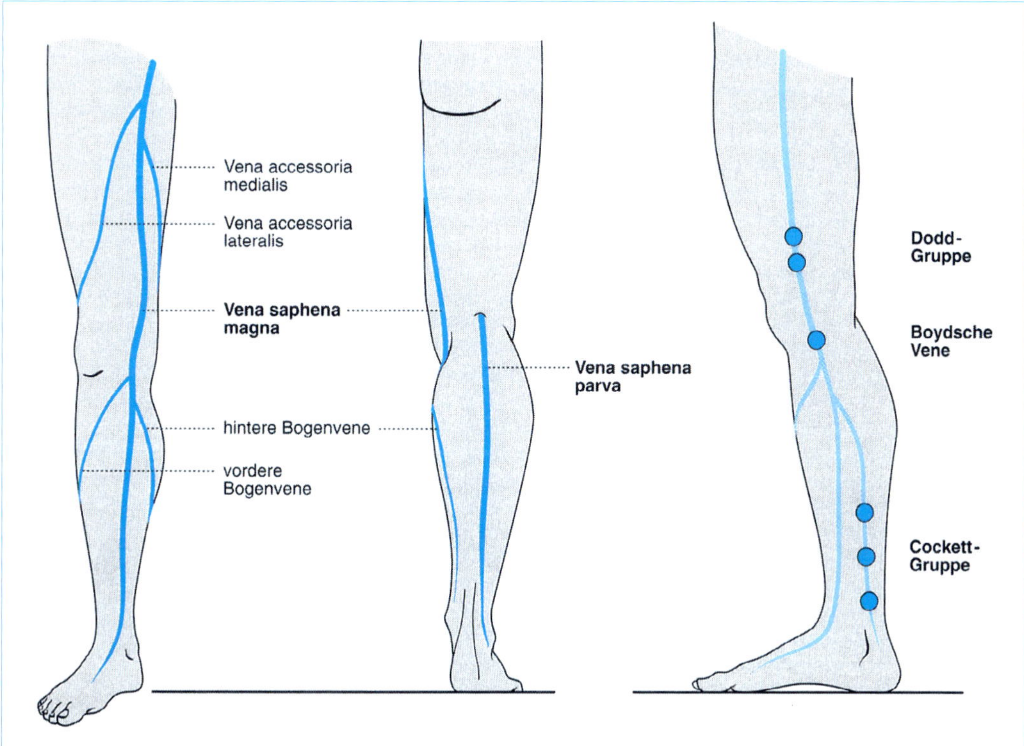

Abb. 20.1: Venensystem der unteren Extremität [10]

20.1.1 Varikose

Definition
Formen: primäre Varikose · sekundäre Varikose
Ätiologie / Pathogenese: Provokationsfaktoren
Klinik: erweiterte Venen · Besenreiser · retikuläre Varizen · Seitenast-Varizen · Perforans-Varikose · Stammvarikose · Müdigkeitsgefühl · Ödeme · Wadenkrämpfe · tastbare Faszienlücken
Diagnostik: klinisch · Trendelenburg-Test · Perthes-Test · apparativ
Therapie: unterstützende Maßnahmen · chirurgisch

Definition

Varikose beschreibt das Auftreten multipler **erweiterter,** geschlängelter und häufig **insuffizienter** Venen (sog. Varizen) des **oberflächlichen** Venensystems.

Epidemiologie

- Prävalenz ca. **25%**
- Geschlecht: **m : w = 1 : 3**
- Alter: um 30. Lebensjahr

Formen

- **primäre** Varikose: Auftreten ohne Vorerkrankung
- **sekundäre** Varikose: nach Vorerkrankungen

Ätiologie / Pathogenese

Provokationsfaktoren

- **primäre Varikose**:
  - erbliche Bindegewebsschwäche
  - Adipositas
  - Schwangerschaft, orale Kontrazeptiva
  - stehende Tätigkeit
- **sekundäre Varikose**:
  - Z. n. tiefer Beinvenenthrombose
  - rezidivierende Thrombophlebitiden
  - Traumata

Klinik

geschlängelte, **erweiterte** Venen unterschiedlichen Kalibers die bläulich durch die Haut schimmern

Besenreiser

- spinnennetzartig
- oberflächliche Gefäßerweiterungen (bis zu 1 mm)
- Prädilektionsstellen: lateral der Oberschenkel und medial der Unterschenkel

retikuläre Varizen

- netzförmig
- größer als Besenreiser (2–4 mm).
- Prädilektionsstellen: laterale Seiten der Oberschenkel, Unterschenkel und Kniekehle

Seitenast-Varizen

- häufig asymptomatisch
- **hämodynamisch** relevant
- Varikose der **Nebenäste** der Stammvenen

Perforans-Varikose

- Insuffizienz der Vv. perforantes
- **Verbindungsvenen** zwischen oberflächlichem (suprafaszialen) und tiefem (subfaszialen) Venensystem

Stammvarikose

- hämodynamisch relevant

- Varikose der V. saphena magna und/oder V. saphena parva
- häufig mit Perforans-Varizen kombiniert

Symptome

- Schwere- und **Müdigkeitsgefühl** der Beine (nach langem Stehen oder Sitzen)
- **Ödeme** im Bereich der Sprunggelenke
- nächtliche **Wadenkrämpfe**
- Juckreiz
- Ulcus cruris venosum
- Besserung im Liegen und Laufen
- gelegentlich **tastbare Faszienlücken** im Bereich der Perforans-Venen

Diagnostik

klinisch

Trendelenburg-Test

Nachweis insuffizienter Venenklappen:
Nach Ausstreichen des erhobenen Beines wird auf Höhe der V. saphena magna am Oberschenkel eine Staubinde angelegt und die Füllung des suprafaszialen Venensystems am stehenden Patienten beurteilt.

- **Vv. Perforantes intakt:** Venensystem füllt sich langsam von distal
- **Vv. Perforantes insuffizient:** schnelle Füllung der Venen (**Trendelenburg I** positiv)
- **Klappeninsuffizienz des suprafaszialen Systems:** Venen füllen sich von proximal nach Lösen der Staubinde (**Trendelenburg II** positiv)

Perthes-Test

Nachweis der Durchlässigkeit des tiefen Venensystems:
Am stehenden Patienten wird unterhalb des Knies eine Staubinde angelegt. Die Beurteilung erfolgt nach Umhergehen des Patienten.

- **Venensystem durchgängig:** Entleerung der oberflächlichen Venen
- **Verschluss/Abflussbehinderungen:** schmerzhaftes Füllen der (sekundären) Varizen

> Die klinischen Tests sind weitgehend von der hohen Aussagekraft der Duplex-Sonographie verdrängt worden.

apparativ

- venöse Duplex-Sonographie (☞ Kap. 4.5)
- dynamische Photoplethysmographie (☞ Kap. 4.5)
- Phlebographie: meist nicht nötig

Therapie

unterstützende Maßnahmen

- **Kompressionstherapie**
- Hochlagerung
- Bewegungsübung

chirurgisch

- **Verödung:**
Kleine Varizen (Besenreiser, retikuläre Varizen) können u.a. mit **Polidocanol** verödet werden. Die Substanzen lösen eine lokale **Entzündungsreaktion** mit **Verkleben** der **Intima** aus. Gefahren sind allergische Reaktionen, intraarterielle Injektion und die Möglichkeit von Rezidiven.
Eine perkutane (Besenreiser) oder intraluminale (größere Venen) **Laserverödung** ist ebenfalls möglich.
- **Stripping:**
Entfernen der varikös veränderten Venen durch **Herausziehen** („**stripping**") mittels spezieller **Sonden.**
Insuffiziente **Perforansvenen** werden **ligiert.**

> Nach jeder Therapie der Varikose ist das Fortführen einer Kompressionstherapie obligat.

20.1.2 Chronische venöse Insuffizienz (CVI)

> **Definition**
> **Ätiologie/Pathogenese:** venöse Hypertension · Abflussstörungen · postthrombotisches Syndrom
> **Klinik:** Stadium I · Stadium II · Stadium III
> **Diagnostik:** klinisch · phlebologische Diagnostik · kontaktallergische Überlagerung
> **Therapie:** unterstützende Maßnahmen · chirurgisch

Definition

Die chronisch venöse Insuffizienz verläuft stadienhaft mit typischen **Hautveränderungen** als Folge von **Varikose** und/oder tiefen **Beinvenenthrombosen.**

> CVI aufgrund einer tiefen Beinvenenthrombose = **postthrombotisches Syndrom** (PTS)

Epidemiologie

- Geschlecht: **w > m**
- Häufigkeit mit dem Lebensalter **ansteigend**

Ätiologie/Pathogenese

- Maßgeblich ist die **venöse Hypertension** durch **Abflussstörungen** bei Varikosis durch insuffiziente Klappen und/oder Phlebothrombosen.

Klinik

Stadium I

- **Ödeme:** reversibel, besonders im Bereich der Knöchel (Malleolen)
- **Corona phlebectatica:** Besenreiser und retikuläre Varizen am Fußrand mit Zeichen der Zyanose

Stadium II

- **Ödeme: persistierend**
- **Purpura jaune d'ocre: Hämosiderose** und Purpura durch stauungsbedingte Erythrozytenextravasate an den **Unterschenkeln** (rötlich-bräunliche Verfärbung)
- **Stauungsdermatitis:**
  - durch persistierende Ödeme ausgelöste **Entzündung** der Haut
  - häufig **kontaktallergische** Überlagerung
- **Lipodermatosklerose:**
  - stauungsbedingte **Verhärtung** der Haut mit **Fibrose** und **Atrophie** des subkutanen Fettgewebes
  - atrophisch bedingte erhöhte **Verletzungsgefahr**
- **Capillaritis alba (Atrophie blanche):**
  - weißliche, glänzende Atrophie der Haut mit gelegentlicher Ulzeration
  - äußerst schmerzhaft

Stadium III

Ulcus cruris venosum: flacher, **schmerzloser** Epitheldefekt ohne Heilungstendenz, meist im Bereich des Malleolus medialis

Diagnostik
- klinisch
- **phlebologische** Diagnostik (☞ Kap. 4.5)
- Ausschluss **kontaktallergischer** Überlagerung (☞ Kap. 8.1)

Therapie

unterstützende Maßnahme
- **Kompressionstherapie**
- **stadiengerechte** Wundversorgung bei Ulcus cruris

> Die medikamentöse Therapie (Rosskastanie etc.) hat nur unterstützenden Charakter, ist aber für viele Patienten eine nicht zu unterschätzende psychologische Unterstützung!

chirurgisch
- **Ulkusdeckung** durch Spalthauttransplantation
- häufig in Kombination mit **Varizenstripping**

20.1.3 Thrombophlebitis

> **Definition**
> **Ätiologie/Pathogenese:** infektiös · aseptisch · Provokationsfaktoren
> **Klinik:** Schwellung · Rötung · tastbarer Strang
> **Diagnostik:** klinisch · Labor
> **Therapie:** unterstützende Maßnahmen · systemisch · chirurgisch

Definition
Entzündung **oberflächlicher** Venen mit Thrombusorganisation

Ätiologie/ Pathogenese
Die Entzündung oberflächlicher Venen erfolgt **infektiös** durch Keimverschleppung, oder **aseptisch** durch Reizung der Intima.

Provokationsfaktoren
- **Varikosis**
- Bagatelltraumen
- Punktionen
- **paravasale** Infusionen

Klinik
- plötzlich auftretende Schmerzen
- umschriebene **Schwellung** und **Rötung**
- **tastbarer** derber **Strang**
- allgemeine Krankheitszeichen (Fieber)

Diagnostik
- **klinisch**
- Labor: unspezifisch (Leukozytose, CRP ↑)

Differentialdiagnosen
- **Erysipel:** flächenhafte Rötung mit zungenförmigen Ausläufern, starke Überwärmung (☞ Kap. 6.1)
- Phlebothrombose: Schwellung der gesamten Extremität, stärkere Schmerzen
- Lymphangitis: weniger schmerzhaft

Therapie

unterstützende Maßnahmen
- Mobilisation
- **Kompressionsverband**

systemisch
NSDAID (z. B. Acetylsalicylsäure)

chirurgisch
Thrombusentfernung durch Stichinzision (Varikophlebitis)

20.1.4 Phlebothrombose

Definition
Ätiologie/Pathogenese: Virchow'sche Trias
Klinik: oft symptomlos · einseitige Schwellung · Schweregefühl · zyanotische Haut · Schmerzen
Diagnostik: klinisch · Labor · apparativ
Therapie: unterstützende Maßnahmen · systemisch

Definition

thrombotischer **Verschluss** der **tiefen** Venen

Ätiologie/Pathogenese

Veränderungen der **Virchow'schen Trias:**
- Verlangsamung des **Blutflusses:** Stase durch Immobilisation
- Veränderungen der **Venenwand:** Entzündungen, Operationen
- Veränderungen der **Blutzusammensetzung:** paraneoplastisch, Nikotinabusus

Klinik

- **oft symptomlos**
- **einseitige** schmerzhafte **Schwellung**
- **Schweregefühl** der **gesamten** Extremität
- erweiterte oberflächliche Venen
- glänzende, **zyanotische** Haut
- diffuse Überwärmung
- **Schmerzen**↑ bei Husten und Pressen

> Gefahr der Lungenembolie mit Dyspnoe, Zyanose, Brustschmerzen

Diagnostik

klinisch

- **Umfangdifferenz** der Beine im Seitenvergleich > 1 cm
- **Pratt-Zeichen:** schmerzhafte Palpation der **Kniekehle**
- **Payr-Zeichen:** Schmerz bei Druck auf die **Fußsohle**
- **Hohmans-Zeichen:** Schmerzen bei **Dorsalflexion** des Fußes
- **Meyer-Druckpunkte:** Schmerzen bei Druck auf Höhe der Perforansvenen der V. saphena magna

> Diese Tests sind orientierender Natur!

Labor

D-Dimere: häufig falsch positiv

apparativ

- **Duplexsonographie:**
  - mangelnde **Komprimierbarkeit** der Vene
  - keine Flussdarstellung bei komplettem Verschluss
  - ggf. Wirbelbildung bei inkompletten Verschluß
- **Phlebographie:** (☞ Lehrbücher der Radiologie)
  - Kuppelphänomen
  - Radiergummizeichen

Differentialdiagnosen

- **Erysipel:** flächenhafte Rötung mit zungenförmigen Ausläufern, starke Überwärmung (☞ Kap. 6.1)
- Thrombophlebitis: tastbarer Strang, nur dezente Schwellung

Therapie

unterstützende Maßnahmen
- Strenge Bettruhe: V.a. bei Beckenvenenthrombose
- Hochlagerung
- **Kompressionsverbände**

systemisch
- **Vollheparinisierung**, anschließend Cumarine für 6 Monate (Beckenvenenthrombose 12 Monate)
- **Lysetherapie:** Kontraindikationen beachten (☞ Lehrbücher der inneren Medizin)

20.2 Erkrankungen der Arterien

Insbesondere bei Erkrankungen der Arterien kommt es zu interdisziplinären Vermischungen mit der inneren Medizin bzw. Angiologie.

20.2.1 Raynaud-Syndrom

Synonym: Raynaud-Phänomen, Morbus Raynaud

Definition
Formen: Morbus Raynaud · Raynaud-Phänomen
Ätiologie/Pathogenese: ungeklärt · Fehlregulation der Endarterien · Kälteempfindlichkeit · sympathische Nervenfasern · Provokationsfaktoren
Klinik: Vasokonstriktion · Reperfusion · Vasodilatation · Trikolore · Nekrosen · Prädilektionsstellen
Diagnostik: klinisch · Labor
Therapie: unterstützende Maßnahmen · systemisch

Definition

funktionelle Gefäßerkrankung mit episodenhaften **Vasospasmen** und ischämisch/zyanotischen Hautveränderungen

Epidemiologie

Geschlecht: **w > m**

Formen
- **Morbus Raynaud:** idiopathisches Auftreten
- **Raynaud-Phänomen:** sekundäres Auftreten

Ätiologie/Pathogenese

Die genaue Ätiologie ist noch **ungeklärt,** vermutet werden **Fehlregulationen** der Endarterien durch erhöhte **Kälteempfindlichkeit** oder Überreaktivität **sympathischer** Nervenfasern.
Ursachen für ein **sekundäres** Raynaud-Phänomen:
- **Kollagenosen:** häufige Assoziation (LE, Sklerodermie, Dermatomyositis)
- **Vibrationstraumen:** Möglichkeit der Berufskrankheit!
- **neurologische** Schäden
- **Medikamente:** β-Blocker, Ergotamin
- **internistische** Erkrankungen: Kryoglobuline, Polycythaemia vera, monoklonale Gammopathie

Provokationsfaktoren
- Kälte
- Stress

Klinik

phasenhafter Ablauf:

- **Vasokonstriktion:** anämische Verfärbung
- **Reperfusion:** langsamer Rückgang der Vasokonstriktion mit bläulicher Zyanose
- **Vasodilatation**: Reperfusion mit Rötung und Schwellung, pochende, brennende Schmerzen

> Typischer Ablauf: Weiß → Blau → Rot **(Trikolore)**

selten Entwicklung von **Nekrosen,** ausschließlich bei der **sekundären** Form

Prädilektionsstellen

- fast immer alle **Finger**
- häufig beidseits
- Befall von Zehen, Nase und Ohren ebenfalls möglich

Diagnostik

- klinisch
- Medikamenten- und Berufsanamnese
- Faustschlussprobe: reaktive Hyperämie im Seitenvergleich verzögert

Labor

- Ausschluss systemischer Erkrankungen
- **Kollagenosen-Screening** (ANA, RF, Kryoglobuline, Serumelektrophorese etc.)

Differentialdiagnosen

- Embolie
- Akrozyanose

Therapie

unterstützende Maßnahmen

- Therapie der **Grunderkrankung**
- Vermeiden der **Auslöser:** Kälteschutz, Absetzten von Medikamenten, Nikotinkarenz

systemisch

- **Kalziumantagonisten**: Nifedipin
- Nitrate
- NSDAID: z. B. Acetylsalicylsäure

20.2.2 Livedo

> **Definition**
> **Formen:** Livedo reticularis · Livedo racemosa
> **Ätiologie/Pathogenese:** Engstellung/Verschluss · Fehlregulation · Entzündung · Grunderkrankungen
> **Klinik:** Livedo reticularis · Livedo racemose · livide Erytheme · Sneddon-Syndrom
> **Diagnostik:** klinisch
> **Therapie:** unterstützende Maßnahmen

Definition

funktionelle Gefäßerkrankung mit netzartigen **lividen** Erythemen

Epidemiologie

Geschlecht: **w > m**

Die Livedo reticularis ist häufig bei jungen Frauen (dort als **Cutis marmorata,** insbesondere bei Kälte).

Formen

- Livedo reticularis
- Livedo racemosa

Ätiologie / Pathogenese

Engstellung / Verschluss der Arteriolen
- **Livedo reticularis: Fehlregulation** führt zur Engstellung der Gefäße
- **Livedo racemosa: Okklusion** oder **Entzündung** der Arteriolen, mit verschiedenen **Grunderkrankungen** assoziiert:
  - Arteriosklerose
  - Arteriitis
  - Kryoglobulinämie
  - Antiphospholipid-Syndrom
  - Polycythaemia vera
  - Kollagenosen

Klinik

Livedo reticularis (Cutis marmorata)
- livide Erytheme
- **geschlossene,** kreisförmige Figuren
- **Konstriktion** dermaler Arteriolen
- meist von kurzer Dauer
- **ohne** subjektive Beschwerden

Livedo racemosa
- livide Erytheme
- „**blitzfiguren**"-artig , nicht geschlossen
- **Persistenz** monatelang möglich
- **Gewebeschäden** möglich

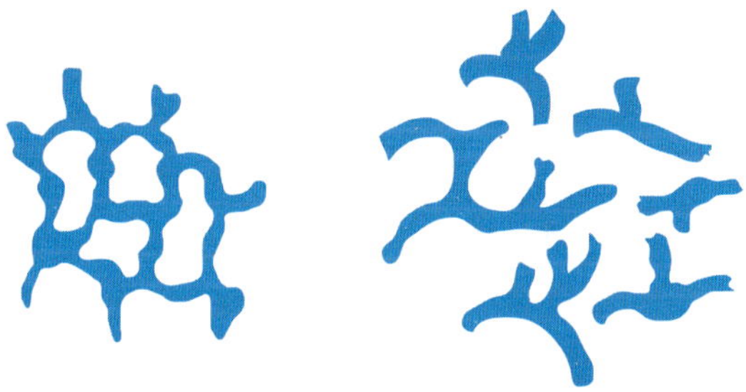

Abb. 20.2: Livedo reticularis – Livedo racemosa

> **Sneddon-Syndrom:** Livido racemosa mit zerebrovaskulären Störungen wie Kopfschmerzen, Schwindel, Epilepsie → Ausschluss Antiphospholipid-Syndrom!

Diagnostik

klinisch

Histologie
- Fibrinablagerungen in den Gefäßen und kleine Thromben
- Erythrozytenextravasate

> Die Biopsie muss aus dem anämischen Areal gewonnen werden, dort befindet sich die Arteriole.

Therapie

unterstützende Maßnahmen

- Kälteschutz (bei Livideo retikularis)
- Therapie der **Grundkrankheit** (bei Livedo racemosa)

20.3 Vaskulitiden

Definition

Eine Vaskulitis ist eine **Entzündung** der **Blutgefäße** mit histologisch nachweisbarer Zerstörung des **Gefäßaufbaus** u.a. durch neutrophile Granulozyten.

Einteilung

Bezüglich der Einteilung der Vaskulitiden ist noch kein abschließender Konsens erreicht worden. Am gebräuchlichsten ist die **Chapel-Hill-Klassifikation** nach der **Größe** der befallenden Gefäße.

Gefäßkaliber	Beispiele
Klein	leukozytoklastische Vaskulitis Kryoglobulinämie Churg-Strauss-Granulomatose Wegner-Granulomatose mikroskopische Polyangiitis nodosa
Mittelgroß	klassische Polyangiitis nodosa Kawasaki-Syndrom
Groß	Riesenzellarteriitis (Arteriitis temporalis) Takayasu-Arteriitis

Tab. 20.1: Chapel-Hill-Klassifikation der Vaskulitiden

! Beschrieben werden hier die dermatologisch wichtigsten Erkrankungen, für weitere Ausführungen siehe Lehrbücher der inneren Medizin.

20.3.1 Leukozytoklastische Vaskulitis

Synonym: Vasculitis allergica

Definition
Ätiologie/Pathogenese: Allergie vom Immunkomplex-Typ · Provokationsfaktoren
Klinik: tastbare Purpura · Prädilektionsstellen · symmetrische Petechien · Purpura Schoenlein-Henoch
Diagnostik: Anamnese · Focussuche · Immunfluoreszenz
Therapie: unterstützende Maßnahmen · lokal · systemisch

Definition

Vaskulitis der **kleinen** Gefäße mit Zerfall von Granulozyten (**Leukozytoklasie**)

Epidemiologie

Alter: **Kinder** und **Jugendliche**

Ätiologie/ Pathogenese

leukozytoklastische Vaskulitis = Allergie vom **Immunkomplex-Typ** (Typ III nach Coombs und Gell, ☞ Kap. 7.1), die Auslöser sind vielfältig:

Provokationsfaktoren

- **Infektionen:** insbesondere **Streptokokken**
- **Arzneimittel: ASS,** Sulfonamide, Antibiotika etc.

- **Kollagenosen:** LE etc.
- Kryoglobulinämie
- Plasmozytom
- systemische Vaskulitiden

Klinik
(☞ Tafelteil, Foto 62)

Effloreszenzen: tastbare **Purpura** (Einblutungen), je nach Typ auch Papeln, Urticae und Nekrosen

Prädilektionsstellen:
- **Unterschenkel**
- Ausbreitung auf Oberschenkel und Gesäß

Symptome:
- plötzlich auftretend
- **symmetrisch** verteilte, tastbare **Petechien** (Purpura)
- Allgemeinsymptome (Fieber, Krankheitsgefühl, Arthralgien)

> **Purpura Schoenlein-Henoch:** Häufigste Form. Typische Trias aus palpabler Purpura der Unterschenkel, Arthralgien und Darmkoliken, häufig auch Nierenschmerzen.

Diagnostik
- **Anamnese:** Medikamente, Nahrungsmittel und Infekte in zeitlichem Zusammenhang
- **Focussuche:** Auschluss von Kollagenosen und anderen systemischen Erkrankungen
- Biopsie mit **Immunfluoreszenz**

> Immer Kontrolle der **Nierenwerte** im Verlauf und nach Therapie.

Histologie:
- Erythrozytenextravasate
- zerfallende Granulozyten („Kernstaub")
- Endothelschwellung, Fibrinablagerungen
- direkte Immunfluoreszenz: Ablagerungen von IgA in den Gefäßwänden

Therapie

unterstützende Maßnahmen:
- **Bettruhe**
- **Kompressionstherapie**
- Therapie der **Grundkrankheit**

lokal: Glukokortikoide

systemisch:
- ggf. Glukokortikoide
- ggf. Antibiotika

20.3.2 Pyoderma gangraenosum

Definition
Ätiologie/Pathogenese: ungeklärt · Assoziation mit Darmerkrankungen · de novo · Provokationsfaktoren
Klinik: Prädil.-Stellen · Papeln · tiefe Ulzera · betonter Randsaum · schmerzhaft
Diagnostik: Anamnese · histologisch
Therapie: systemisch · lokal · unterstützende Maßnahmen

Definition

Das Pyoderma gangraenosum ist eine seltene, **vaskulitisch** bedingte Ulzeration der Haut.

Ätiologie / Pathogenese

Die genaue Ätiologie ist noch weitgehend **ungeklärt.** Es findet sich eine häufige Assoziationen mit **Autoimmunerkrankungen**, die Krankheit tritt aber auch de novo auf.

Provokationsfaktoren

- **chronische Darmerkrankungen:** Colitis ulcerosa, Morbus Crohn
- Kollagenosen
- Leukämien
- monoklonale Gammopathien
- **posttraumatisch**: Pathergie-Phänomen

> Pathergie-Phänomen: Traumata / Operationen können bei einem Teil der Patienten ulzerierende Hautveränderungen verschlimmern.

Klinik

Prädilektionsstellen

untere Extremität

Symptome

- initial erythematöse **Papeln,** pustulöse Knoten
- **tiefe Ulzera** mit **lividem, unterminiertem, bizarrem,** aber betontem **Randsaum**
- im Verlauf rasch **größenprogredient**
- sehr **schmerzhaft**

Diagnostik

- **Anamnese:** Nachweis assoziierter Erkrankungen
- tiefe **Biopsie**

> Mikrobiologische Nachweise sind Superinfektionen, es gibt keinen bakteriellen Auslöser.

Histologie

- selten spezifisch
- Granulozyten im Epithel
- diffuse Verteilung von Entzündungszellen im Korium
- insgesamt Ähnlichkeiten mit leukozytoklastischer Vaskulitis

Therapie

systemisch

- **Immunsuppressiva: Glukokortikoide,** Azathioprin oder Ciclosporin A zur Dosisreduktion
- **Antibiotika:** bei Superinfektion

lokal

stadienadaptierte Wundverbände

> Chirurgische Débridements nur zurückhaltend und unter Therapie. Gefahr der Triggerung!

unterstützende Maßnahmen

Therapie der Grundkrankheit

20.3.3 Morbus Behçet

Synonym: Morbus Adamantiades-Behçet

Definition
Ätiologie/Pathogenese: unbekannt · autoimmunologisch · HLA-B51
Klinik: Aphthen · Ulzerationen · Prädilektionsstellen · Hauptsymptome · Nebensymptome
Diagnostik: klinisch · Labor
Therapie: systemisch

Definition

Der Morbus Behçet ist eine **systemische** Vaskulitis mit **Multiorganbefall.**

Epidemiologie

- selten
- höchste Prävalenz: **mittler Orient,** besonders **Türkei** und **Japan**
- Geschlecht: **m > w**
- Alter: 20.–40. Lebensjahr

Ätiologie/Pathogenese

- Die Ätiologie ist **ungeklärt.** Ein **autoimmunologisches** Geschehen wird vermutet.
- Häufig findet sich eine Assoziation mit **HLA-B51.**

Klinik

Effloreszenzen

Aphthen und **Ulzerationen**

Prädilektionsstellen

Mund- und Genitalschleimhaut

Hauptsymptome

- Leitsymptom: **Aphthen** der Mundschleimhaut
- **Ulzerationen** der Genitalschleimhaut
- rezidivierende **Uveitis** und Hypopyon mit Gefahr der Erblindung

Nebensymptome

- Erythema nodosum
- Papulopusteln
- Pseudofollikulitis
- Arthropathien
- positiver **Pathergietest:** Auftreten von Läsionen nach mechanischer Reizung

Diagnostik

- **klinisch**
- mindestens **2 Haupt**- und **2 Nebensymptome** mit mindestens **3 Rezidiven** innerhalb **12 Monaten**

Labor

- unspezisfisch, BSG↑
- **HLA-B51**

Histologie

ähnlich der leukozytoklastischen Vaskulitis, im Bereich der Aphthen Nekrose der Epidermis neutrophile Infiltrate

Therapie

systemisch

- **Colchicin:** Mittel der Wahl
- Glukokortikoide, ggf. zusätzlich Azathioprin/Ciclosporin A zur Dosisreduktion
- Interferon α: Therapieversuch

21 Hautveränderungen bei internistischen Erkrankungen

21.1 Hautveränderungen bei Diabetes mellitus

Diabetes mellitus ist die **häufigste** Stoffwechselerkrankung und gilt als Zivilisationskrankheit. Abhängig von Stoffwechsellage und Dauer der Erkrankung entwickeln fast alle Patienten assoziierte Hautveränderungen.

21.1.1 Necrobiosis lipoidica

Synonym: Dermatitis atrophicans lipoides diabetica

Definition
Ätiologie/Pathogenese: unbekannt · mikroangiopathisch
Klinik: Makulae · Plaques · zentral ulzerierend · Prädilektionsstellen
Diagnostik: klinisch
Therapie: lokal · unterstützende Maßnahmen

Definition

sklerodermiforme, **nekrobiotische** granulomatöse Erkrankung mit Ablagerung von Lipiden in der Dermis

Epidemiologie

- Prävalenz: 0,1–1%
- **Typ I-Diabetiker** > Typ II-Diabetiker
- Geschlecht: **w > m**

> Trotz der geringen Prävalenz haben 50–70% der Patienten mit Necrobiosis lipoidica einen Diabetes mellitus.

Ätiologie/Pathogenese

Unbekannt. Diskutiert werden **mikroangiopathische** Veränderungen. (Das Auftreten bei stoffwechselgesunden Patienten lässt sich damit jedoch nicht erklären.)

Klinik

Effloreszenzen

- **Makulae:** erythematös-gelb, symmetrisch
- **Papeln, Plaques:** scharf begrenzt, induriert, **zentral ulzerierend,** Randbereich livide-rot
- Atrophie
- Teleangiektasien

Prädilektionsstellen

Unterschenkelstreckseiten, Sprunggelenke, Fußrücken

Diagnostik

- **klinisch**
- Histologie

Histologie

- atrophische Epidermis
- Lipideinlagerungen in der Dermis

- Granulome aus Epitheloidzellen und Fibrose
- Mikroangiopathie: Verschlüsse der kleinen Gefäße (Endothelschwellung)

Therapie	keine ursächliche Therapie vorhanden
lokal	Glukokortikoide (topisch, intraläsional)
unterstützende Maßnahmen	optimale **Stoffwechseleinstellung**

21.1.2 Ulcus cruris diabeticorum

> **Definition**
> **Ätiologie/Pathogenese:** Durchblutungsstörungen · Neuropathie · Wundheilungsstörungen · Verletzungen
> **Klinik:** schmerzlose Ulzerationen · Prädilektionsstellen · Malum perforans
> **Diagnostik:** klinisch
> **Therapie:** lokal · chirurgisch · systemisch · unterstützende Maßnahmen

Definition – Multifaktoriell entstandene Ulzeration durch schlechte Stoffwechsellage

Epidemiologie – Prävalenz 15%

Ätiologie/Pathogenese

durch multifaktorielle Folgeschäden des Diabetes:
- **Durchblutungsstörungen** (Makro- und Mikroangiopathie)
- **Neuropathie**
- **Wundheilungsstörungen**

> Typischerweise kommt es durch die Neuropathie zu unbemerkten kleinen **Verletzungen** (u.a. durch Fehlbelastungen und falsches Schuhwerk) und konsekutiv durch die schlechte Heilungstendenz und Durchblutungsstörungen zu nicht heilenden Wunden.

Klinik

Effloreszenzen – **schmerzlose** Ulzerationen

Prädilektionsstellen – Fußsohlen (Groß- und Kleinzehballen, Ferse → Druckstellen!)

Symptome
- nicht selten Gangränbildung
- **Malum perforans:** Ulzera mit begleitender Osteolyse und häufiger Osteomyelitis

Verlauf

> Bis zu 25% der betroffenen Patienten erleiden im Verlauf Amputationen.

Diagnostik
- klinisch
- Ausschluss venöser und arterielle Genesen
- radiologisch: Ausschluss osteolytischer Prozesse

Therapie

lokal – stadienadaptierte Wundversorung

chirurgisch
- Débridement
- Nekrektomie

	• Spalthautdeckung • (Teil-)Amputation
systemisch	Antibiotika
unterstützende Maßnahmen	• optimale Stoffwechseleinstellung • entlastendes Schuhwerk

21.1.3 Bullosis diabeticorum

Definition
Ätiologie / Pathogenese: unbekannt
Klinik: schmerzlose Blasen · Prädilektionsstellen
Diagnostik: klinisch
Therapie: systemisch · unterstützende Maßnahmen

Definition	Spontan auftretende **Blasen** bei diabetischer Stoffwechsellage
Ätiologie / Pathogenese	Die Ätiologie ist **unbekannt.** Diskutiert werden Traumata als Auslöser und Veränderungen im Kollagen VII (Glykosidierung?).
Klinik	meist spontan auftretende, überwiegend **schmerzlose,** pralle **Blasen** auf unveränderter Haut
Prädilektionsstellen	• Unterschenkel • Akren
Diagnostik	klinisch
Therapie	meist nicht nötig, da **spontanes Abheilen** innerhalb weniger Wochen
systemisch	Antibiotika (selten nötig)
unterstützende Maßnahmen	Entlastung durch Anstechen der Blasen

21.1.4 Weitere Assoziation zu Diabetes mellitus

Infektionen	Diabetiker neigen zu bakteriellen und mykotischen Infektionen. Ursächlich werden Störungen der **Chemotaxis** und **Phagozytose** vermutet. Besonders häufig finden sich: • **Follikulitis** • Furunkel und Karbunkel • Impetigo • **Erysipel** • Mykosen: Candida und Dermatophyten (häufig **Onychomykose**)
Makroangiopathie	• rasch progrediente **Ateriosklerose, peripher** lokalisiert • histologisch Verkalkung der Tunica media
Mikroangiopathie	histologisch Endothelproliferationen, hyaline Ablagerungen in kleinen Gefäßen
Autoimmunerkrankungen	Assoziation zu anderen Autoimmunerkrankungen: z. B. Vitiligo
Xanthoma eruptivum	häufig vor klinischen Symptomen des Diabetes mellitus

21.2 Hautveränderungen bei Lipidstoffwechselstörungen

21.2.1 Xanthome

Definition
Ätiologie/Pathogenese: Hyperlipidämien · Makrophagen
Klinik: Xanthoma planum · Xanthoma tuberosum · Xanthoma eruptivum · Xanthoma tendinosum et articulare · Xanthoma verruciforme
Diagnostik: klinisch · Labor
Therapie: chirurgisch · unterstützende Maßnahmen

Definition

Xanthome bestehen aus Ablagerungen von in Makrophagen phagozytierten **Lipoproteinen** in der Haut.

Ätiologie / Pathogenese

Auftreten bei den verschiedenen Formen der **Hyperlipidämien** (☞ Lehrbücher der inneren Medizin).
Makrophagen phagozytieren Plasmalipoproteine und lagern sich als **Schaumzellen** in der Haut ab.

Klinik

Xanthelasma palpebrarum
- **häufigste** Form
- plane Xanthome von gelblich-weißer Farbe, bilateral bzw. symmetrisch
- periorbital
- häufig **keine** Fettstoffwechselstörung

Xanthoma planum
- **Plaques:** gelb-weiß, scharf aber unregelmäßig begrenzt
- Gesicht, Thorax und Extremitäten
- Lipidstörungen: familäre Dys-β-Lipoproteinämie (Typ III)
- Assoziationen mit Lymphomen, Leukämien und Gammopathien

Xanthoma tuberosum
- gelb-bräunliche **Knoten**
- **Streckseiten** der Gelenke (Ellebogen, Kniegelenk, Sprunggelenk (Achillessehne!))
- Lipidstörungen: familäre Hypercholesterinämie, Lipidstoffwechselstörungen Typ II und III

Xanthoma eruptivum
- **exanthematische,** dicht stehende, gelbliche-erythematöse **Papeln**
- wenige Millimeter groß
- bei ausgeprägter Hyperlipidämie

Eruptive Xanthome können Hinweis für einen präklinischen Diabetes mellitus sein.

Xanthoma tendinosum et articulare
- Knoten: gelbliche, fest, langsam wachsend
- Fingerstreckseiten, Ellenbogen, Kniegelenk, Achillessehne
- bei familiärer Hypercholesterinämie Typ II

Xanthoma verruciforme
- warzenförmige Plaques
- Mundschleimhaut, seltener Genitalschleimhaut

- stets **normale** Serumlipidwerte
- unbekannte Ätiologie
- Differentialdiagnose: **verrukiformes Plattenepithelkarzinom**

Diagnostik

- klinisch
- Labor: Nachweis der Fettstoffwechselstörung

Histologie

Die Histologie zeigt Infiltrate fettspeichernder Makrophagen (Schaumzellen).

Therapie

chirurgisch

Exzision (kosmetische Indikation)

unterstützende Maßnahmen

optimale Stoffwechseleinstellung

21.3 Hautveränderungen bei Lebererkrankungen

Neben den so genannten „**Leberhautzeichen**" werden in diesem Kapitel auch die **Porphyrien** behandelt, die zum Teil ihre Ursache in Schädigungen der Leberfunktion haben.

21.3.1 Leberhautzeichen

Definition
Ikterus: Gelbfärbung · Bilirubin · Juckreiz
Spider-Naevi: Naevus araneus · Teleangiektasien · Alkoholabusus · idiopathisch
Caput medusae: periumbilikal · portokavaler Umgehungskreislauf · Leberzirrhose
Palmarerythem: Hypothenar

Definition

Sammelbegriff für Veränderungen an und in der Haut bei Störungen der Leberfunktion.

Ikterus

- **Gelbfärbung** der Haut („Gelbsucht")
- **Bilirubinwerte:** >3 mg/dl
- obstruktive Leber-/Gallenerkrankungen
- massiver **Juckreiz** (Cholestase)

Spider-Naevi

- Synonym: **Naevus araneus**
- radiale **Teleangiektasien,** von punktförmigen zentralen Gefäßen ausgehend
- auch bei **Alkoholabusus** und **idiopathisch** vorkommend

Caput medusae

- periumbilikale Venenektasien
- **portokavale** Umgehungskreisläufe
- häufig bei **Leberzirrhose**

Der gefürchtetsten Umgehungskreisläufe sind **Magenfundus-** und **Ösophagusvarizen** mit Gefahr der Blutung.

Palmarerythem

- meist am **Hypothenar**
- unbekannte Ätiologie

21.4 Porphyrien

Definition

Systemerkrankungen, die durch Enzymdefekte der **Hämsynthese** und die daraus folgende Kumulation von **Porphyrienen** entstehen.

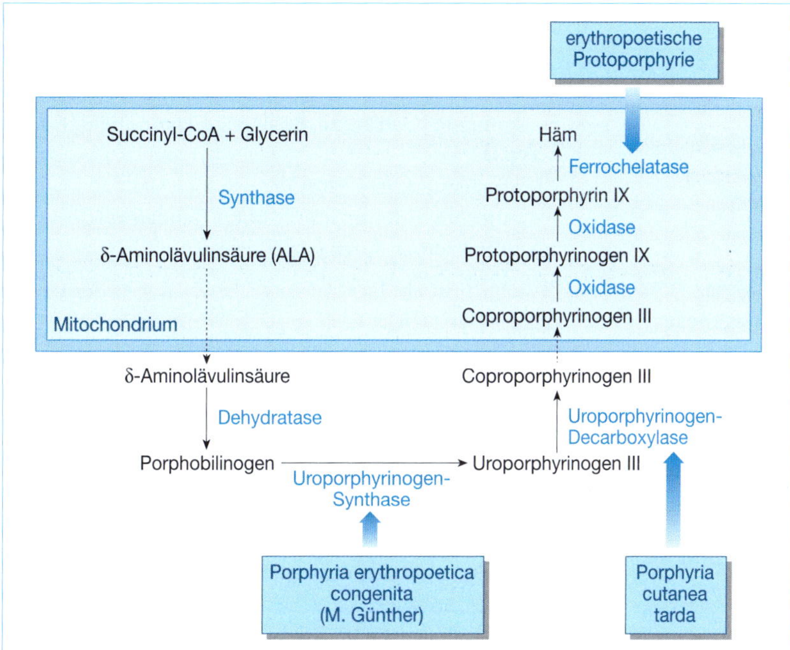

Abb. 21.1: Porphyrinstoffwechsel

Formen

Je nach Lokalisation des Enzymdefekts werden unterschieden
- **erythropoetische** Porphyrien
- **hepatische** Porphyrien

21.4.1 Porphyria cutanea tarda

Synonym: PCT

Definition
Formen: Typ I · Typ II
Ätiologie / Pathogenese: Uroporphyrinogen-Decarboxylase · erworben · autosomal-dominant
Klinik: Blasen · Prädilektionsstellen · Verletzbarkeit · Hypertrichose
Diagnostik: Blut · Urin · Uroporphyrin
Therapie: systemisch · unterstützende Maßnahmen

Definition

Die Porphyria cutanea tarda ist eine **hepatische** Porphyrie mit **Blasenbildung** und erhöhter Verletzlichkeit der Haut.

Epidemiologie

- **häufigste** Porphyrie
- Prävalenz um 1%
- höheres Lebensalter

Formen

- **Typ I:**
  - erworbene PCT (**80%**)
  - durch Exposition hepatotoxischer Noxen (Alkohol, Virushepatitiden, Medikamente [Östrogene, Analgetika, Hypnotika], Eisen)
- **Typ II:**
  - kongenitale PCT (20%)
  - autosomal-dominant vererbter Gendefekt (Chromosom 1)
  - provozierbar durch o. g. Noxen

Ätiologie / Pathogenese

Ursächlich ist ein Enzymmangel bzw. –defekt der **Uroporphyrinogen-Decarboxylase**. Der Defekt wird je nach Form **erworben** (Typ I) oder ist **autosomal-dominant** vererbt (Typ II).

Klinik

Effloreszenzen

Blasen: groß, subepidermale Spaltbildung

Prädilektionsstellen

lichtexponierte Areale (Handrücken, Gesicht)

Symptome

- erhöhte **Verletzbarkeit** der Haut
- protrahierter Heilungsverlauf
- Abheilung mit Hyperpigmentierung, Milien und Narben

Fakultatives, auffälliges Leitsymptom ist die vermehrt bei Frauen zu findende **Hypertrichose** im Jochbeinbereich.

Diagnostik

klinisch

- Medikamentenanamnese und Genussmittelanamnese (Alkohol!)
- Wood-Licht: angesäuerter Urin fluoresziert rot

Labor

- Blut: Transaminasen $\uparrow$, Hepatitis-Serologie, BB, Hb, Eisen $\uparrow$ und Ferritin $\uparrow$
- **Urin:** Gesamtporphyrine $\uparrow$ und Uroporphyrin $\uparrow$ (24h-Sammelurin!)
- Enzymassays: Unterscheidung zwischen Typ I / II

Histologie

Blasen mit subepidermaler Spaltbildung und unspezifischem Infiltrat

Therapie

systemisch

Chloroquin (ungeklärter Wirkmechanismus, Erhöhung des Löslichkeitsproduktes?)

! Die Behandlung mit Chloroquin stellt einen off-label-use dar! Aufklärung des Patienten erforderlich!

unterstützende Maßnahmen

- absolute Karenz auslösender Noxen
- ganzjähriger **Lichtschutz**
- **Aderlass** (Kontrolle von Eisen, Ferritin, Hb, ggf. Volumensubstitution)

21.4.2 Erythropoetische Protoporphyria

Synonym: Protoporphyrinämische Lichtdermatose

Definition
Ätiologie / Pathogenese: autosomal-dominant · Ferrochelatase · Protoporphyrin
Klinik: Erytheme · Prädilektionsstellen · kurze Lichtexposition · Pachydermie · Komplikationen
Diagnostik: Blut · Protoporphyrine
Therapie: systemisch · unterstützende Maßnahmen

Definition

autosomal-dominant vererbte **erythropoetische** Porphyrie

Epidemiologie

- häufigste Porphyrie des Kindesalters
- insgesamt selten
- Geschlecht: **m** > **w**

Ätiologie / Pathogenese

- **autosomal-dominant** vererbter Enzymdefekt der **Ferrochelatase** mit variabler Penetranz, Genlocus auf Chromosom 18
- akkumuliertes **Protoporphyrin** tritt nach Zerfall der Erythrozyten durch UV-Bestrahlung ins Gewebe aus und führt dort ebenfalls unter Lichteinfluss zu Zellschäden

Klinik

Effloreszenzen

- **Erytheme:** brennend, juckend
- ödematöse, urtikarielle Schwellung

Prädilektionsstellen

lichtexponierte Areale (Handrücken, Gesicht)

Symptome

- Symptome nach **kurzer** Lichtexposition
- Peau d'orange-artiges Aussehen der Haut (im Verlauf)
- deutlich vorgealtert wirkende Haut
- **Pachydermie:** Verdickung und Vergröberung der Haut
- Abheilung unter atrophischen Narben

Komplikation

- Ablagerung von Protoporphyrinen in der Leber mit Übergang in **Leberfibrose** bzw. -zirrhose
- ggf. Notwendigkeit der Transplantation

Diagnostik

Labor

- **Blut:** Protoporphyrine ↑ in Erythrozyten (10–100fach)
- Fluoreszenz: junge Erythrozyten fluoreszieren für wenige Sekunden bis zum Zerfall
- Urin: Porphyrine im Normbereich

Therapie

systemisch

β-Karotine (orale Radikalfänger)

unterstützende Maßnahmen

Lichtschutz: ganzjährig mit Externa und textilem Schutz

21.4.3 Porphyria erythropoetica congenita

Synonym: Morbus Günther

Definition
Ätiologie/Pathogenese: Uroporphyrinogen-III-Cosynthase · autosomal-rezessiv
Klinik: Blasen · Prädilektionsstellen · rosaroter Urin · Mutilationen · Photohämolyse · Narbenkarzinome
Diagnostik: Blut · Erythrozyten · Urin · Stuhl
Therapie: chirurgisch · unterstützende Maßnahmen

Definition

Die Porphyria erythropoetica congenita ist eine autosomal-rezessiv vererbte **erythropoetische** Porphyrie schwerster Verlaufsform.

Epidemiologie

äußerst selten (wenige hundert Fälle)

Ätiologie/Pathogenese

Die Mutationen im Gen der **Uroporphyrinogen-III-Cosynthase** auf Chromosom 10 wird **autosomal-rezessiv** vererbt. In Erythrozyten kommt es zur Kumulation von Uroporphyrin I und Coproporphyrin I.

Klinik

Effloreszenzen

- **Blasen:** groß, verbrennungsähnlich
- Ulzerationen: bei wiederholter Exposition

Prädilektionsstellen

lichtexponierte Areale

Symptome

- **rosaroter Urin** (schon kurz nach Geburt)
- Krankheitsentwicklung bis zur Pubertät
- Symptome nach kurzfristiger, minimaler Sonnenexposition
- **Mutilationen**
- **Photohämolyse:** hämolytische Anämie mit Splenomegalie
- Gefahr von **Narbenkarzinomen**
- rötlich verfärbter Zahnschmelz (gelegentlich)

> Die Legende erzählt, dass der „echte“ Graf Dracula an Morbus Günther litt → typische „Vampir-Zeichen“.

Diagnostik

Labor

- **Blut:** Uroporhyrin I ↑, Coproporphyrin I ↑ und Protoporphyrin ↑
- Erythrozyten: rote, **stabile** Fluoreszenz
- Urin: Uroporhyrin I ↑, Coproporphyrin I ↑ erhöht, rötliche Farbe
- **Stuhl:** Uroporhyrin I ↑, Coproporphyrin I ↑

> Der Blaseninhalt fluoresziert unter Wood-Licht rötlich.

Therapie

chirurgisch

- Splenektomie (bei hämolytischer Anämie)
- **Knochenmarkstransplantation** (kurativ)

unterstützende Maßnahmen

Lichtschutz: ganzjährig mit Externa und textilem Schutz

Register

M

N

O

P

Q

R

S

TAFELTEIL

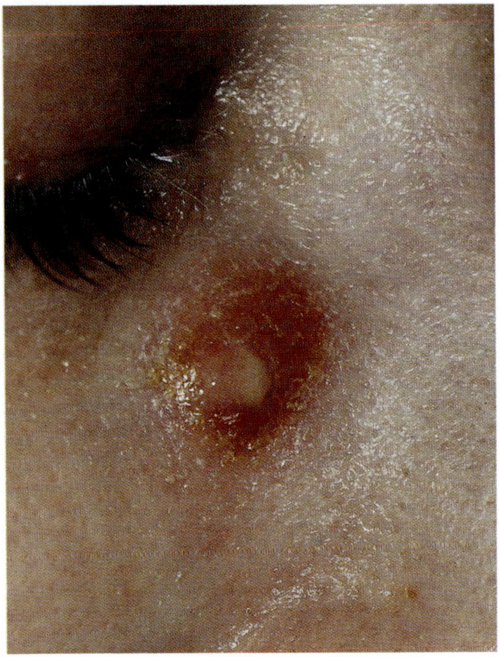

Foto 1 Furunkel [5]

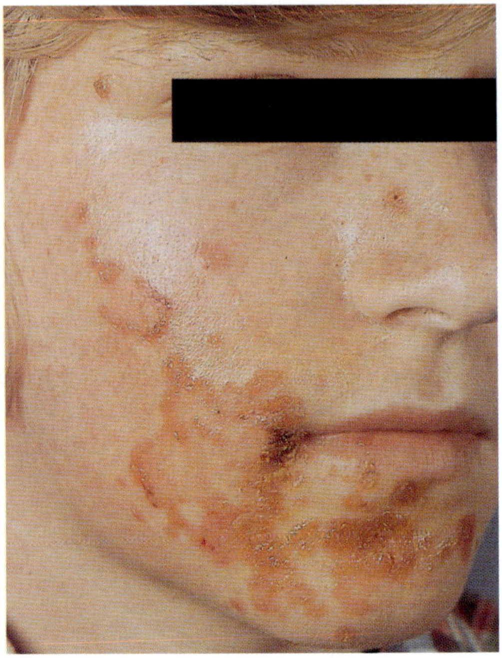

Foto 2 Impetigo contagiosa [6]

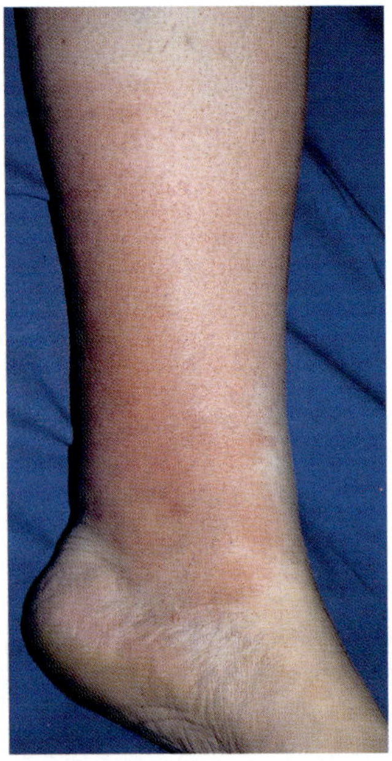

Foto 3 Erysipel [5]

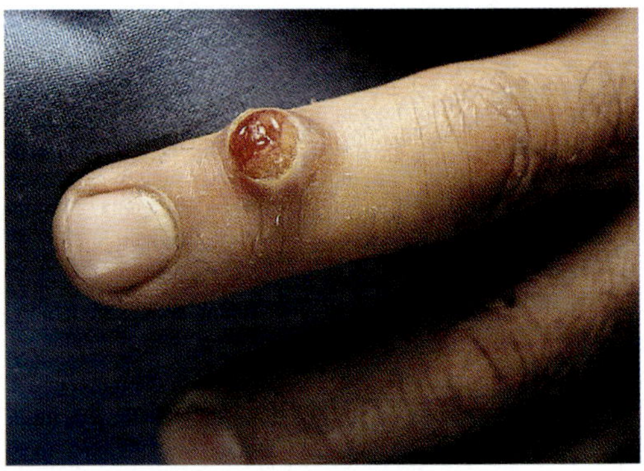

Foto 4 Erythema chronicum migrans [5]

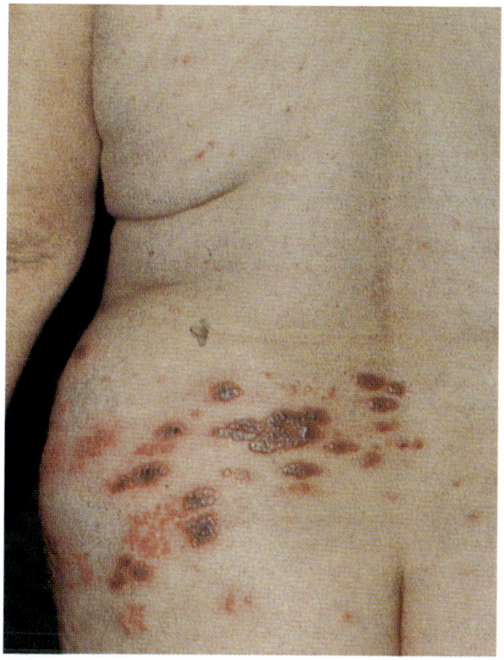

Foto 5 Herpes Zoster [4]

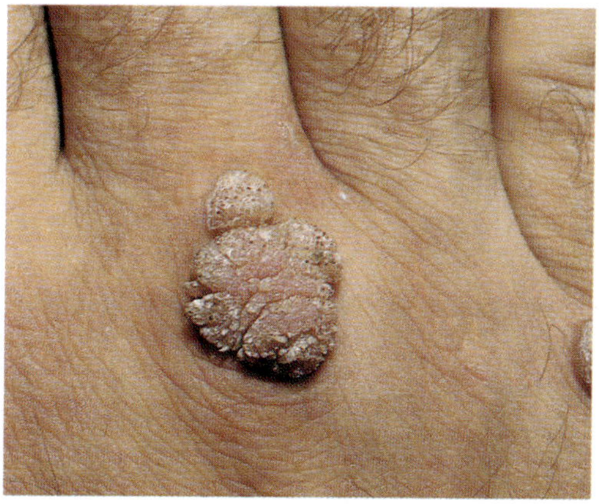

Foto 6 Verrucae vulgares [4]

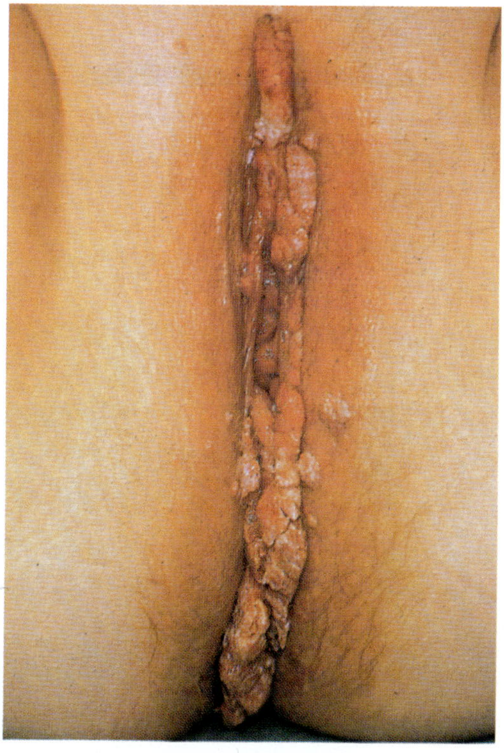

Foto 7 Condylomata accuminata [6]

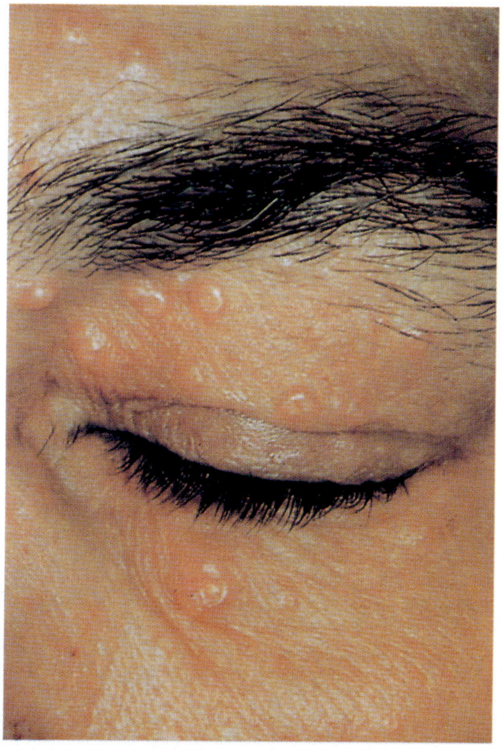

Foto 8 Mollusca [6]

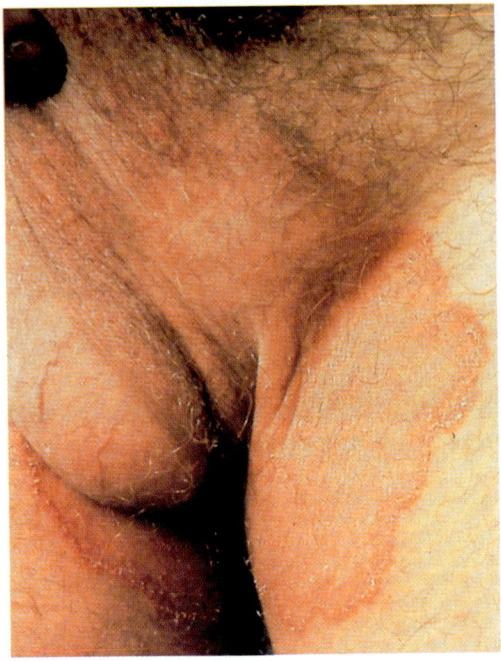
Foto 9 Tinea corporis [6]

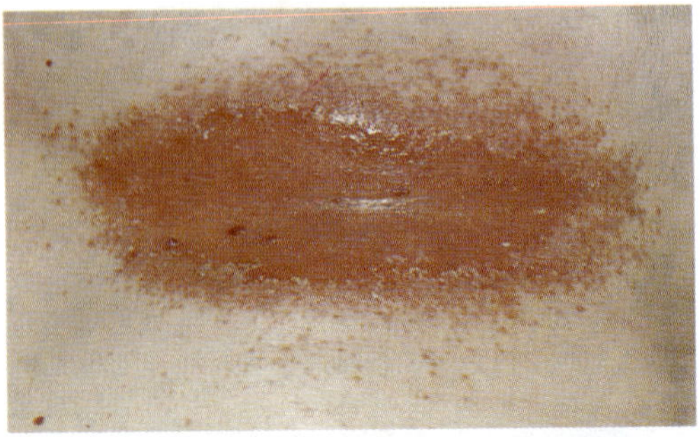
Foto 10 Intertrigo [4]

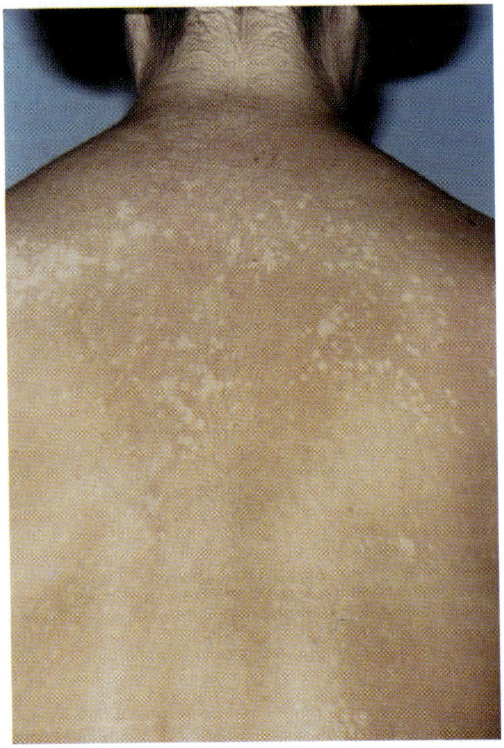
Foto 11 Pityriasis vesiculor [3]

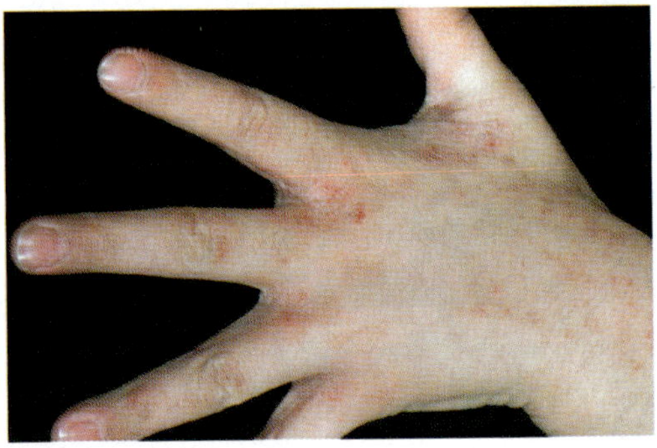
Foto 12 Skabies [3]

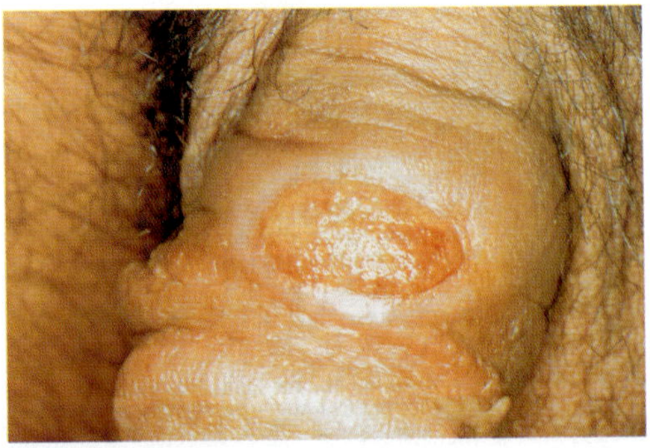
Foto 13 Ulcus durum [6]

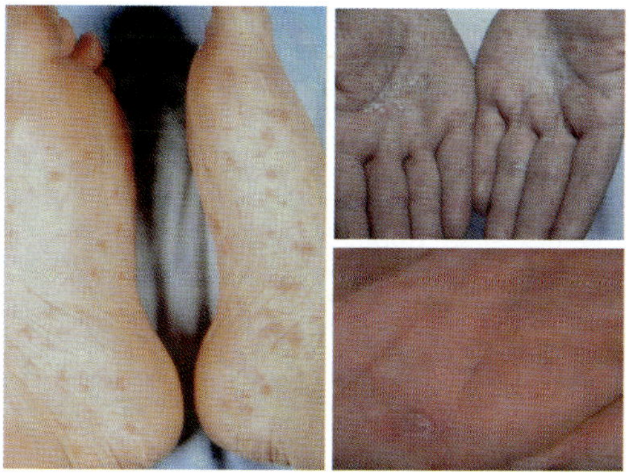

Foto 14 Lues II / Hände [3]

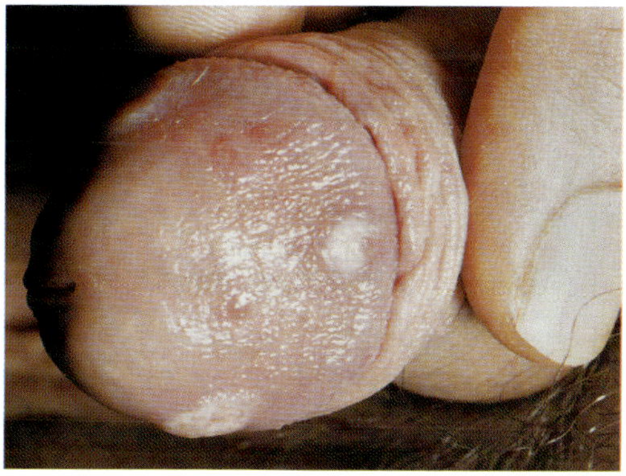

Foto 15 Condylomata lata [6]

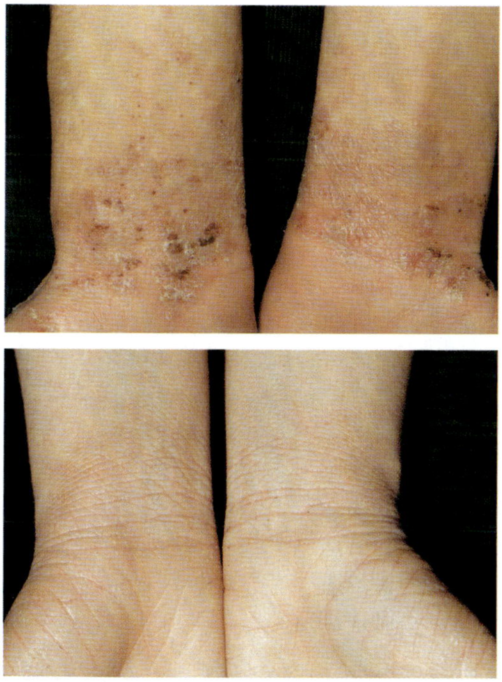

Foto 16 Atopische Dermatitis [4]

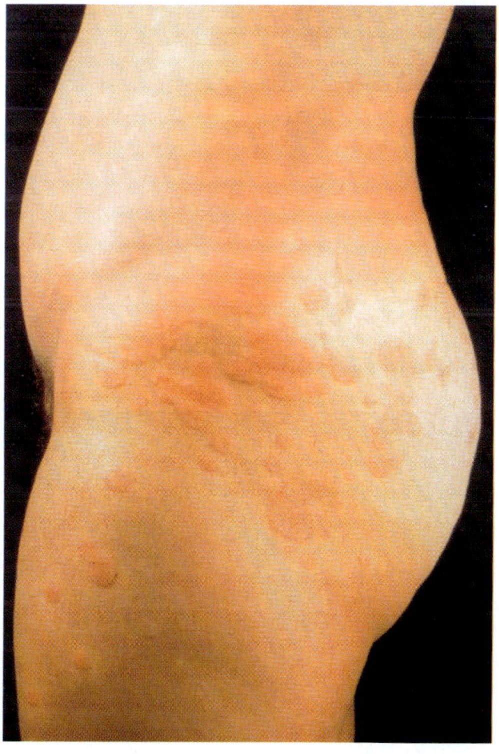

Foto 17 Urticaria [6]

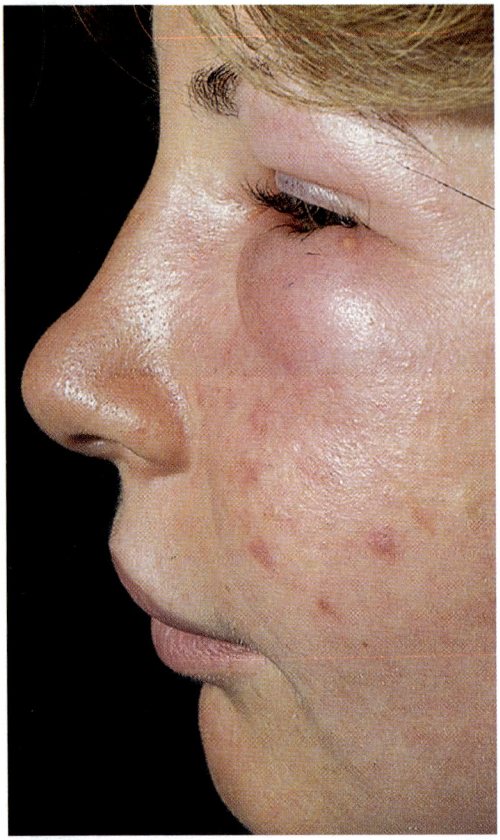

Foto 18 Angioödem [49

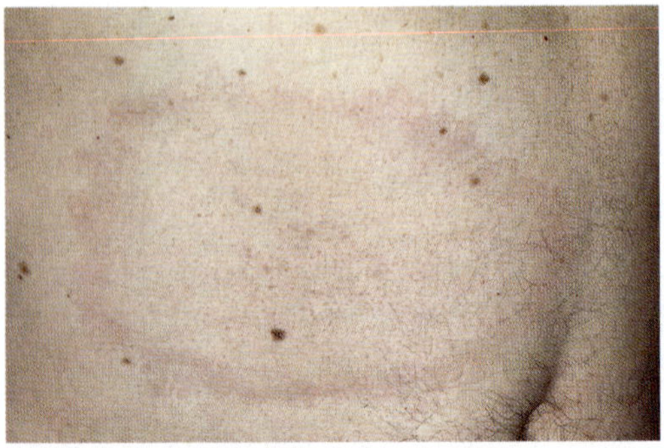

Foto 19 Fixes Arzneimittelexanthem [5]

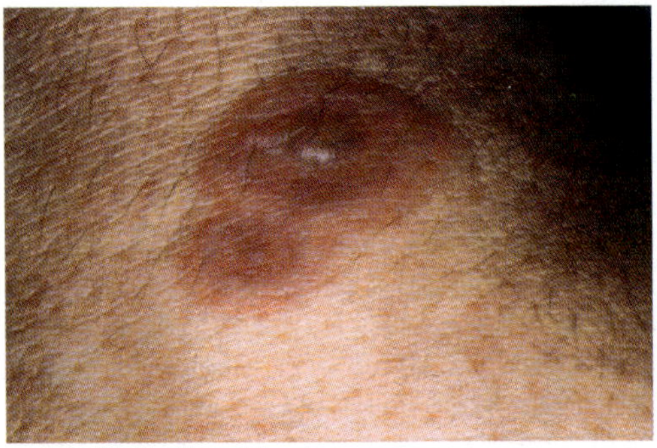

Foto 20 Erythema exudativum multiforme [6]

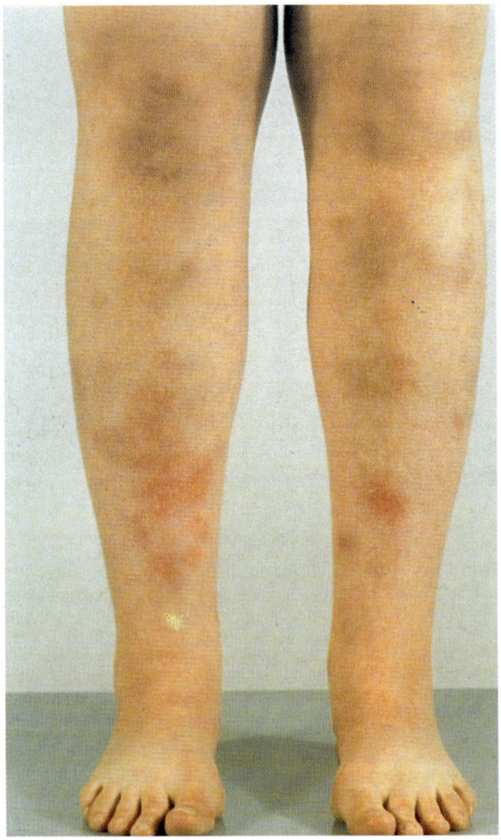

Foto 21 Erythema nododsum [6]

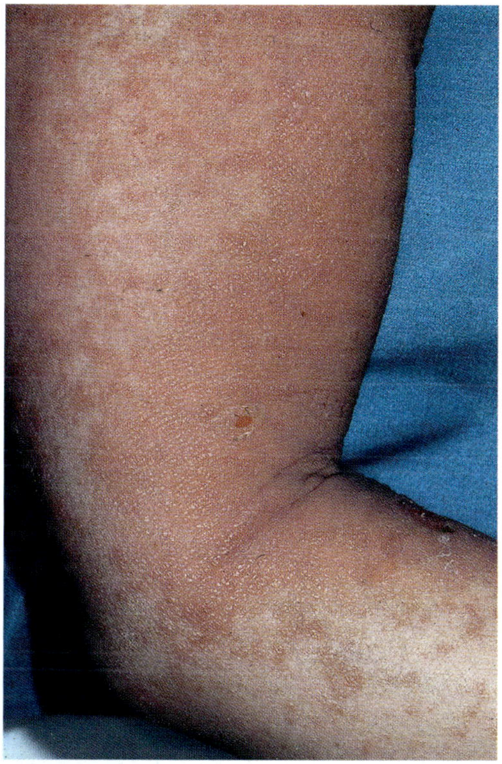

Foto 22 akutes Kontaktekzem [5]

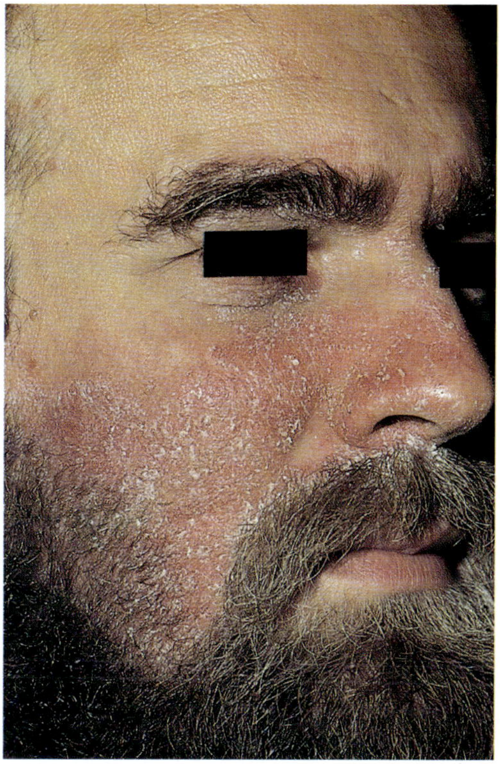

Foto 23 seborrhoisches Ekzem (Erwachsenenform) [4]

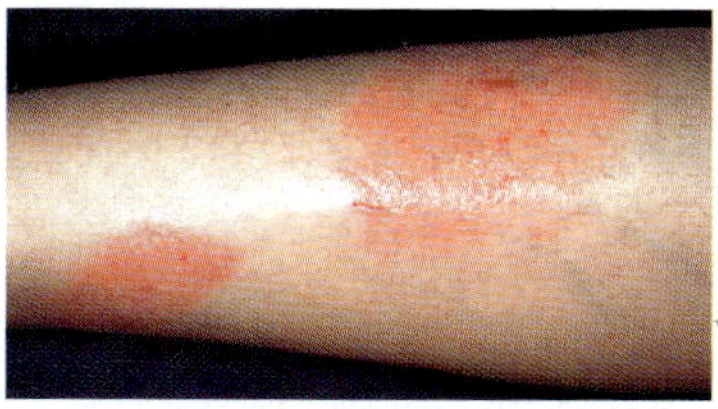

Foto 24 Nummuläres Ekzem [7]

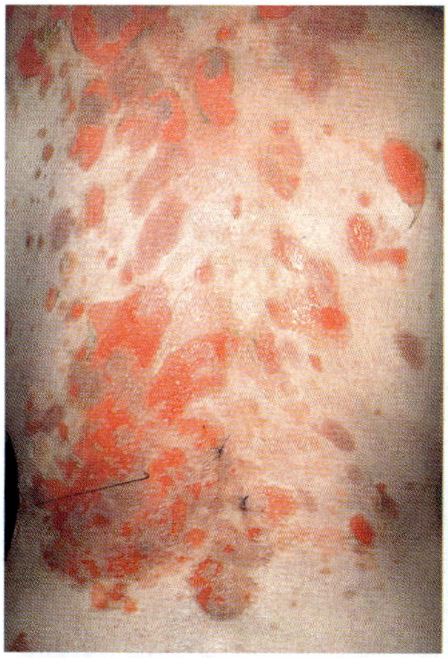

Foto 25 Pemphigus vulgaris [7]

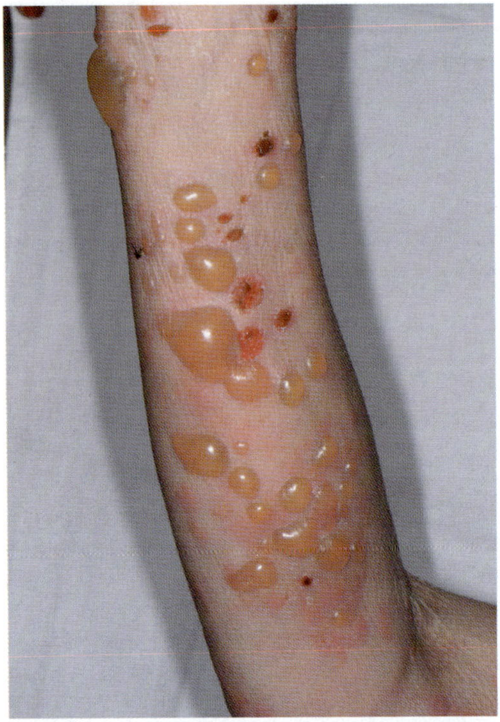

Foto 26 Bullöses Pemphigoid [3]

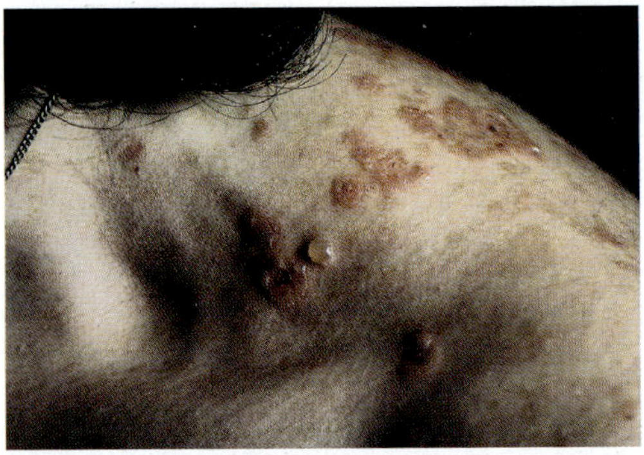

Foto 27 Dermatitis herpetiformis Duhring [5]

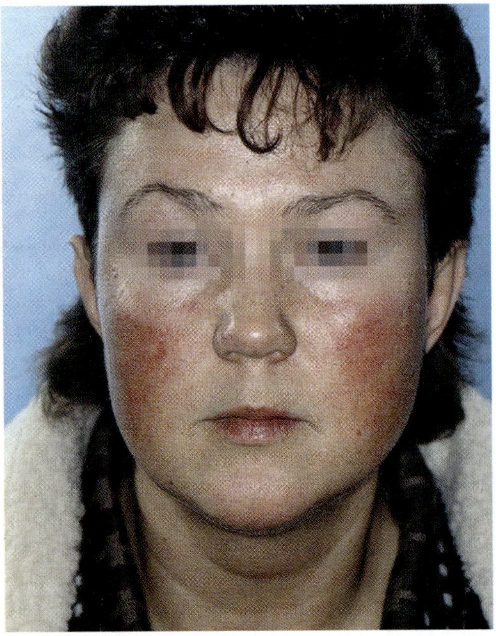

Foto 28 Lupus Erythematodes, Schmetterlingserythem [5]

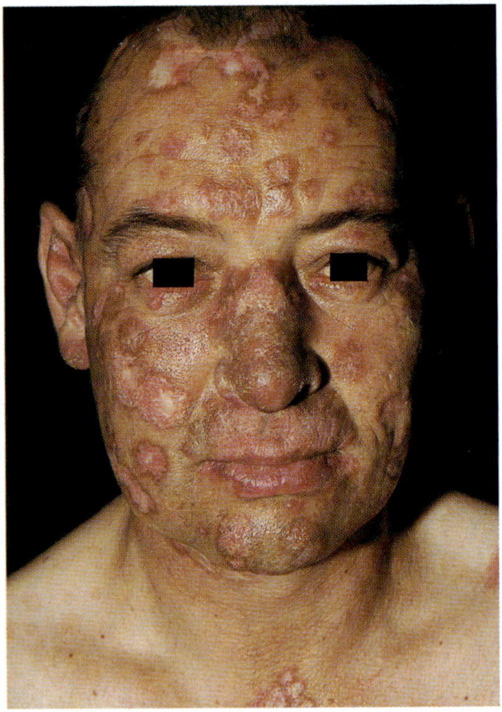

Foto 29 Chronischer diskoider Lupus erythematodes [4]

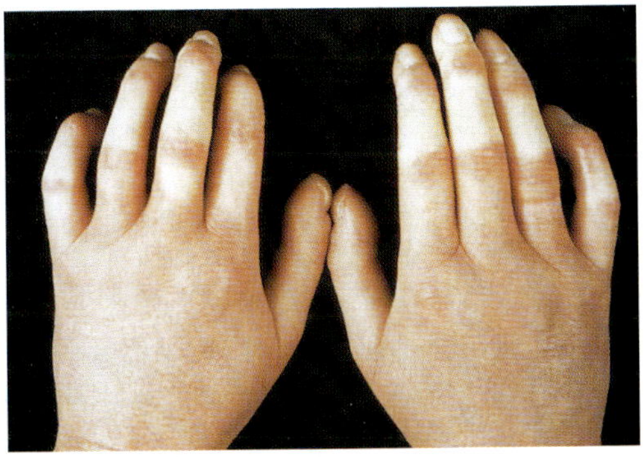

Foto 30 Systemische Sklerodermie – Hände [6]

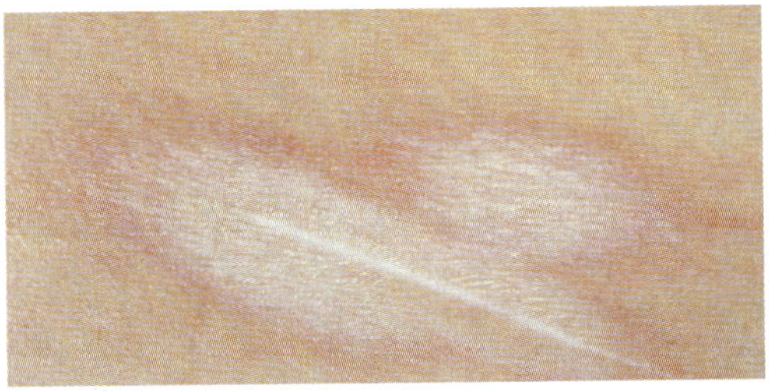

Foto 32 Zirkumskripte Sklerodermie (Morphea) [4]

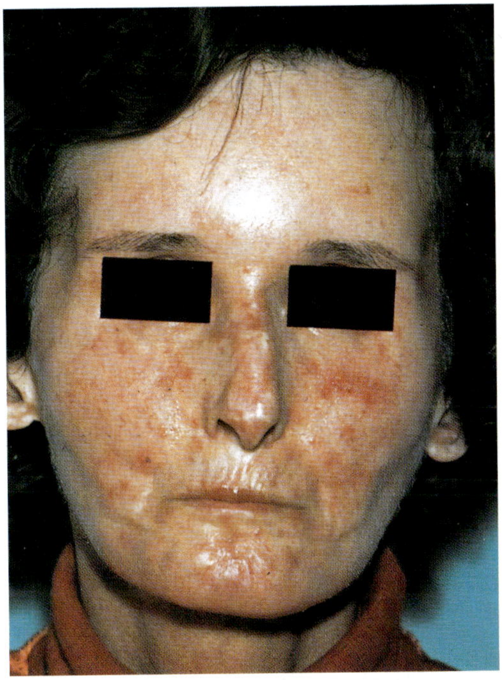

Foto 31 Systemische Sklerodermie – Gesicht [6]

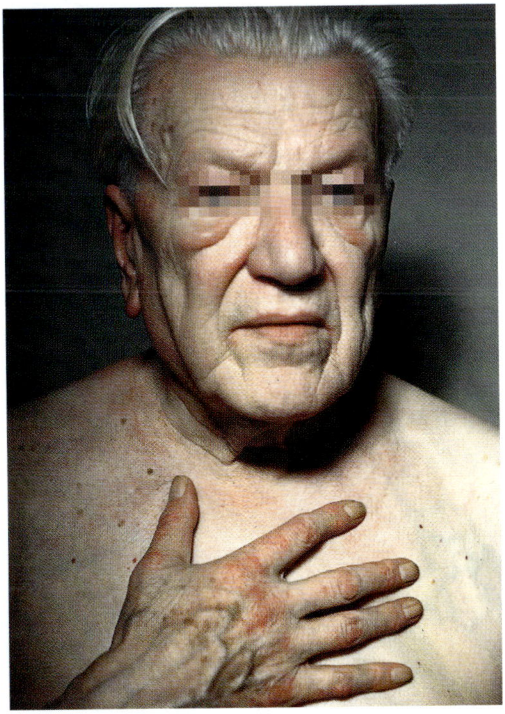

Foto 33 Dermatomyositis [5]

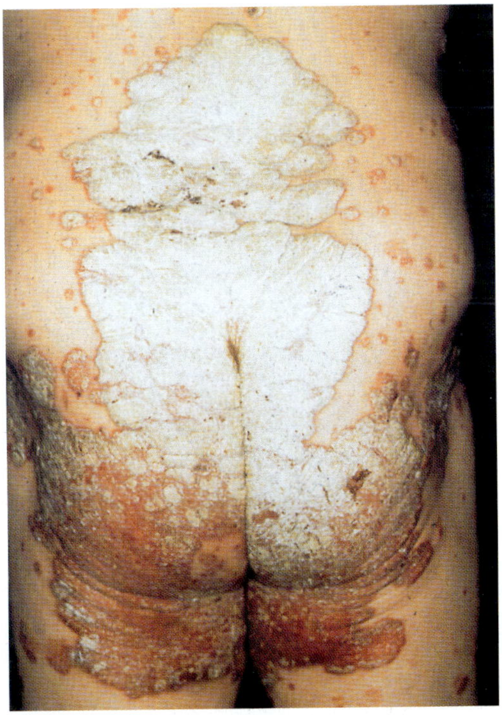

Foto 34 Psoriasis vulgaris [6]

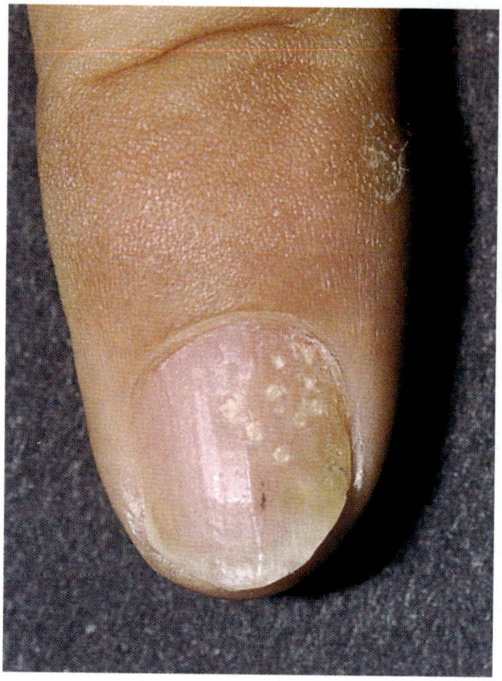

Foto 35 Psoriasis vulgaris, Nagelveränderungen [4]

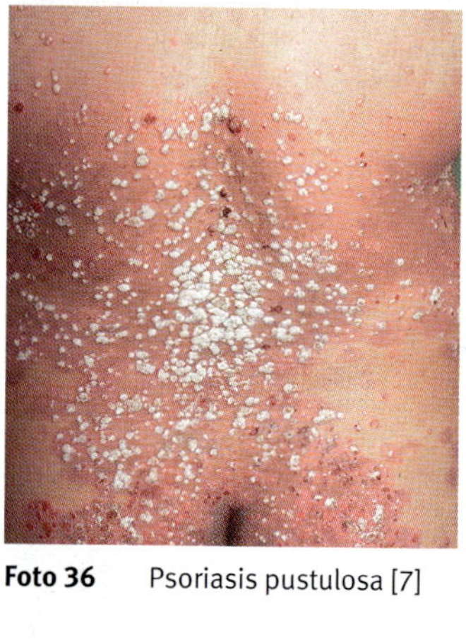

Foto 36 Psoriasis pustulosa [7]

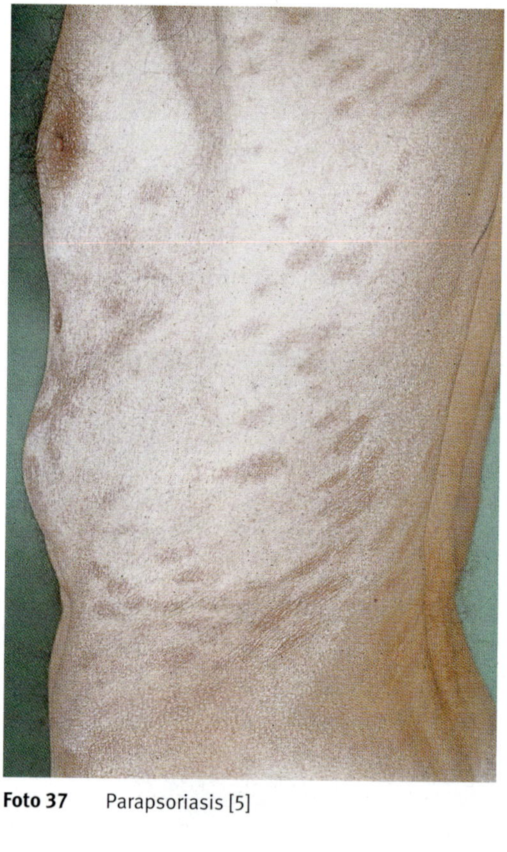

Foto 37 Parapsoriasis [5]

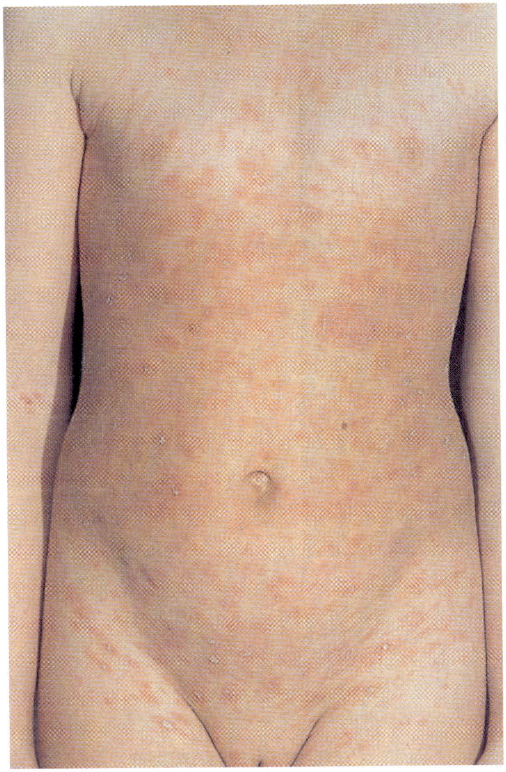

Foto 38 Pityriasis rosea [6]

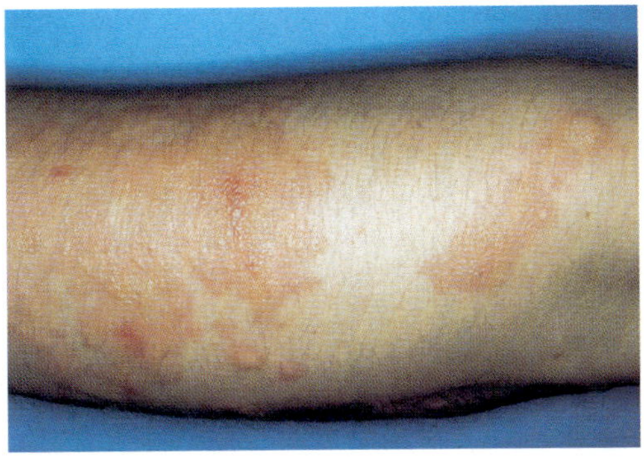

Foto 39 Wiesengräserdermatitis [6]

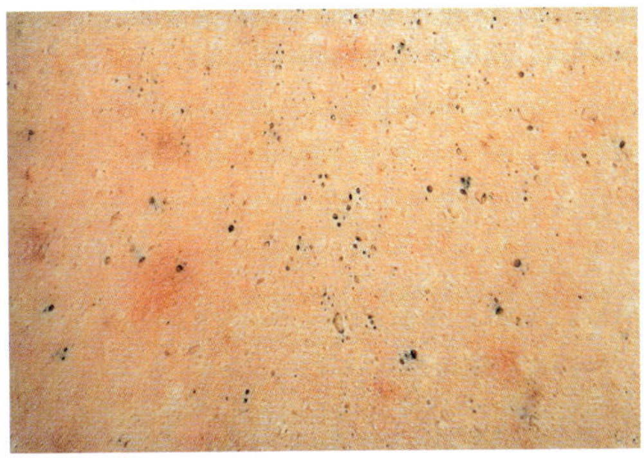

Foto 40 Acne vulgaris [6]

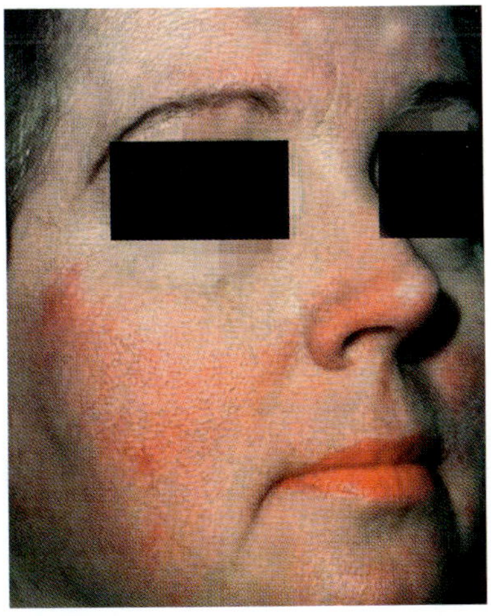

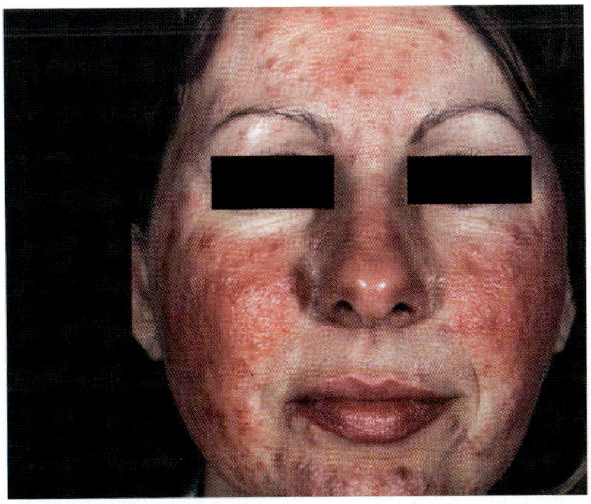

Foto 41 Rosazea [3]

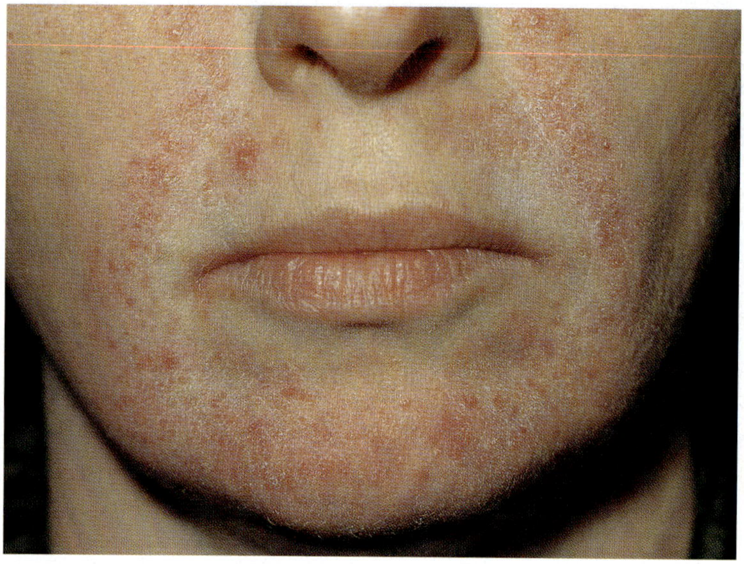

Foto 42 Periorale Dermatitis [4]

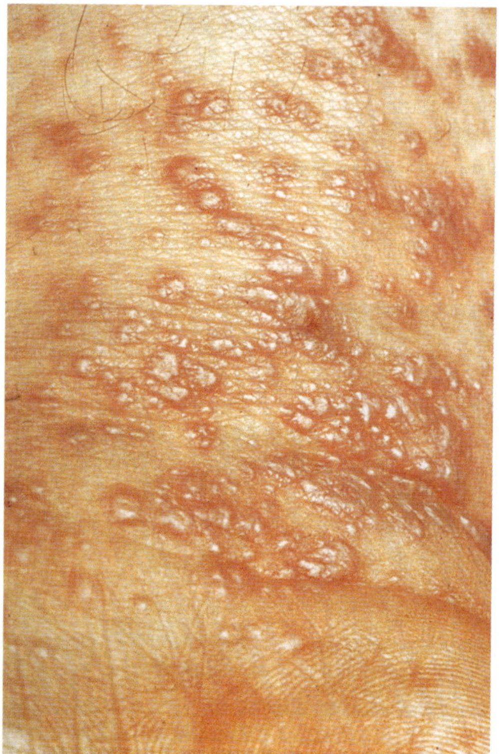

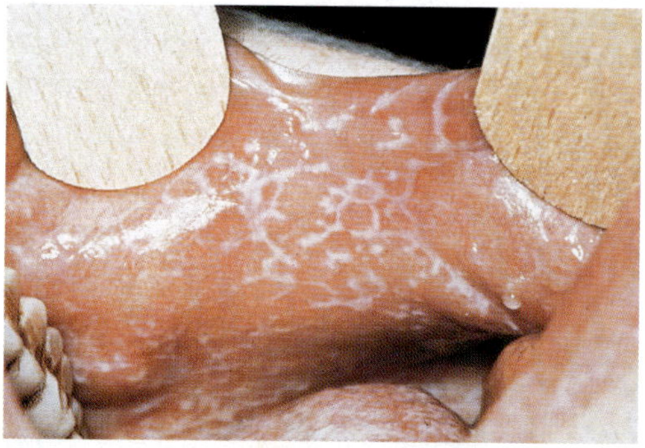

Foto 44 Lichen ruber, Mundschleimhaut [6]

Foto 43 Lichen ruber [6]

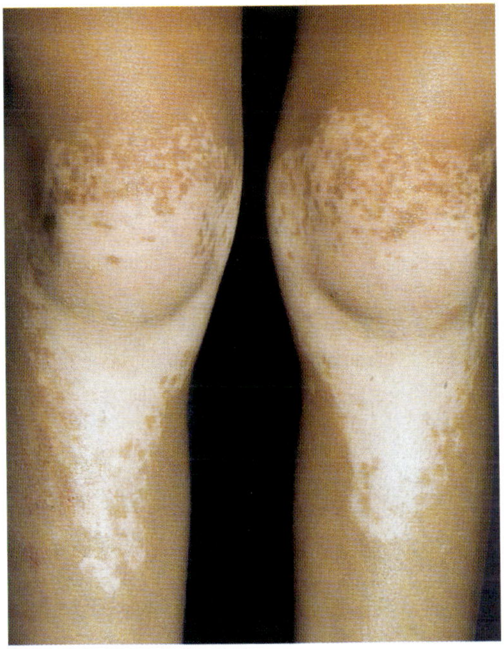

Foto 45 Vitiligo [6]

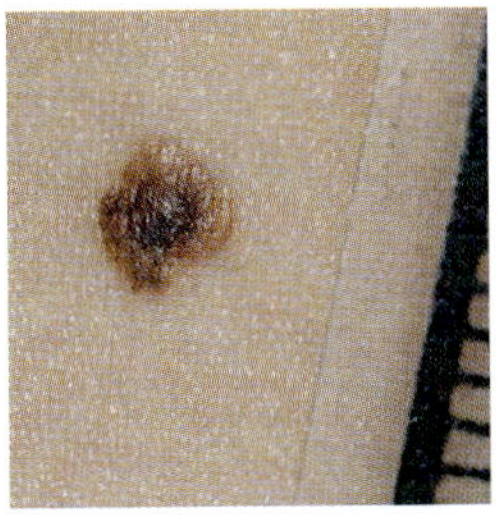

Foto 46 Naevuszell-naevus [3]

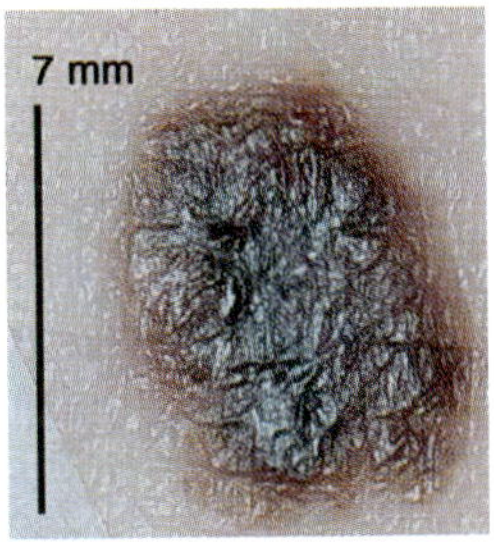

Foto 47 Dysplastischer Naevuszell-naevus [3]

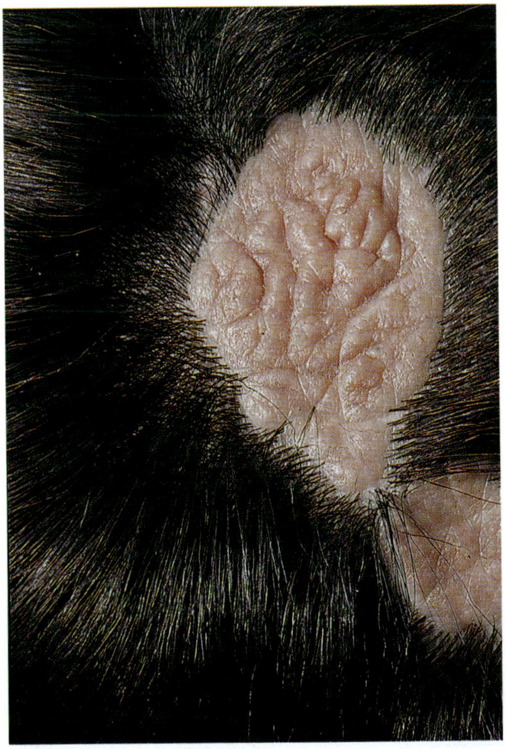

Foto 48 Naevus sebaceus [4]

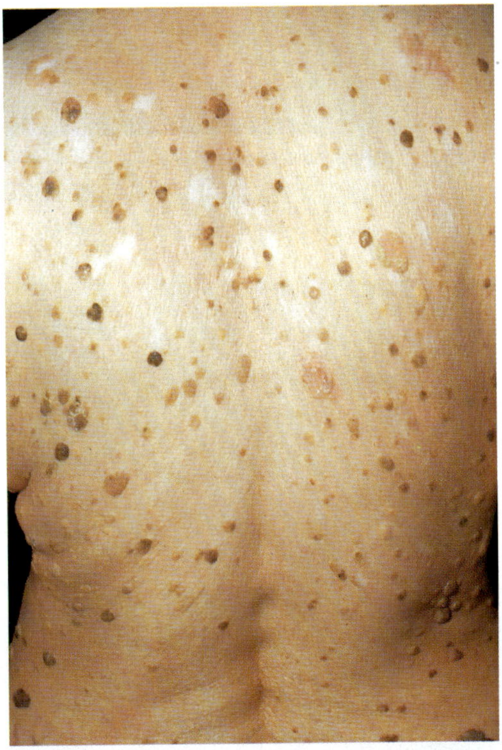

Foto 49 Seborrhoische Keratose [4]

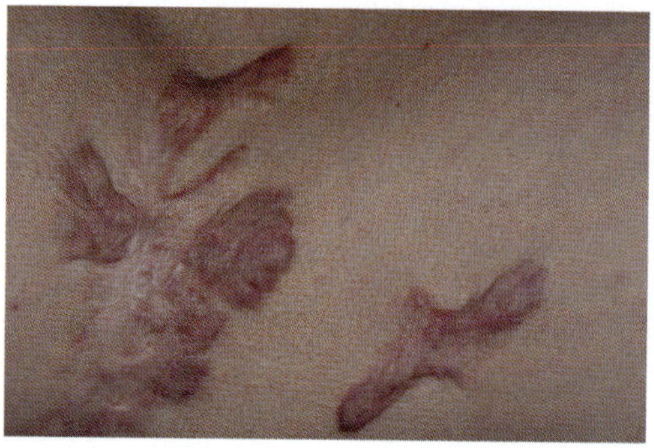

Foto 50 Keloide [3]

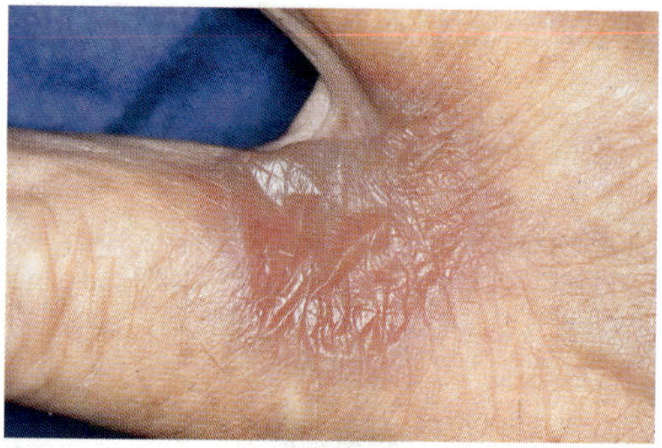

Foto 51 Granuloma pyogenicum [5]

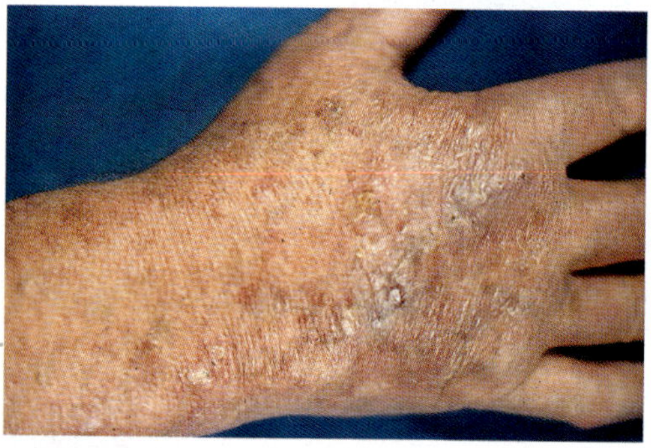

Foto 52 Aktinische Keratosen [5]

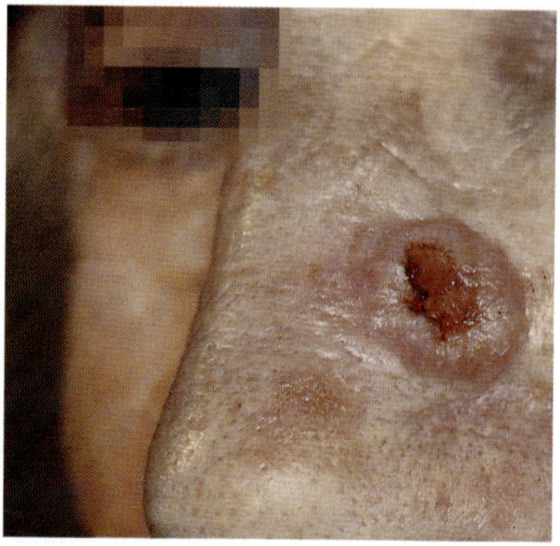

Foto 53 Keratoakanthom [5]

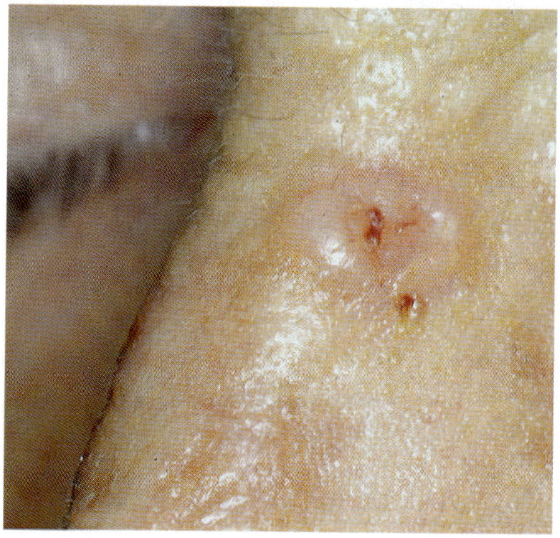

Foto 54 Basaliom [5]

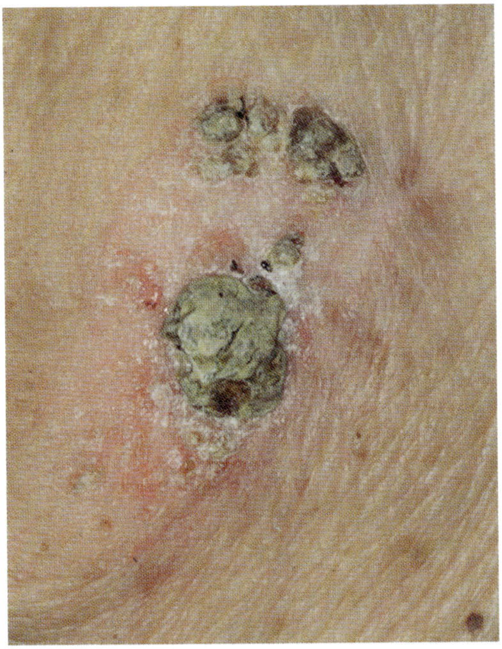

Foto 55 Spinaliom [3]

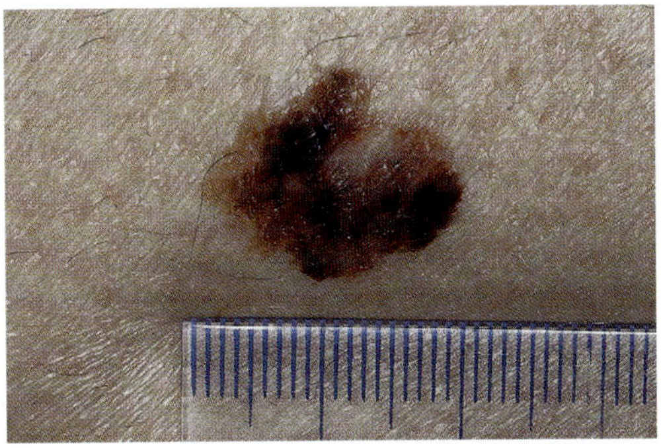

Foto 56 Superfiziell spreitendes Melanom [5]

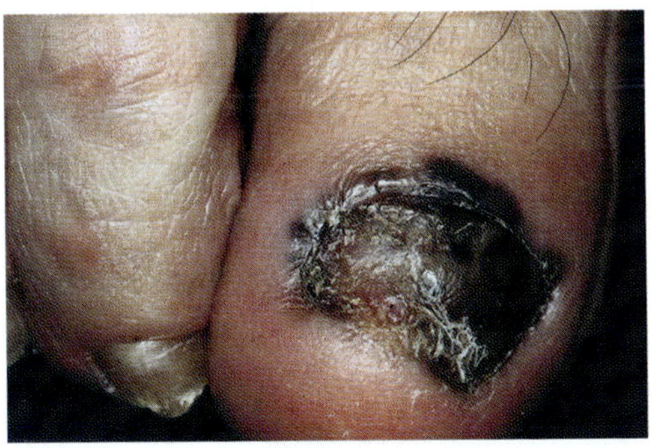

Foto 57 Akrolentiginöses Melanom [5]

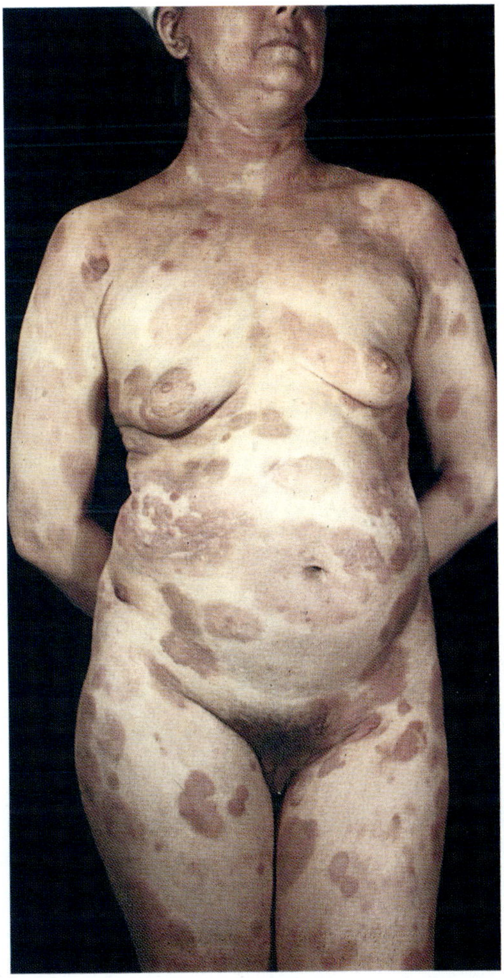

Foto 58 Mycosis fungoides [5]

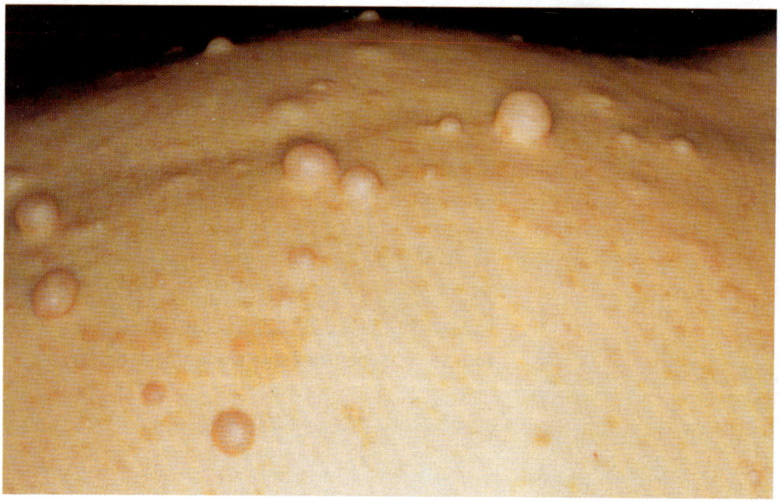

Foto 59 Neurofibromatose [6]

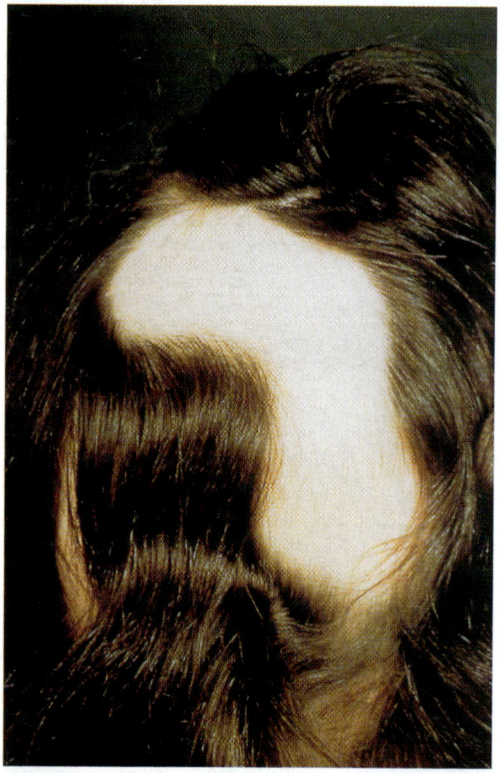

Foto 61 Alopecia areata [6]

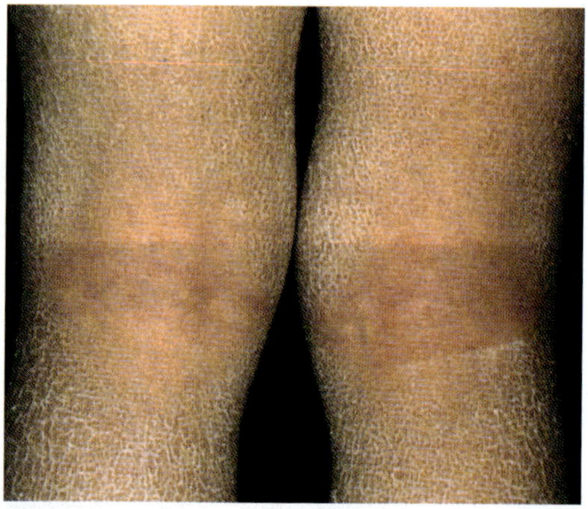

Foto 60 Ichthyosis vulgaris [3]

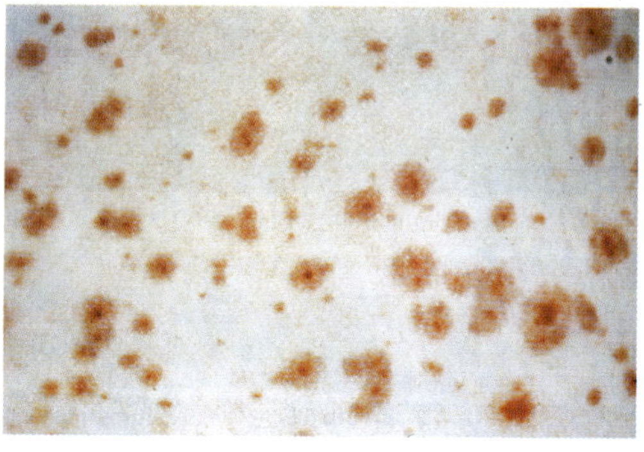

Foto 62 Leukozytoklastische Vaskulitis [6]